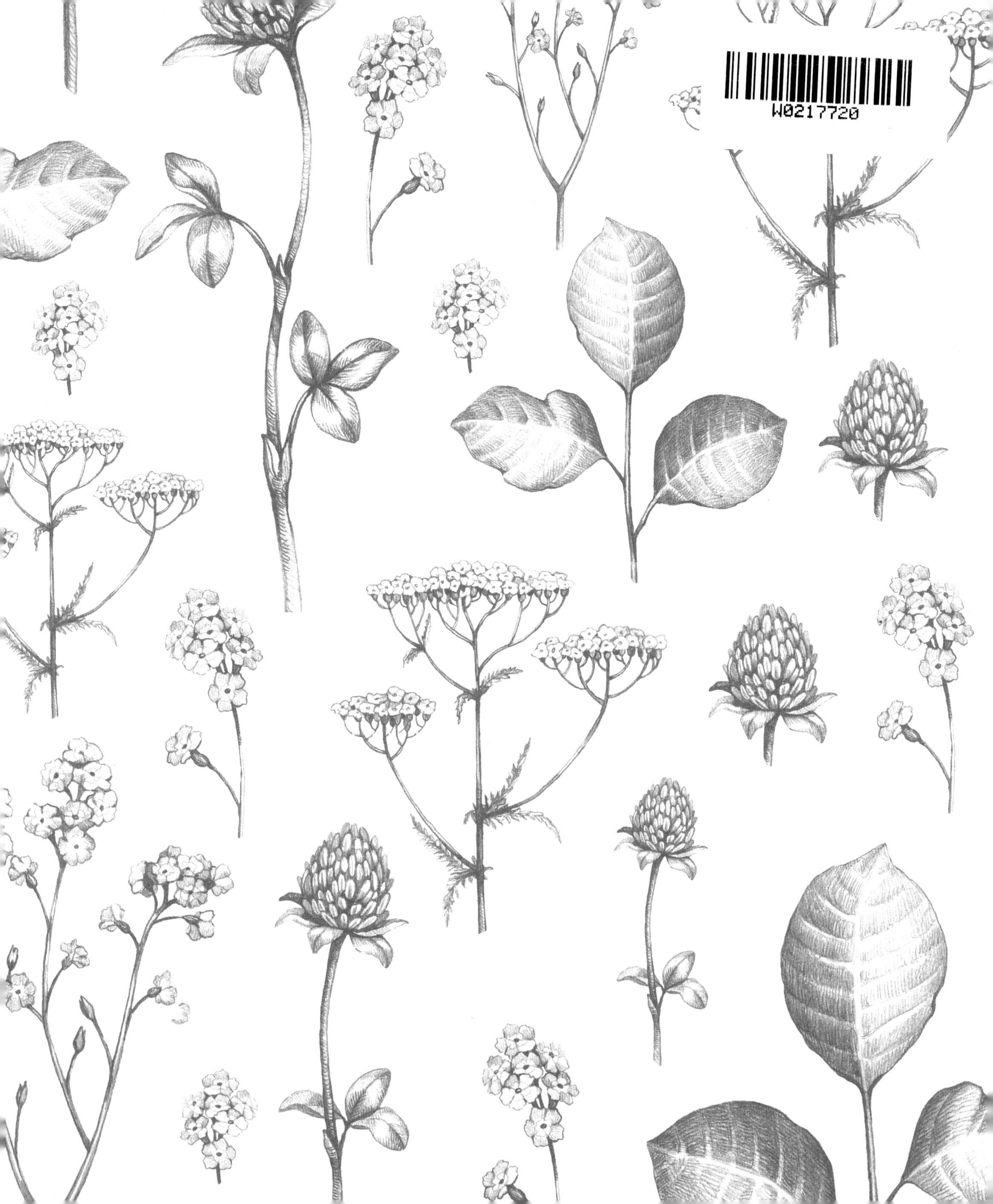

GESUND AUS EIGENER KRAFT

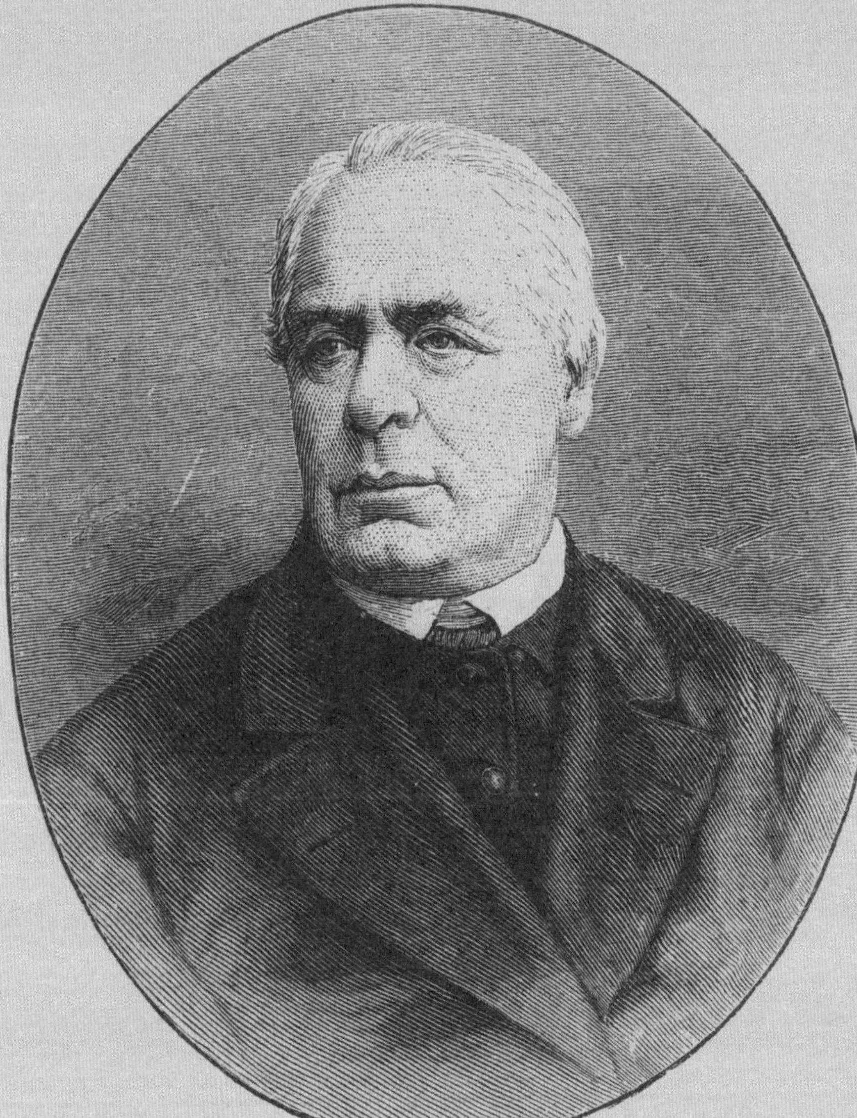

Seb. Kneipp

DR. HANS GASPERL

GESUND AUS EIGENER KRAFT

Sebastian Kneipps altbewährtes Heilwissen

Servus

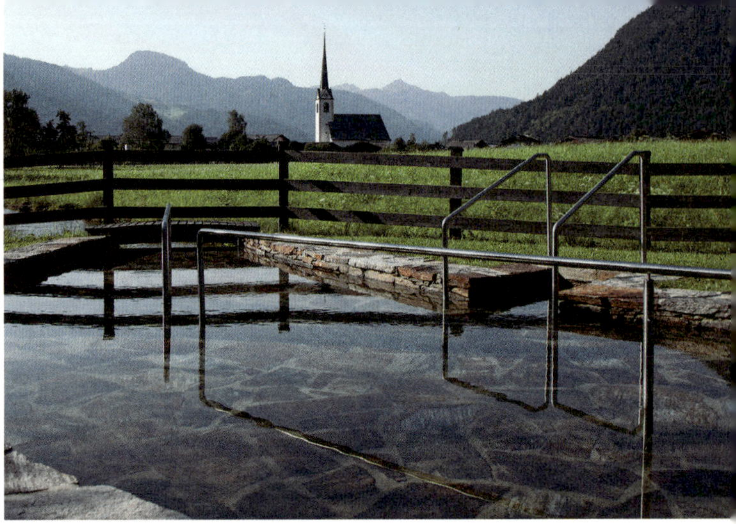

KNEIPP UND UNSERE ZEIT 6

WASSER 16

LEBENSORDNUNG 60

ERNÄHRUNG 76

PFLANZENHEILKUNDE 100

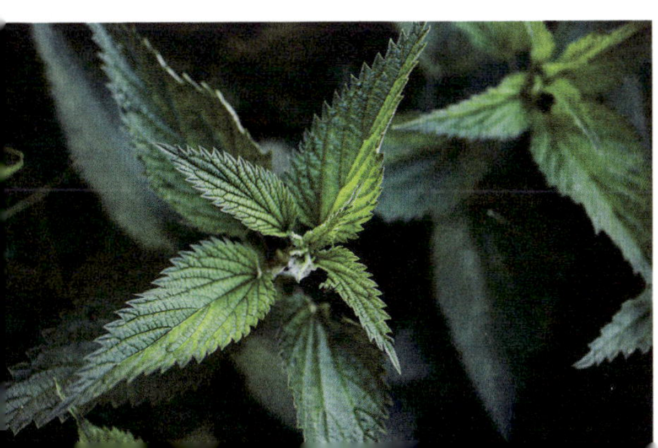

BEWEGUNG 142

PRAKTISCHE EMPFEHLUNGEN EINES KNEIPPARZTES 160

GESUNDHEIT IST KEIN GLÜCKSSPIEL, SONDERN ARBEIT 180

KNEIPP UND UNSERE ZEIT

Das Problem unserer Zeit könnte in etwa so lauten: *„Alle wollen gesund sein, – aber nicht gesund leben!"* Diese Feststellung von Pfarrer Sebastian Kneipp hat immer noch seine Gültigkeit. Die Erfahrungsmedizin vom „Wasserdoktor", wie Kneipp auch genannt wurde, und die Sammlung des Wissens seiner Zeit wurden durch die moderne Medizinwissenschaft in allen Facetten bestätigt. In diesem Buch möchte ich Sie für dieses alte, über Generationen weitergegebene und dennoch hochaktuelle Heilwissen begeistern, das unter dem Stichwort „natürlich" heute neuerlich starkes Interesse weckt. Zu Beginn möchte ich Ihnen erzählen, wie und wann meine Faszination für den Wasserdoktor Kneipp entstanden ist, und dabei aufzeigen, wie aus Interesse eine lebenslange Berufung werden kann.

Es war in der Oberstufe des Gymnasiums, als sich in mir der Wunsch entwickelte, helfen zu wollen. Das Geheimnis des Körpers und seiner Funktionen interessierte mich in dieser Zeit immer mehr. Am meisten begeisterte mich, wie in Kneipps Buch *Meine Wasserkur* bestimmte Krankheitsbilder beschrieben, Wassertherapien erklärt werden und Empfehlungen zur Pflanzenheilkunde erfolgen. Diese kleine medizinische Welt und der Gedanke, Heil und Heilung zu verbinden, war tief in mein Innerstes eingedrungen. Nach den Jahren im Internat folgte unmittelbar nach der Matura das Bundesheer. Die Freizeit verbrachte ich mit Lesen, da die Kaserne etwas abgelegen war. Insbesondere Biologiebücher und ein Buch über Paracelsus' *Vom gesunden und seligen Leben* waren mir sinngebende Begleiter. So hatte Paracelsus manchen Einfluss zur Bildung meiner medizinischen Weltanschauung und wurde zu

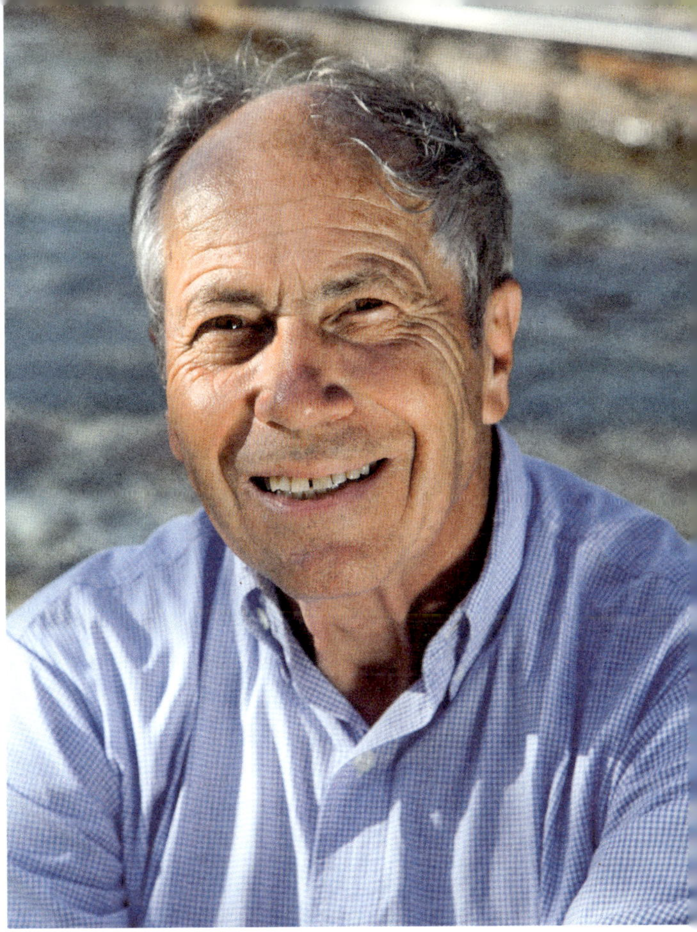

einer Gründerfigur für ein ganzheitlich-spirituelles Menschenbild. Dass die Bewegung beim Bundesheer dabei auch schon Therapie und Wohlfühlmedizin war, ist mir erst später bewusst geworden. Zu mancher „Bewegung" habe ich mich freiwillig gemeldet, Kondition hatte ich ja und schlussendlich fühlte ich mich nach längeren Märschen immer wohl. Die grundlegende Idee aber, die durch Paracelsus in mir eingepflanzt wurde, war folgende: Der Arzt hat nur die Aufgabe, den Weg zu Heilung zu zeigen, und wenn ihm das gelingt, ist es vollkommen gleichgültig, auf welchem Wege es ihm gelingt. Der gleiche Grundgedanke ist in den Behandlungsempfehlungen von Kneipp zu finden. Dass hier schon die Ansätze der modernen Regulationsmedizin wegweisend angeführt sind, habe ich erst nach dem Studium der Medizin und im Laufe meiner Fortbildung begriffen. Ich war dann 34 Jahre lang als Landarzt in einer Pongauer Gemeinde tätig und habe dabei als kneippbegeisterter Allgemeinmediziner stets versucht, den Menschen in seiner Gesamtheit (Körper, Geist und Seele) zu erfassen.

Ein Prediger zur Vorsorgemedizin

„Alles, was uns wirklich nützt, ist für wenig Geld zu haben. Nur das Überflüssige kostet viel."

AXEL MUNTHE

Mein Wunsch war und ist, dass sich die Menschen wieder als Lebewesen und nicht als Maschinen sehen, die unter jeden Umständen funktionieren müssen und in die bei Störungen Medikamente eingeworfen werden. Gesundheit ist aber eben kein erzwungenes Schweigen des Körpers, kein Zudecken von Signalen. Gesundheit ist ein Auftrag, das Leben sinnvoll zu gestalten. Da ein gesunder Organismus schützend, abwehrend und auch reparierend reagiert, ist es deshalb nur verständlich, wenn der Körper uns bestimmte Signale sendet. Signale sind wertvolle Helfer! Doch beim Thema Gesundheit geschieht immer wieder Paradoxes: Wir erhalten Signale, nehmen diese aber nicht wahr oder verdrängen sie sogar bewusst. Im Wesentlichen wird aber unser „innerer Arzt" – der Archäus, wie Paracelsus ihn bezeichnet, – zum Schweigen gebracht. Ein Irrweg!

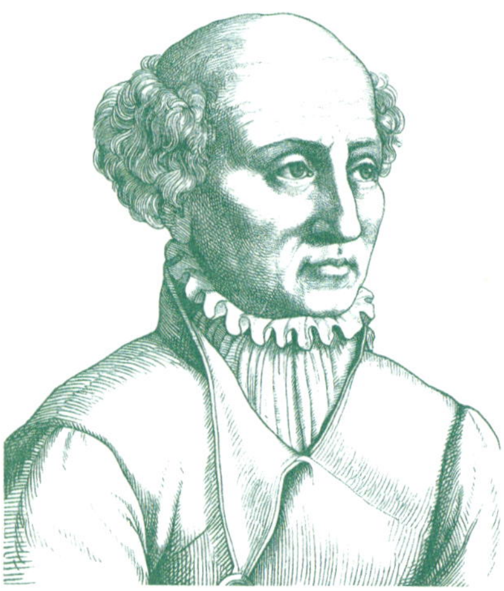

Paracelsus: Philosoph – Forscher – Praktiker

Ein weiterer Denkfehler unserer Zeit: Es braucht nur ein Modul des eigenen Körpers ausgetauscht, eine (beworbene) Substanz eingenommen zu werden, um einen Befund in Richtung Normwert zu regulieren. Die Möglichkeiten des Organismus zur naturgegebenen Regulationsfähigkeit werden dabei aber geradezu unterbunden.

Genau diese Fähigkeit unseres Körpers, sich selbst zu regulieren und zu heilen, gilt es aber zu schulen und zu verbessern, um gesund und zufrieden zu werden. Denn: Eine Kombination aus Gesundheit und Zufriedenheit ist wohl der optimalste Lebenszustand – genau das sollte unser Ziel sein. Zuallererst müssen wir aber begreifen, was es bedeutet, gesund bzw. krank zu sein. Wir werden oftmals anhand von quantitativen Datenvergleichen als krank oder Risikofall klassifiziert – Gesundheit wird in diesen Tagen zunehmend über solche Statistiken definiert. Dadurch werden aber auch – von der Schwangerschaft bis zum Tod – alle Lebenszustände als Krankheit, zumindest als nicht der Norm entsprechend definiert und scheinen somit behandlungsbedürftig. Lassen wir uns davon nicht beirren: Die zweifellos erfolgreiche moderne Medizin kann in Notfällen oft lebensrettend sein – verlieren wir durch den medizinischen Fortschritt aber nicht den Bezug zum Leben und zu unserem Körper.

Die Forderung, dass man so früh wie möglich mit dem Gesundheitstraining beginnen sollte, ist meines Erachtens notwendig und legitim. Alles wird uns vielleicht nicht gelingen – wir werden nicht ewig leben –, aber in der uns gegebenen Zeit soll das biologische Alter entsprechend „optimiert“ sein. Bestärken können uns die Erkenntnisse der medizinischen und physiologischen Forschungen unserer Zeit, welche feststellen: Die biologische und immunologische Abwehr ist lebenslang trainierbar. Seneca, ein römischer Philosoph und Naturforscher, hat zu seiner Zeit bereits einen zu beherzigenden Rat gegeben: „Weise Lebensführung gelingt keinem Menschen durch Zufall. Man muss, so lange man lebt, lernen, wie man leben will.“

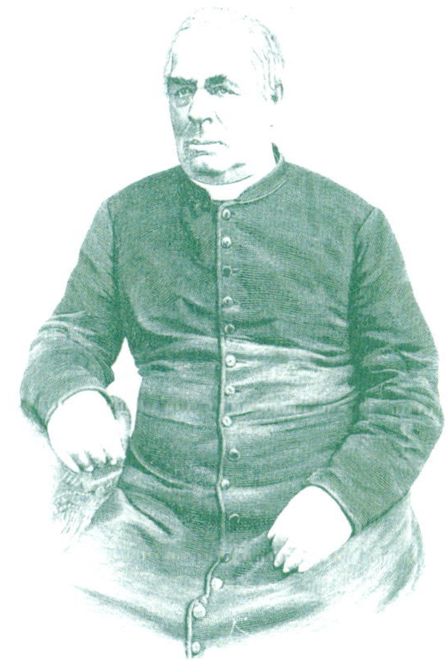

Kneipp: der Helfer für Leib und Seele

Daher möchte ich Sie ermuntern: Achten Sie auf Ihren Körper und Ihre Psyche und übernehmen Sie Verantwortung für Ihre Gesundheit! Schon wenige, regelmäßig angewendete Maßnahmen werden Ihnen ein neues Lebensgefühl schenken.

Vor allem dieser Grundgedanke Kneipps, mit wenig Aufwand eine große, positive Wirkung für unsere Gesundheit zu erreichen, hat mich nie mehr losgelassen. Kneipp hat nichts Neues erschaffen, sondern die Medizin seiner Zeit zusammengefasst, verfeinert und mit seinen Mitstreitern geprüft und weiterempfohlen. Die Anwendungsformen der Güsse, auf die ich später zu sprechen komme, ist die einzige Erfindung im Rahmen seiner Therapiepläne. Und der Erfolg gab ihm recht: Eine Vielzahl von Menschen haben seither davon profitiert und konnten ihre Lebensqualität verbessern.

Wenn ich Ihnen in den folgenden Kapiteln zu verschiedenen körperlichen Befindlichkeiten eine Empfehlung gebe, soll das also ein Gedankenanstoß sein. Diese Ratschläge kommen aus dem Gedankengut der Kneippmedizin, gewissermaßen der Traditionellen Europäischen Medizin (TEM). Die TEM entspricht unserer Mentalität und unseren Wurzeln. Mancher Vorschlag im Bereich der pflanzlichen Anwendungen kommt aus der Literatur der Klostermedizin und, da ich ein begeisterter homöopathisch arbeitender Arzt bin, aus dem Wissen der klassischen Homöopathie.

SEBASTIAN KNEIPP UND SEIN FÜNF-SÄULEN-MODELL

Kneipps *„Lehre vom naturgemäßen Leben und Heilen"*, die Zusammenfassung der Medizin seiner Zeit, welche durch weitere Generationen von Medizinern (Kneippärzten) wissenschaftlich weiterentwickelt wurde, ist ein Naturheilverfahren, das auf fünf Säulen der Behandlung aufgebaut ist. Diese Ganzheitsmedizin, die den Ansprüchen unserer modernen Medizin absolut entspricht, steht damit auf einem festen und modernen Fundament.

Mit dem Fünf-Säulen-Modell von Sebastian Kneipp ist die klassische europäische Medizin außerdem in einem erfolgreichen Vorsorge- und Therapieplan zusammengefasst. Die Empfehlungen und Anwendungen der Kneipp'schen Medizin sind somit kein Herunterbeten von Ratschlägen aus alter Zeit mit entsprechendem Nostalgiewert. Die zusammengefassten medizinischen Erfahrungen seiner Zeit sind durch die wissenschaftliche Aufarbeitung und die medizinische Weiterentwicklung eine wertvolle Grundlage für unser Wohlbefinden. Diese ergänzende komplementäre Medizin ist unsere traditionelle europäische Heilkunde (naturheilkundliche Medizin) in optimaler Zusammenfassung. Für mich gibt es keine alternative oder wie auch immer genannte Medizin, sondern lediglich eine Medizin. Eine Medizin, die den Menschen behandelt – und nicht das Symptom. Und eins gleich vorweg: Die Maßnahmen der komplementären Medizin sind wissenschaftlich bestätigt und haben nichts mit esoterischen oder alternativen Heilmethoden zu tun.

Für den sogenannten Hausgebrauch ist Sebastian Kneipps Methode viel mehr eine ideale, kostengünstige und mit einfachen Anwendungen und Mitteln durchführbare Wohlfühl- und Gesundheitsoption – eine Vorsorgemedizin auf allen körperlich-seelischen Ebenen. Das „Kneippdomino", wie ich das Ineinandergreifen der fünf Säulen gerne bezeichne, ist eine wunderbare Kombination für Wohlbefinden und Zufriedenheit. Diese Kettenreaktion für unsere Vorsorge und Gesundheit in Gang zu bringen, sollte unser Ziel sein.

Die Betrachtung dieser fünf Säulen soll also ein Beipackzettel für Ihre ganzheitlichen Behandlungsoptionen werden. Ebenso soll uns der Segen der modernen Medizin als oft lebensrettende und wertvolle Heilwissenschaft bewusst werden – ein Privileg der Zeit, in welcher wir leben dürfen. Auch hier gilt die Feststellung von Paracelsus: *„Dosis sola facit venenum!"* – *„Allein die*

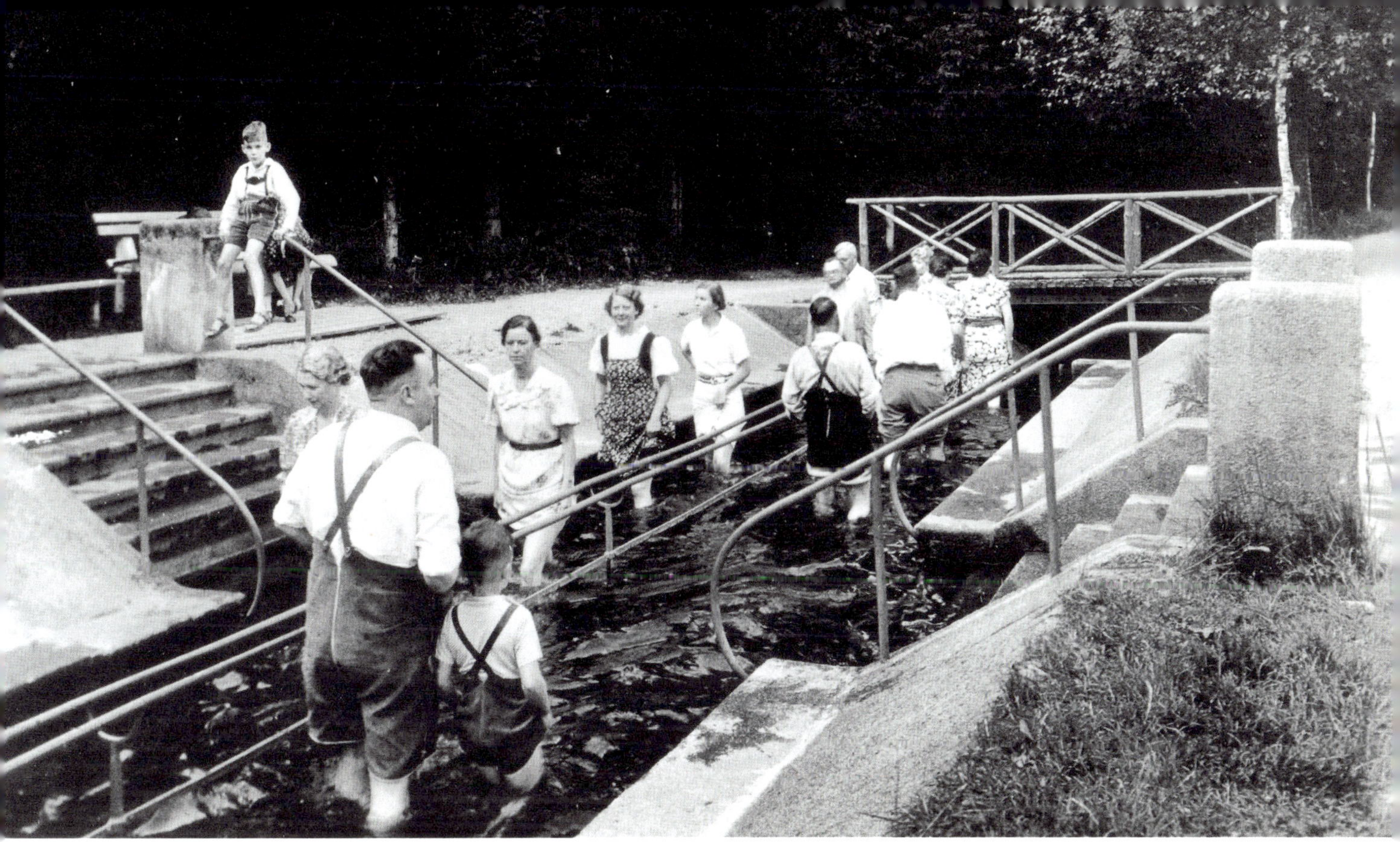

Dosis macht das Gift.“ Vielleicht wird dieses Buch für Sie eine Entscheidungshilfe, welchen Therapieweg Sie einschlagen sollen. Im Mittelpunkt sollten in jedem Fall Sie als Mensch stehen – und Ihre Angehörigen.

Als Kind schon Beobachter von Wasseranwendungen

WASSERHEILKUNDE

Wasser, ein seit Menschengedenken benütztes Heil- und Nahrungsmittel, wird in seinen verschiedenen Aggregatzuständen als Dampf, Eis und flüssig verwendet. Die Temperatur des Wassers ruft im Körper bzw. im Stammhirn eine Reaktion hervor, die für die Regulierung der eigenen Körpertemperatur notwendig ist. Wasser ist auch für die Funktionsabläufe in den und außerhalb der Zellen erforderlich. Das chemisch-physikalische Geschehen ist unabdingbar mit Wasser verbunden. Daran sehen wir auch, welche Wertschätzung wir der Wasserqualität entgegenbringen müssen und welche Verantwortung wir diesem Element gegenüber haben. Bei Kneipp ist es vor allem auch ein Mittel für Gesundheit und Vorsorge, welches wir gezielt einsetzen können.

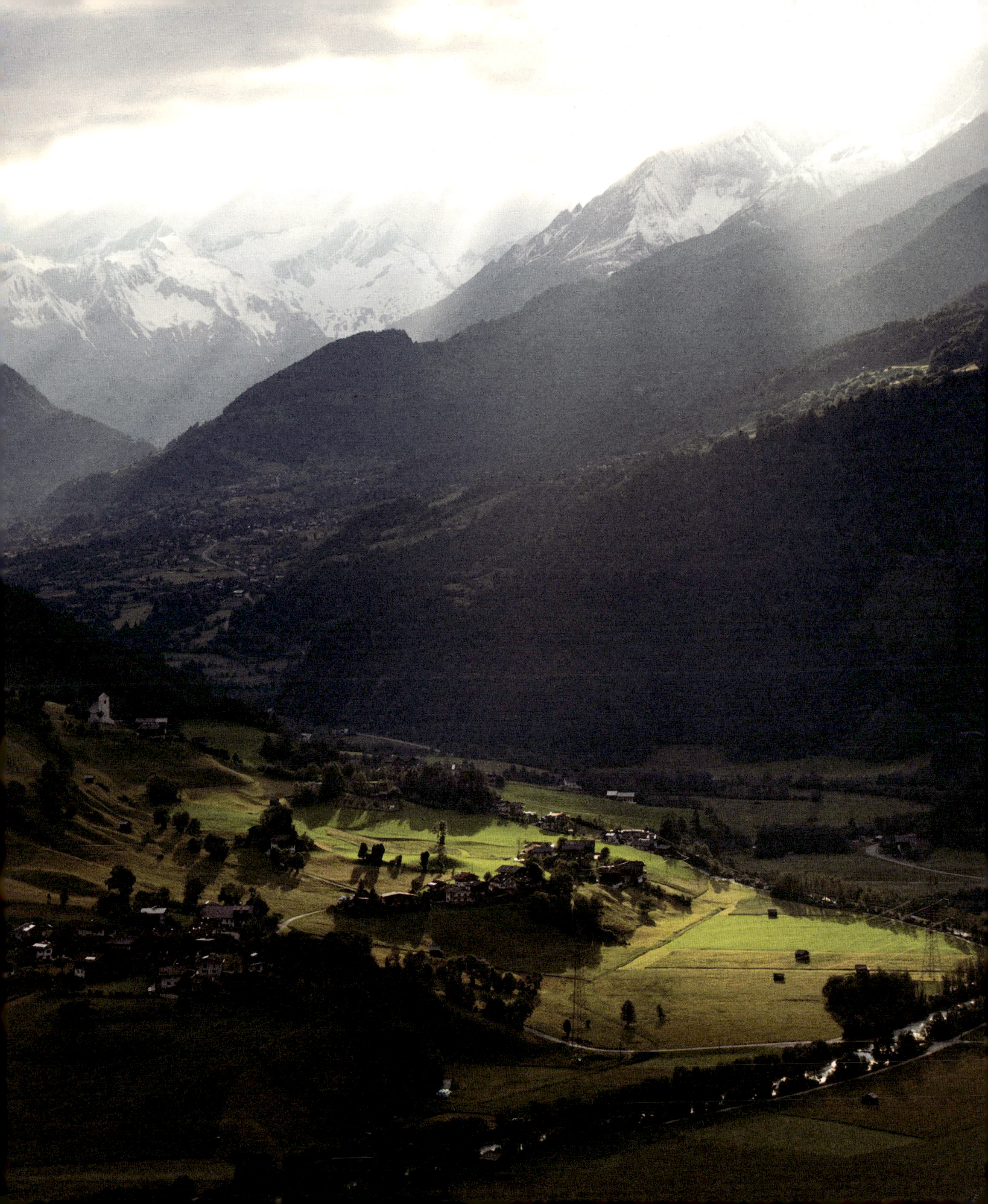

Aber: *„In der Auswahl der zu treffenden Anwendungen zeigt sich der Meister."* Dies ist das Credo von Kneipp. Nicht die gesamte Wassertherapie aus der Kneippmedizin möchte ich hier ausbreiten, sondern einige wertvolle, einfache Möglichkeiten der Selbstbehandlung aufzeigen. Ich habe sie v. a. jenen Patienten empfohlen, welche wiederkehrende Probleme mit Infekten hatten. Personen jeder Altersstufe haben dabei immer wieder bei Feststellung der idealen Trainingsintensität feststellbaren Nutzen erfahren.

LEBENSORDNUNG

Kneipp beobachtete bei seiner Arbeit als Berater und Therapeut, dass sich bei manchen Patienten kein Heilerfolg einstellen wollte. *„Erst als ich den Zustand ihrer Seele kannte und da Ordnung brachte, ging es mit dem körperlichen Leiden auch besser."* Das Wort Lebensordnung klingt vielleicht etwas streng und mag vordergründig bei manchen eine geistige Verbindung zu Vorschriften und Gesetzen hervorrufen. Meine Erfahrung und die daraus abgeleitete Folgerung ist diese: Überforderung ist wie auch die Unterforderung ein falscher Wohlfühl- und Gesundheitsweg. Die Folgen dieser Fehldosierung können wir am eigenen körperlich-seelischen Zustand und in unserem Umfeld beobachten. Wenn aus dem Ungleichgewicht von Aktivität und Passivität unser nervliches Steuersystem aus dem Takt gebracht wird, sind Probleme sowie Entgleisungen auf psychischer und dann auch auf körperlicher Ebene zu erwarten. Angst, Aggression, ADHS, Depression und Verzweiflung sind nur einige Symptome für diese unangenehmen Folgeerscheinungen. Die Erfolge durch gezieltes Hinweisen und Besprechen so mancher Belastungssymptomatik einzelner Menschen hat mich immer mehr zur folgenden Überzeugung gebracht: Der Mensch ist ein Lebewesen und keine funktionierende Maschine. Wir müssen uns auch um unser Innerstes kümmern. Vor allem und zu allererst!

Verbinden wir uns mit der Natur

ERNÄHRUNG

Die Ernährung ist zum Aufbau und zur Erhaltung des Körpers sowie zur Bereitstellung von Energie wesentlich. Das Thema Ernährung war auch für Kneipp ein großes Anliegen. Seine Grundgedanken sind von großer Bedeutung, wenngleich auch manche seiner der damaligen Zeit entsprechenden

Empfehlungen dem Wissen der aktuellen Ernährungslehre angepasst werden mussten. Sein Vorschlag, bewusst, ausgewogen und möglichst fettarm zu essen, hat aber auch heute noch seine Gültigkeit. Diese Empfehlung für eine *„nahrhafte, einfache Kost"* entspricht durchwegs den Kriterien moderner Ernährungswissenschaft, welche die Forderung *„so naturbelassen wie möglich"* stellt. Kneipp schreibt hierzu: *„Man darf annehmen, dass alles, was die Erde zur Nahrung hervorbringt, uns vom Schöpfer in der schuldlosesten Form geboten ist; und wer die größte Sorge trägt, dass es unverändert bleibt, gewinnt auch den größten Vorteil."* Essen sollte uns Freude bereiten. Gaumenfreuden und Genuss für Nase und Augen erheitern das Gemüt und fördern unser Wohlbefinden und damit auch unsere Gesundheit.

PFLANZENHEILKUNDE

Die moderne Heilpflanzenkunde ist eine wesentliche Säule der Kneippmedizin. Pflanzen sind seit jeher Teil unserer Nahrung; die einzelnen Kräuter, welche wir Menschen über viele Generationen erforscht haben, kommen als ganze Pflanze oder als Teile, frisch oder getrocknet zur Anwendung. Neben den Wasseranwendungen sind Pflanzen in allen Kulturen die älteste Medizin der Menschheit. Die Erfahrungen zu Wirkkräften einzelner Pflanzen wurden mündlich wie schriftlich überliefert und sind ein wertvoller Schatz. Von Kneipp und seinen Mitarbeitern wurden die Erfahrungen mit bestimmten Heilpflanzen der Region, in welcher er lebte, gesammelt, geprüft und entsprechend verwendet. Pflanzen waren für den Großteil der Bevölkerung lange Zeit die einzig verfügbare und erschwingliche Medizin. Gerade zu der Zeit aber, als Kneipp seine Behandlungsvorschläge machte, entwickelte sich die Anschauung, dass nur mehr chemische Behandlungen Erfolge erzielen. Es war die Zeit des Überganges von der Säftelehre zur Zellularpathologie durch Rudolf Virchow. Heute gilt es, das Wissen um die Heilkraft von Pflanzen und Kräutern wieder ins Bewusstsein zu holen.

BEWEGUNG

In seinem Buch *So sollt ihr leben* widmet sich Kneipp ausführlich dem Thema Bewegung. Die Bewegung eines Großteils der Bevölkerung zu seiner Zeit war von körperlicher Arbeit geprägt; nur wenige Arbeiten wurden im Sitzen verrichtet. Durch die Entwicklung von landwirtschaftlichen Maschinen kam es zu einer Änderung der Mobilitätseigenschaften der Bevölkerung. Dies bewertete Kneipp als Nachteil. *„Die Übung der Körperkräfte“* wurde als ein Baustein von Gesundheit und Wohlbefinden beispielhaft herausgestellt. Dass gezielte und regelmäßige Bewegung für unser Wohlbefinden von großem Wert ist, wird in der Kneippmedizin besonders betont. Vom Kleinkind bis zum Senior ist die passende Bewegung Medizin für Körper und Geist. Nach Paracelsus und Kneipp kann dabei folgendes Motto ausgegeben werden: *„Alles zu seiner Zeit und alles im rechten Maße!“*

Was sind die wichtigsten Elemente unserer heutigen Gesundheitslehre? Das Fundament sind Ernährung, Bewegung und psychosomatische Betreuung der Menschen – die Annahme einer Lebensordnung. Wenn wir aus Sebastian Kneipps Ideologie die Ernährung, die Pflanzenheilkunde und das Wasser als wesentliche Standbeine sehen und die Bewegung des Körpers und die Lebensordnung als zusätzliche wichtige Stützen, sehen wir die Ganzheitlichkeit dieses Gesundheitsprinzips. Bildlich könnten wir diese Säulen mit einem Stuhl mit fünf Beinen vergleichen und dabei feststellen, wie stabil so ein Möbel steht. Dieses ganzheitliche System, diesen wertvollen Gesundheitskompass sollten wir gebrauchen lernen.

Natur mit allen Sinnen erleben

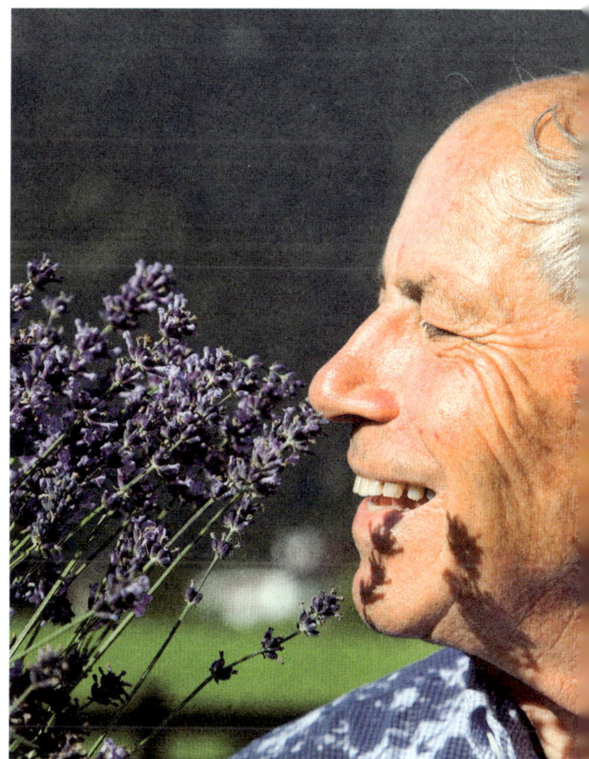

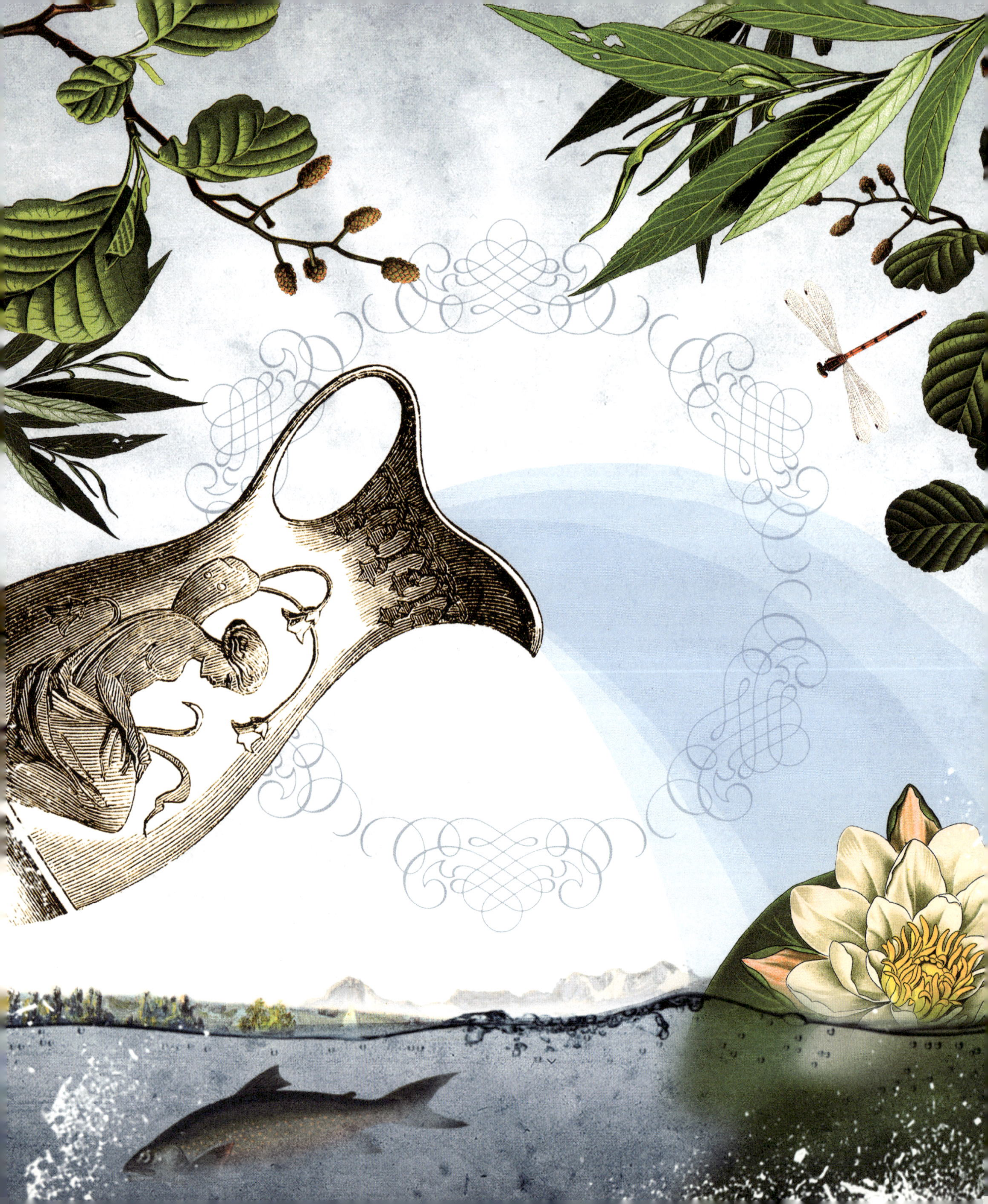

WASSER

„WER IMMER DIE WIRKUNGEN DES WASSERS VERSTEHT UND IN SEINER ÜBERAUS MANNIGFALTIGEN ART ANZUWENDEN WEISS, BESITZT EIN HEILMITTEL, WELCHES VON KEINEM ANDEREN, WIE IMMER NAMEN HABENDEN MITTEL ÜBERTROFFEN WERDEN KANN. KEINES IST MANNIGFALTIGER IN DER WIRKUNG, SOZUSAGEN DEHNBARER ALS DAS WASSER."

Sebastian Kneipp

Das erste und wesentlichste Heilmittel bei Kneipp ist das Wasser. Die verschiedenen Wasseranwendungen sollen Signale an den Körper senden und durch das damit initiierte Regulationsgeschehen Gesundheit und Wohlbefinden fördern. Durch seine Eigenerfahrung hat Sebastian Kneipp das Wasser als die prominente Säule seiner Ideologie und Gesundheitslehre, als Lebensquell beschrieben. In seiner *Wasserkur* lesen wir: *„Wer immer die Wirkungen des Wassers versteht und in seiner überaus mannigfaltigen Art anzuwenden weiß, besitzt ein Heilmittel, welches von keinem anderen, wie immer Namen habenden Mittel übertroffen werden kann. Keines ist mannigfaltiger in der Wirkung, sozusagen dehnbarer als das Wasser."*

LEBENSELIXIER WASSER

Der steirische Wasserbaumeister Otmar Grober schreibt: *„Entscheide dich nie gegen das Wasser, denn du bist es selbst."* Der menschliche Körper besteht, je nach Alter, zu 70 bis 80 % aus Wasser. Und auch in der Natur ist Wasser *der* Lebensspender: Mittels Wasser aus dem Boden entsteht mit dem Kohlendioxyd der Luft unter Freisetzung von Sauerstoff Kohlenwasserstoff, das Formaldehyd. Unter geringstem Energieaufwand gelingt dies jeder Pflanze bei normaler Temperatur und bei normalem atmosphärischem Druck mit dem Energielieferanten Licht als treibendem Motor und dem Chlorophyll (Blattgrün) als Katalysator.

St. Martin bei Lofer, ein Kneippkraftplatz

SEBASTIAN KNEIPP UND DIE WASSERTHERAPIE

Zu Beginn seines Theologiestudiums veränderte Sebastian Kneipps Schwindsuchterkrankung seine Lebenspläne. Seit 1849 laborierte er nachweislich an

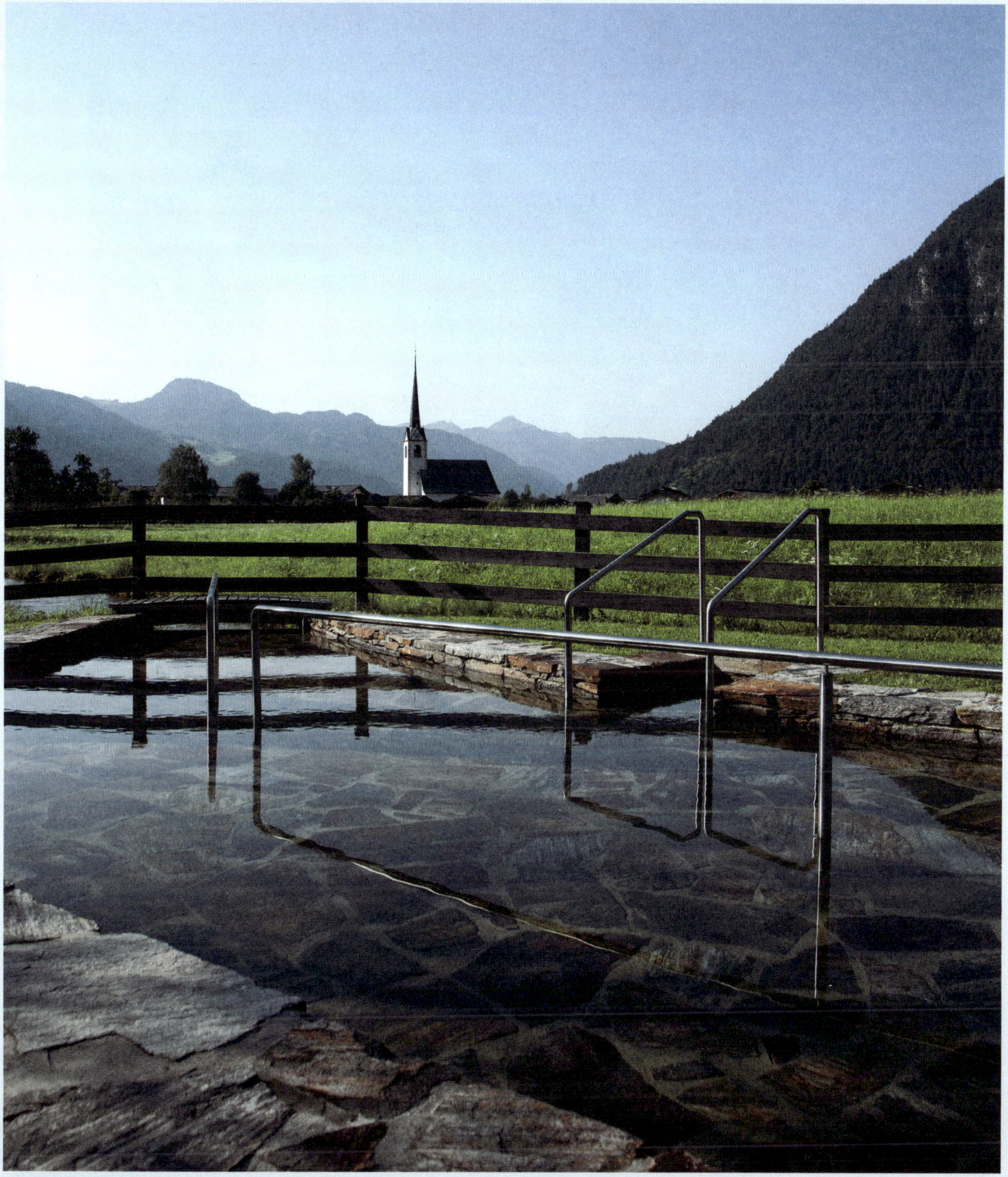

Beratung bei Kneipp und seinen Helfern

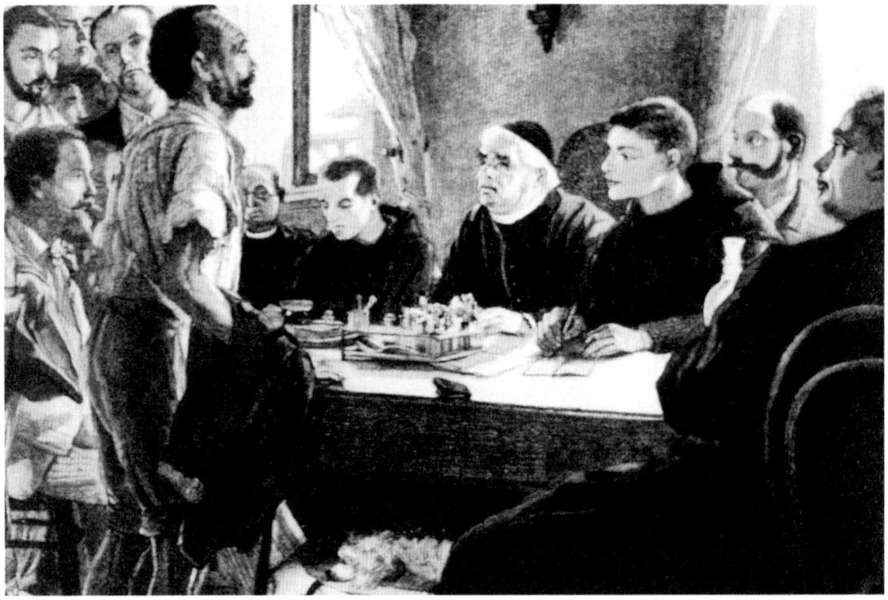

dieser Krankheit. Damals war er 25 Jahre alt. Die Wohn- und Lebensumstände in seinem ärmlichen Elternhaus waren ein wesentlicher Grund für das Auftreten der lebensbedrohlichen Erkrankung. Der „Weberbartl", wie er genannt wurde, half seinen Eltern in der im Keller untergebrachten Weberei – und dort war das feuchte und möglicherweise lichtarme Arbeitsklima gewiss nachteilig und krankmachend. Zudem ist anzunehmen, dass bei der Weberfamilie karge Kost als Nahrung dienen musste – Mangelernährung durch eiweißarme Lebensmittel hatte beträchtlichen Einfluss auf die Gesundheit. Trauriges Ergebnis dieser nachteiligen Lebensumstände war die Erkrankung an Tuberkulose.

Welche Hilfen, welche Heilmittel gab es zu dieser Zeit? Wie waren die Heilungschancen? Antibiotika, welche heute gegen bakterielle Infektionskrankheiten eingesetzt werden, waren noch nicht erfunden. Die Theorie der Säftelehre – diese hielt sich trotz vieler Anfeindungen bis ins 17./18. Jahrhundert – war die Lehrmeinung der Zeit. Die Heilmittel waren einfache, aber auch wirksame Naturprodukte. Die Erfahrungsheilkunde, entstanden aus den Anschauungen der Säftelehre (Humoralpathologie), wurde über die Jahrhunderte hinweg überliefert. Die Beeinflussung und Veränderung der Körpersäfte durch Pflanzen, mineralische Stoffe und auch tierische Produkte waren

DIE SÄFTELEHRE

Aus dem Altertum war nach den Vorstellungen der Hippokratiker folgende zu Lebzeiten Kneipps noch gängige Lehrmeinung überliefert: In der Humoralpathologie geht man davon aus, dass die Lebensvorgänge im Körper durch vier Säfte (Blut, gelbe Galle, schwarze Galle, Schleim) gesteuert werden und die Ausgewogenheit dieser vier Körpersäfte Gesundheit bedingt. Kommt es aber im Körper zu einer Störung dieses Säftegleichgewichts, zu einem Zuviel oder Zuwenig oder gar zu einem Verderb der Säfte, entsteht Krankheit. Alle Heilmethoden dieser Zeit hatten das Ziel, derartige Störungen auszugleichen und dieses Ungleichgewicht zu behandeln. Das war ein weltanschaulicher Fortschritt. Das Auflösen und Ausleiten der Säfte war der Grundgedanke der vorhandenen Heilverfahren.

Schon bei Hippokrates, dem sogenannten Vater der europäischen Heilkunst, ist die Vorstellung der Säftelehre schriftlich festgehalten. Es gibt im menschlichen Körper Säfte, welche den Gesundheitszustand des Menschen beeinflussen und alle Körperfunktionen sowie die einzelnen Lebensabschnitte steuern. Des Weiteren lehrt Hippokrates, dass diese vier Säfte mit den vier Elementen, den vier Jahreszeiten, den vier Lebensaltern und den vier Temperamenten zusammenhängen. Ein Wissenschaftler, der ebenfalls das Wissen seiner Zeit zusammenfasste, war Galen. Dieser baute um 150 n. Chr. als Naturforscher und Arzt auf den Theorien des Hippokrates auf und formulierte die sogenannte Humoralpathologie. Diese Säftelehre war Grundstock medizinischer Beschreibung und ärztlichen Handelns, bis Rudolf Virchow Mitte des 19. Jahrhunderts erstmals die Zelle beschrieb. Daraus entstand die Zellularpathologie. In dieser Wissenschaft wird gelehrt, dass alle Krankheiten auf Störungen der Zellfunktion beruhen. Virchow lebte zu Zeiten von Sebastian Kneipp. Der wiederum war aber noch fest mit der Säftelehre verbunden. In seinem Buch *Mein Testament für Gesunde und Kranke* schreibt Kneipp: *„Warum sollen nicht auch Krankheiten von den Eltern auf die Kinder übergehen können? Haben die Eltern krankes Blut und Säfte, dann können doch die Kinder auch nur von krankem Blut oder kranken Säften abstammen. Also können Krankheiten als Erbgut mit auf die Welt gebracht werden."*

Grundgedanken jeder Heilanwendung. Aderlässe, Blutegel und Entleerungen des Darmes waren dabei entsprechende Hilfsmittel, um die Qualitäten der Körpersäfte zu regulieren.

In gewissem Sinne wird diese Säftelehre auch heutzutage in verschiedene alternativmedizinische Heilweisen integriert und nicht immer verantwortungsvoll angewandt. Mein Anliegen ist es, auch hier eine kleine Blickkorrektur zu bewirken. Dabei müssen wir auf den Unterschied zwischen alternativ-esoterischer und wertvoller komplementärer Medizin achten.

Kneipp beschreibt in der Einleitung zur ersten Auflage des 1886 erschienenen Buches *Meine Wasserkur* eine Vielzahl an Arzt- und Heilerbesuchen, um der Krankheit zu entrinnen. Er schildert einen Militärarzt als großherzigen Helfer, welcher ihn im vorletzten Jahre seiner Gymnasialzeit 90 Mal besuchte und im letzten Gymnasialjahr *„wohl über 100 Mal. So gerne hätte er mir geholfen; aber das fortschreitende Siechtum siegte über seine ärztlichen Kenntnisse und seine Nächstenliebe. Ich selbst hatte längst alle Hoffnung aufgegeben und sah mit stiller Ergebung meinem Ende entgegen.“* Ein fürchterlich trauriger Zustand für einen jungen Menschen. Bei diesem Krankheitsbild gab es nur zwei Wege: Entweder wurde die Erkrankung ausgeheilt und der Patient erholte sich – oder die Schwindsucht brachte den sicheren Tod.

Bei seiner Suche nach Hilfe und Heilung stieß Kneipp auf ein Buch des Wassertherapeuten Hahn. Wie das Krankheitsbild in diesem Lehrbuch geschildert war, fand sich Kneipp sozusagen persönlich beschrieben und begann, den darin enthaltenen Ratschlägen zu folgen: *„Ein unscheinbares Büchlein; ich öffnete es; es handelte von der Wasserheilkunde. Ich blätterte hin und blätterte her; da stand Unglaubliches. Am Ende, so blitzte ein Gedanke auf, findest du gar deinen selbsteigenen Zustand. Richtig, das passte, das stimmte; das war fast bis aufs Haar getroffen. Welche Freude, welcher Trost!“* Kneipp fühlte sich geradezu dazu aufgefordert, diese Therapie zu beginnen, und die Hoffnung, wieder zu gesunden, nahm zu. Allein die Übereinstimmung der Hahn'schen Beschreibung seines Zustandes und die dabei gegebenen Empfehlungen waren eine wirkungsvolle Initialzündung, neuerlich einen Weg zu gehen, der Hilfe bringen kann. Folgendes notiert Kneipp in seiner ersten Ausgabe des Buches *Meine Wasserkur*: *„Das Büchlein wurde zuerst der*

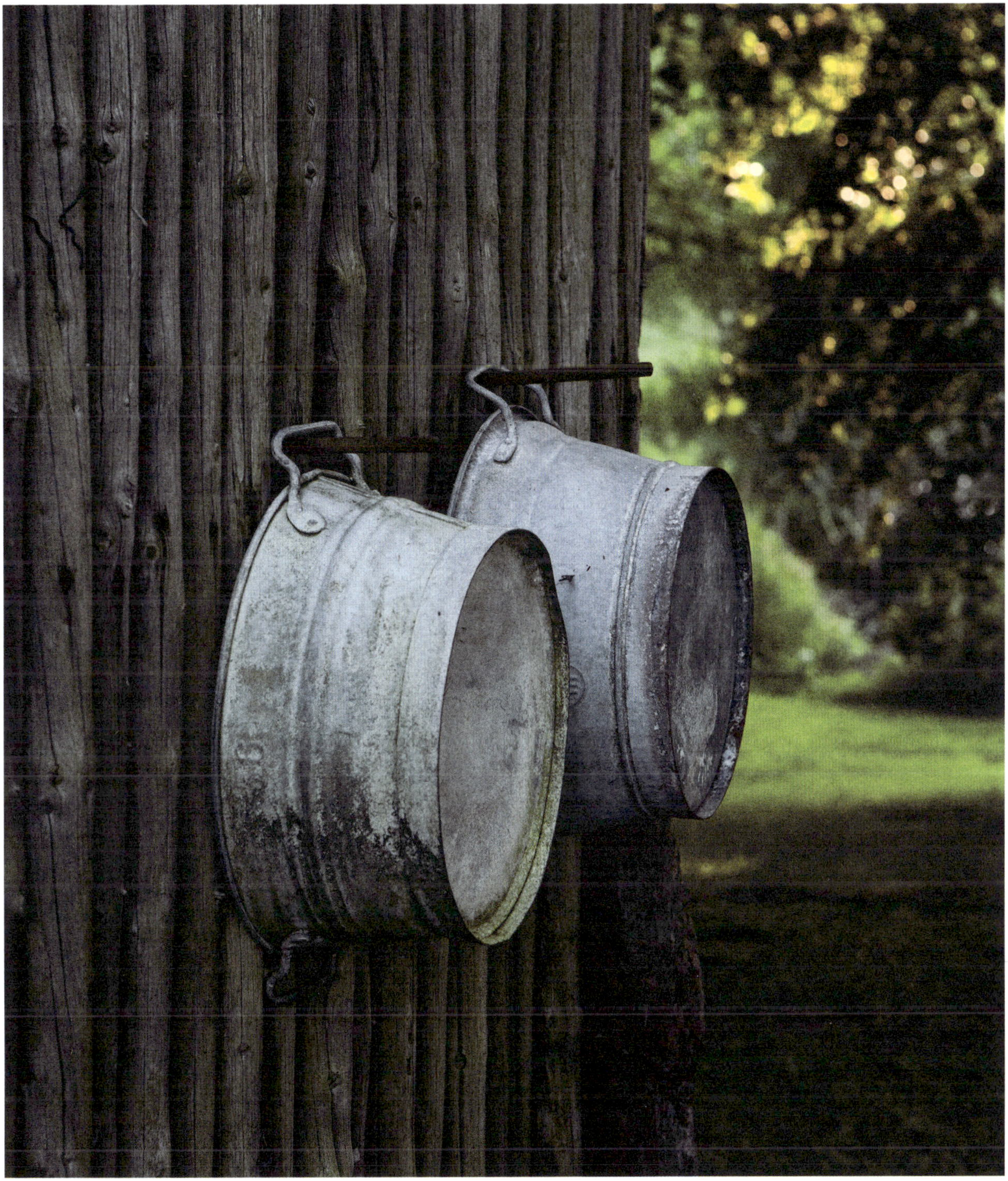

Strohhalm, an den ich mich klammerte; nach kurzer Zeit war es der Stab, auf welchen sich der Kranke stützte; heute gilt es mir als das Rettungsboot.“

Hahn empfahl, den Körper durch Bewegung zu erwärmen, dann kurz bis zum Halse in kaltes Wasser einzutauchen und sich nach diesem Bad erneut zu bewegen und den Körper wieder zu erwärmen. Der Weg vom Seminar zur Donau und wieder zurück – da war die Gelegenheit gegeben, die Empfehlung in die Tat umzusetzen. Kneipp selbst schildert die empfohlenen Anwendungen als schroff und streng. *„Ich probierte ein viertel Jahr, ein halbes Jahr, ich fühlte keine wesentliche Besserung, aber auch nie Nachteile. Das gab Mut.“* Ein Kommilitone im Seminar, welcher ebenso an Schwindsucht litt und krankheitshalber keine ärztliche Bewilligung zur Priesterweihe erhielt, wurde von Kneipp *„in die Mysterien der Wassertherapie eingeweiht und wir Beide probierten und praktizierten um die Wette. Beide erstarkten wir immer mehr und mehr und konnten die Weihen empfangen.“*

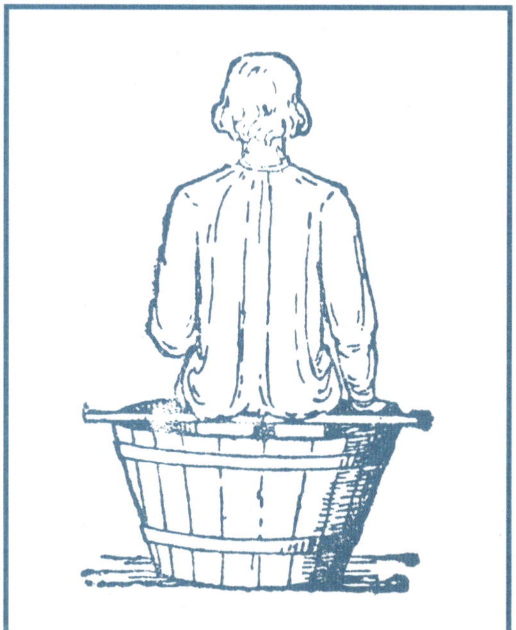

Szene einer Anwendung

Durch diese Selbsterfahrung und den erreichten Erfolg entstand die Wasserheilkunde nach Kneipp. Im Laufe der Zeit verfeinerte er seine Anwendungen. Die anfänglichen Wasserkuren beschrieb er selbst als Rosskuren. Professor Max-Joseph Halhuber, der Nestor der kardialen Rehabilitationsmedizin, meinte: *„Kneipp hat die Mikrometerschraube der Hydrotherapie eingeführt.“* Um bei der Arbeit mit dem Mikroskop ein zu untersuchendes Objekt noch schärfer und genauer betrachten zu können, wird die Mikrometerschraube am Gerät bedient. Kneipp hat, bildlich gesprochen, eine grobe Wasseranwendung verfeinert, milder angewendet und dabei besseren Erfolg beobachtet. Viele Jahre lang hat Kneipp an der Optimierung der Wasseranwendungen *„sondiert und probiert“* und schildert dies folgendermaßen: *„Dreimal – ich gestehe es offen – sah ich mich veranlasst, mein Wasserverfahren zu ändern, die Saiten abzuspannen, von der Strenge zu Milde, von großer Milde zu noch größerer herabzusteigen.“*

Bezogen auf die Wirksamkeit des Wassers stellte Kneipp aus der medizinischen Erfahrung seiner Zeit und aus seiner praktischen Erkenntnis folgende Theorie auf: *„Das Wasser, speziell unsere Wasserkur heilt alle überhaupt heilbaren Krankheiten; denn ihre verschiedenen Anwendungen zielen darauf hin, die Wurzeln der Krankheit auszuheben, durch: a) die Krankheitsstoffe im Blute aufzulösen; b) das Aufgelöste auszuscheiden; c) das so gereinigte Blut wieder in die richtige Circulation zu bringen; d) endlich den geschwächten Organismus zu stählen, zu neuer Tätigkeit zu kräftigen."*

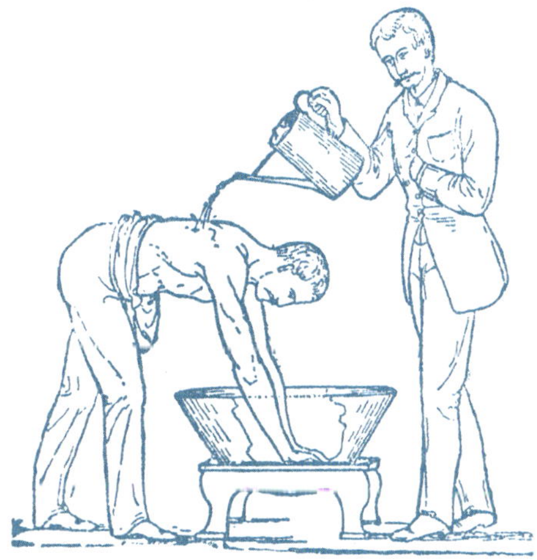

Der Oberguss zur Behandlung der Lunge

Alle Krankheiten können – nach unserem heutigen Wissen – selbstverständlich nicht durch Wasser geheilt werden. Kneipps Therapien und Vorsorgemaßnahmen waren jedoch von derart signifikanten Erfolgen begleitet, dass seine Behandlungsmethoden verständlicherweise große Verbreitung gefunden haben. Somit ging Kneipps Wunsch, den er im Vorwort seines Buches formulierte, in Erfüllung: *„So mögen durch die Wasserübungen recht viele Gesunde noch mehr erstarken und recht viele Kranke genesen."*

REGULATIONSMEDIZIN: WIE DIE WASSERTHERAPIE WIRKT

Die Hydrotherapie nach Kneipp ist eine Regulationstherapie, bei der physikalische Reize des Wassers eingesetzt werden. Die Erkenntnisse der Regulationsmedizin bestätigen wissenschaftlich, weshalb und wie diese Reaktionen im Körper ablaufen. Was wir daraus erfahren, war für mich eine klare Botschaft. Die Aufforderung, dem eigenen Körper zuzuhören, hinzuschauen und zu begreifen: Bei uns selbst liegt die Verantwortung zu handeln. Kneipp hatte keine chemischen Hilfsmittel, keine modernen Medikamente, um in Heilungsprozesse einzugreifen. Die Heilhilfe, die Medizin war, die Kräfte der Natur zu fördern und zu stärken und die naturgegebenen eigenen Heilkräfte zu mobilisieren. Dieser Gedanke an die Möglichkeiten, den eigenen Körper

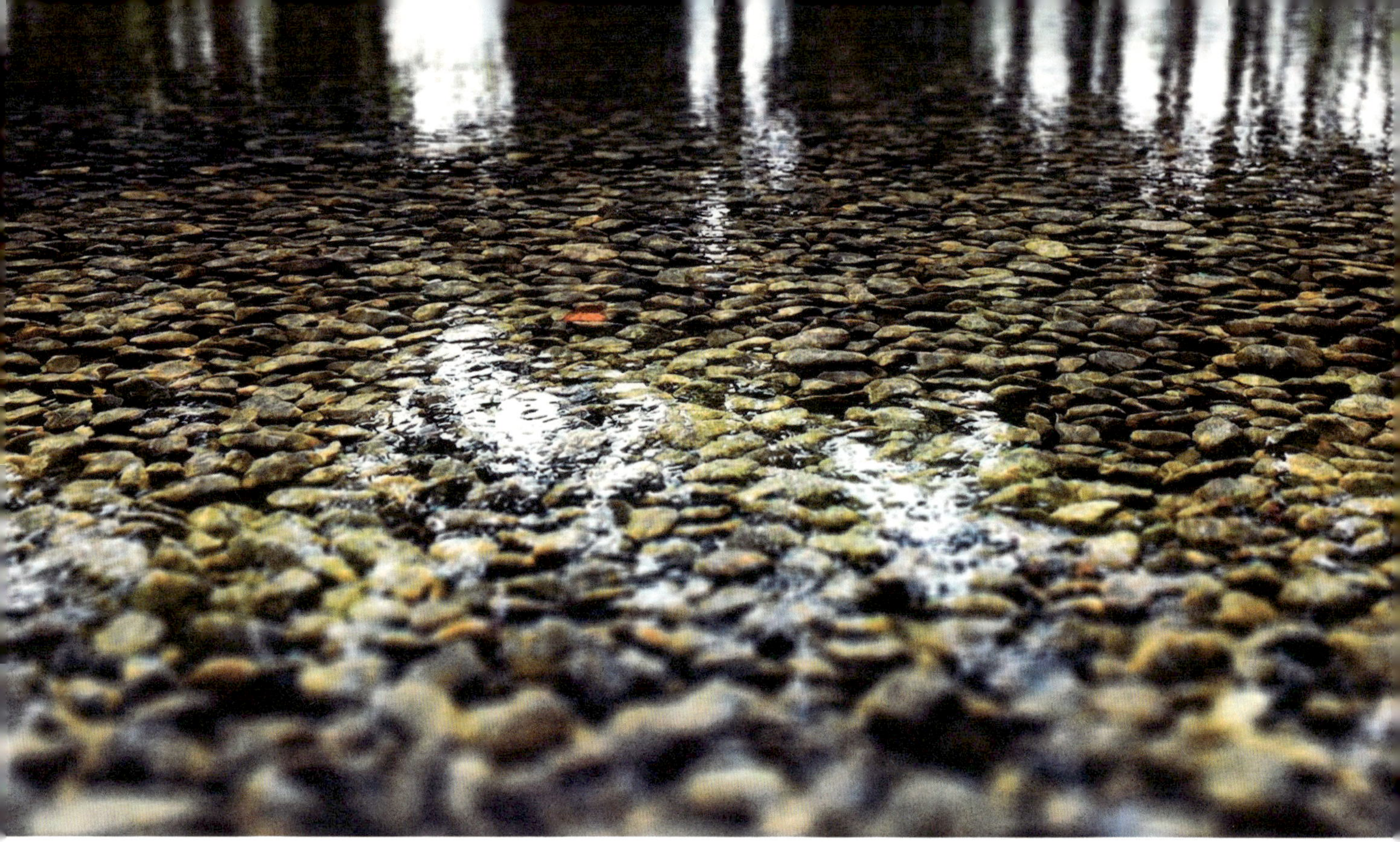

Die Kraft des Wassers erleben

in seiner Kraft zu beeinflussen, um gesund zu werden oder den gegebenen gesunden Zustand noch zu verstärken, faszinierte mich gewaltig.

Die Anwendungen von kaltem oder warmem Wasser oder das Gehen im taunassen Gras oder Schnee setzen entsprechende Temperaturreize an den Körper. Die Dauer der Anwendung oder die Höhe der Temperatur, so beobachtete Kneipp, brachten individuelle Erfolge. Und aus Erfahrung stellte er fest: *„Im Maße liegt die Ordnung, jedes Zuviel und jedes Zuwenig setzt an Stelle von Gesundheit Krankheit!"* Die moderne Medizin, insbesondere die ganzheitlich orientierte Medizin, definiert dies in ihrer Forschung als Ergebnis der Regulationsmechanismen im Körper. So wird bei den Wasseranwendungen unterschiedlicher Temperaturen ein Reiz an den Körper gesetzt und im Organismus eine ausgleichende, regulierende Reizantwort ausgelöst. Diese Selbstregulation – der Begriff stammt aus der Biologie – findet in lebenden Körpern laufend statt. Eine Hautverletzung heilt ohne unser Zutun ab und unser Blutdruck und unser Herzschlag werden je nach Belastung geregelt.

Diese Regulationsprozesse ereignen sich ständig im Wachzustand wie auch im Schlaf. Von außen kommende Reize werden ausgeglichen. Ein Ungleichgewicht wird vom Körper als nicht ideal erkannt und durch bestimmte Regelkreise ins Gleichgewicht gebracht.

Wie alle Säugetiere sind auch wir Menschen homoiotherme Lebewesen. Das bedeutet: Der Körper versucht, unabhängig von der Außentemperatur eine konstante Kerntemperatur zu halten. Kommt es durch Kaltwasseranwendung zu einer Reizsetzung an die Haut, erfolgt im Körper eine entsprechende Registrierung über Kälte- bzw. Wärmerezeptoren. Solche Registrierstellen sind auch im Körperinneren vorhanden. Auch ein Temperaturanstieg im Inneren des Körpers muss bei vermehrter Wärmeproduktion durch Bewegung oder bei erhöhtem Stoffwechselgeschehen ausgeglichen werden. Diese Signale werden an das Rückenmark geleitet; von dort aus wird ein Reflexbogen zu den Gefäßen der Haut geschlossen. Dabei kommt es zu einer Verengung oder Erweiterung der Gefäße, die Körpertemperatur wird zurückgehalten oder forciert abgegeben. Die Farbe der Haut spiegelt das entsprechende Reaktionsgeschehen wider. In der Physiologie bezeichnet man diese Reaktion als segmentale Reflexe, bei welchen es zu einer unmittelbaren Reizantwort kommt. Vom Rückenmark aus erfolgt eine Weiterleitung an den (Hypo-)Thalamus, die Steuerzentrale in unserem Gehirn. Es ist dies der älteste Teil unseres Gehirns, die Festplatte sozusagen. Von dieser Steuerzentrale geht bei (neuerlicher) Störung des Idealzustandes unbewusst die Information an die Hautgefäße weiter und es erfolgt die erforderliche Reaktion. Über die Reflexbögen von den Sensoren der Haut zum Rückenmark und zurück zu den Muskelfasern der Gefäßwände wird eine Veränderung der Durchblutung im Versorgungsbereich erreicht. Reize, welche ins Stamm- bzw. Zwischenhirn gelangen, werden dort registriert und lösen entsprechende Ausgleichsreaktionen aus. Der als Hypothalamus bezeichnete Bereich ist das wesentliche Steuerzentrum unseres vegetativen Nervensystems und reguliert über zahlreiche Nervenverbindungen zu anderen Hirnbereichen und durch Botenstoffe (Hormone) unzählige lebensnotwendige Vorgänge im Organismus.

Somit kommt es je nach Notwendigkeit ohne direkte Signalverbindung zur Hirnrinde bzw. zum Großhirn (graue Substanz) zu einer schützenden und ausgleichenden Reaktion für den Organismus. Das bedeutet, dass wir nicht nachdenken und bewusst eine Reaktion setzen müssen, um z. B. einen notwendigen Ausgleich der Temperatur zu schaffen. Wir müssen auch nicht überlegen, wie unsere Herz- oder Atemfrequenz sein soll. Die Hirnanhangsdrüse ist ebenfalls mit dem Hypothalamus verbunden. In ihr werden verschiedenste lebensnotwendige Botenstoffe erzeugt, welche wiederum die hormonerzeugenden Drüsen steuern.

Dieses Reaktionsgeschehen lässt sich durch regelmäßige, gezielte Anwendungen trainieren. Bestimmte Bereiche der Körperoberfläche sind über spezielle Nervenbahnen mit inneren Organen verbunden und daher über die Haut beeinflussbar. Sie kennen diesen Effekt, ohne dass es Ihnen bewusst wird, bei der Entstehung einer „Verkühlung", wenn der Körper durch kalte Füße ein falsches Signal erhält, welches er nicht rasch genug ausgleichen kann. Bei entsprechendem Trainingszustand der Gefäße, bei guter Regulationseigenschaft des Körpers also, wird es möglicherweise zu keinem Infekt kommen. Sind schon deutliche Zeichen der Verkühlung vorhanden, vermag z. B. ein in der Temperatur ansteigendes Fuß- oder Armbad immer noch eine erfolgreiche Abwehr zu bewerkstelligen. Durch diese Temperaturreize kommt es über die Nervenverbindungen zu einer heilenden Durchblutungsvermehrung der Bronchien und Lunge oder der Nasennebenhöhlen. Zusätzlich werden die Elitetruppen der weißen Blutkörperchen, die Abwehrzellen, vermehrt in die Krisenregionen transportiert. Der zusätzliche Genuss eines heilbringenden Tees wird diesen Therapieversuch verstärken. An dieser Stelle können Sie den Wert des Vorsorge- oder Immuntrainings durch regelmäßige Kneippanwendungen bereits erahnen.

Vom Hypothalamus gelangen Signale an das limbische System, wo unsere Emotionen und Gefühle lokalisiert sind. Im limbischen System werden außerdem jene Informationen fixiert, die durch die Kneippanwendungen an unsere zentrale Steuerungsstelle gelangen. Es sendet dann automatisch vorteilhafte Signale an das Immunsystem. Auch an die Großhirnrinde gehen Signale; hier ist unser Bewusstsein (alle gewollten Reaktionen) beheimatet. In der *Formatio reticularis* ist die Leistung zu Hause; sie ist der „Schrittmacher" des Gehirns, die Verbindungen der Nervenbahnen werden hier koordiniert. Ein wahrlich komplexes Geschehen, das für unser Wohlbefinden, unsere Gesundheit oder Immunantwort verantwortlich ist.

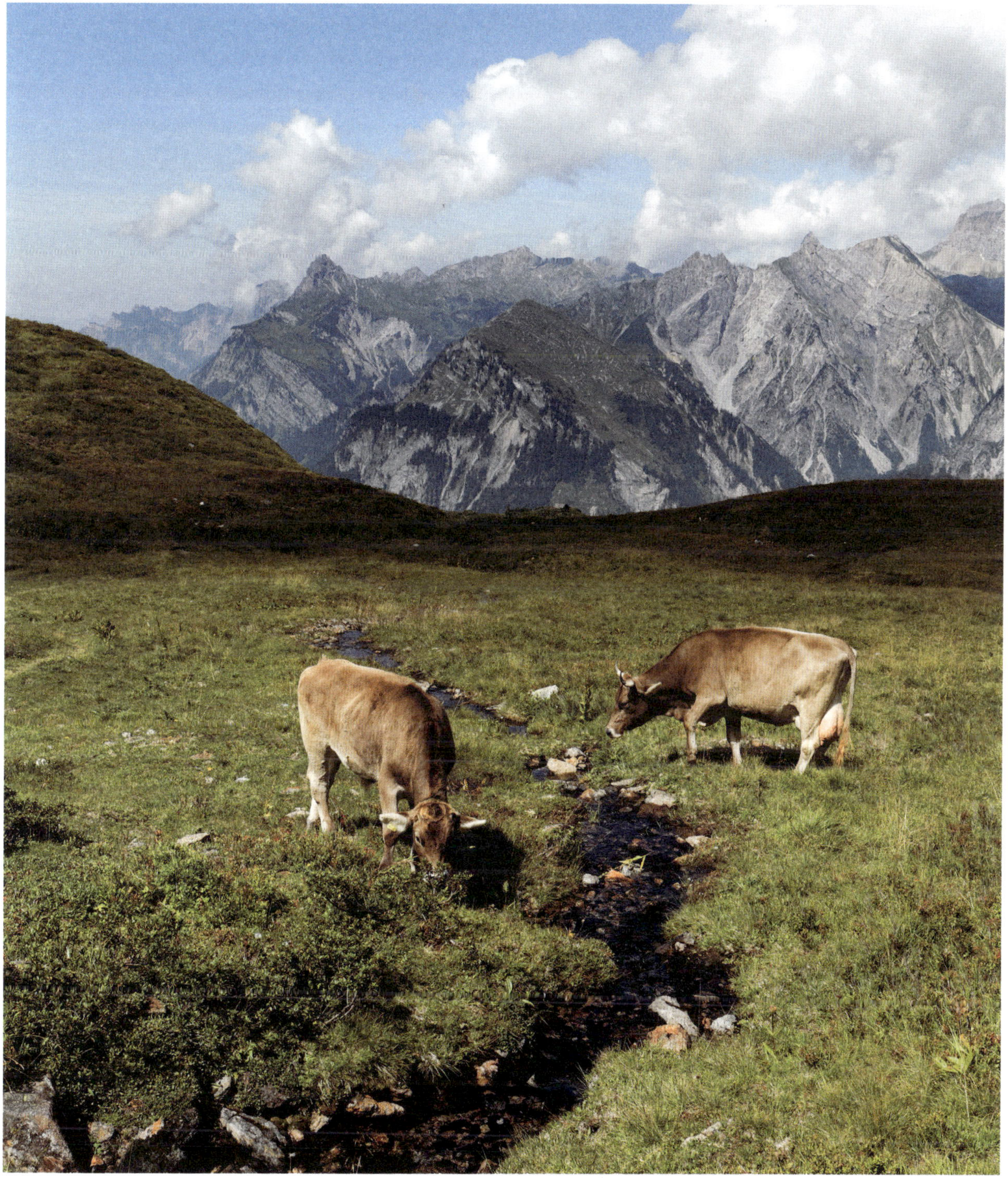

Zusammenfassend kann also festgehalten werden: Der Temperaturreiz von außen stellt für den Körper einen Stressfaktor dar, welchen er auszugleichen und zu regulieren sucht. Kommt ein solcher Reiz immer wieder in verschiedenen Stärken an, kann der Körper rascher ausgleichen oder bestimmte Botenstoffe, Hormone, in Umlauf bringen, wodurch eine rasche Abwehr und Schutzreaktion entsteht und das Immunsystem nachhaltiges Training erfährt.

DAS ARNDT-SCHULZE-GESETZ

Nochmals eine kleine Portion Theorie, welche Ihre Hinwendung zu gesundheitsrelevanten Aktivitäten bestärken soll. Bei der Anwendung jeder der fünf Säulen Kneipps kann das Arndt-Schulze-Gesetz als Wirkgrundlage angesehen werden. Es definiert zu erwartende Reaktionen des Körpers auf zugeführte Reize: *„Schwache Reize fachen die Lebenstätigkeit an, mittelstarke Reize fördern sie, starke hemmen sie, stärkste heben sie auf."* Daraus ergibt sich auch die Forderung, die Trainingsintensitäten oder die Dosis der Wasseranwendungen individuell anzupassen. Dazu können wir wieder Paracelsus mit seinem *„... allein die Dosis macht's!"* bemühen.

Die Physiologen Volker Amelung und Helmut Hildebrandt passten dieses Gesetz mit folgender Aussage der Regulations-Anpassungstheorie an: Der Organismus besitzt einen Grundzustand. Wende ich schwache Reize an, verhindert dies ein Abfallen der Ausgangslage. Stärkere Reize, welche die individuelle Grundeinstellung herausfordern, verstärken diese Ausgangslage. Wir sprechen hier von Trainingserfolg. Stärkste Reize, welche die individuelle Adaptionskapazität überschreiten, führen zur Erschöpfung und zur Erkrankung des Organismus. Also: Keine Überforderung setzen, nur individuell abgestimmte Übungsreize bringen den Erfolg!

Interessant sind in diesem Zusammenhang auch die Informationsbahnen im Körper und die Zusammenhänge mit einzelnen Organen. Ein kurzer Ausflug zu den Head'schen Zonen: Ein Patient kommt in meine Praxis und schildert Schmerzen im Schulterbereich rechts und am Rücken unterhalb des rechten Schulterblattes. Auf die Frage, seit wann diese Beschwerden bestehen und wie diese begannen, berichtet er, dass keine wesentlichen Anstrengungen für Muskulatur oder Gelenk gegeben waren. Er schildert ein wiederkehrendes Völlegefühl und Blähungen, insbesondere

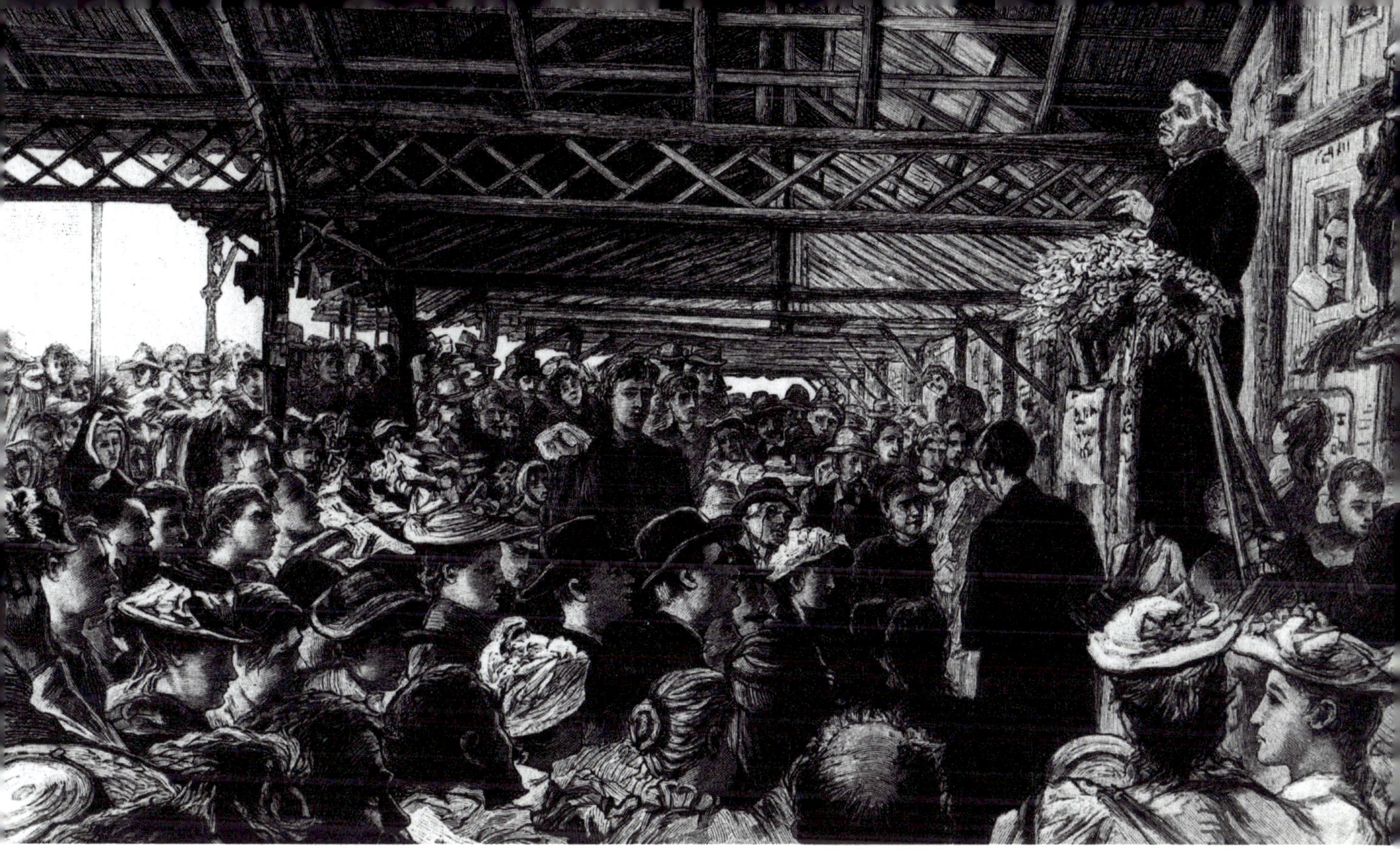

nach fettreichen Mahlzeiten. Manchmal kam es zum Erbrechen, außerdem seien hellere Stühle nach kurzfristigen Schmerzen im rechten Oberbauch aufgefallen. Meine Empfehlung an den Ratsuchenden: Es wäre sinnvoll, Leber und Gallenblase genauer zu untersuchen. Der Patient kann seine Verwunderung nicht verbergen, seine Schmerzen treten ja im Schulterbereich auf. Die Überraschung legt sich, nachdem ich ihm erkläre, weshalb ich diesen Gedanken habe. Es gibt an der Körperoberfläche, im Bereich der Haut, Stellen, welche nervliche Verbindungen zu bestimmten Organen besitzen. Bei einer Störung in dem dazugehörigen Organ werden auf diesen Bahnen Schmerzsignale weitergeleitet. In der Gegenrichtung kann durch gezielte Reizanwendung dieser Bereiche auch das jeweilige Organ beeinflusst werden. Diese nervliche Verbindung zwischen bestimmten Hautbereichen und inneren Organen entsteht aus der embryonalen Entwicklung des Menschen. Nervenbahnen, welche über das Rückenmark laufen, sind die entsprechenden Leiter dieser Signale, und so kann sich bei Erkrankung eines inneren

Kneipps Vorträge wurden immer massenhaft besucht

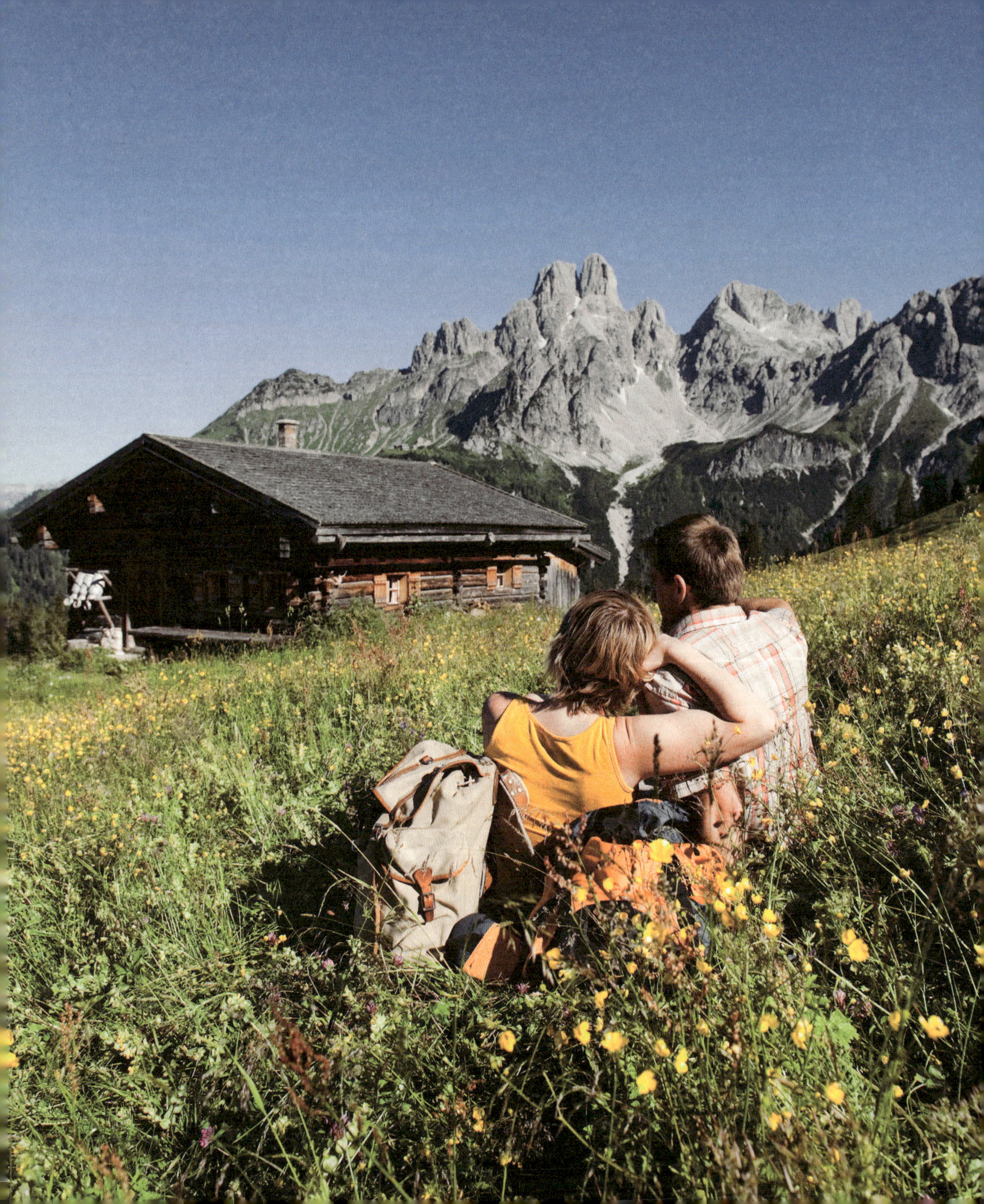

Organs eine Überempfindlichkeit oder ein Schmerzreiz in gewissen Hautarealen zeigen. Die Medizin spricht von Dermatomen, das sind von einem „fühlenden" Rückenmarksnerv versorgte Hautsegmente. Solche Bahnen gibt es auch in bestimmten Muskelbereichen. Ein Beispiel wäre der Schmerz in der Halsmuskulatur, Kiefermuskulatur oder im linken Arm bei einer Durchblutungsstörung des Herzmuskels. Dies ist der Versuch einer sehr einfachen Erklärung derartiger Zusammenhänge. In der Haut werden diese Bereiche nach dem Erstbeschreiber Sir Henry Head als Head'sche Zonen bezeichnet. Die von ihm beschriebenen Zusammenhänge werden in verschiedenen Anwendungen der Reflexzonentherapie benützt. Dazu gehören unter anderem Fußreflexzonentherapie, Akupressur, Massagen und Elektrotherapie. Mit mechanischen Reizen oder gezielten Elektrotherapien können diese Reflexwege therapeutisch genutzt werden. Mein spezieller Zugang zu diesen Phänomenen ist das Trockenschröpfen. Über die erwähnten Reflexbahnen setzt der Therapeut im Körper Heilsames in Bewegung, es kommt zu einer Stimulation der Selbstheilungskräfte. Die an diese Energiebahnen gerichteten Informationen können das Regulationsgeschehen im Körper anspornen. Kälte- und Wärmereize an die entsprechenden Zonen bewirken auch im Rahmen der Wasseranwendungen durch Kneipp'sche Güsse oder Wickel bzw. Auflagen eine Information an das körpereigene Regulationsgeschehen. Bei konsequenter Anwendung werden dadurch wertvolle Reize gesetzt und positive Reaktionen im Körper ausgelöst. Wenn auch der schulmedizinische, wissenschaftliche Beweis für verschiedenste Heilanwendungen aus diesem Gebiet der Reflexzonenbehandlung noch nicht gänzlich erbracht wurde, zeigt dennoch der Erfolg am menschlichen Körper, dass sie wirksam sind. Als Befürworter komplementärer Heilmethoden stellen sie für mich wertvolle Methoden dar, um zu helfen. Hierfür steht für mich wiederum Paracelsus mit seiner Aussage: *„Der Arzt hat nur eine Aufgabe, den Weg zu zeigen, um zu heilen, und wenn ihm das gelingt, ist es vollkommen gleichgültig, auf welchem Wege es ihm gelingt."* Die Empfehlung von Sebastian Kneipp, barfuß zu gehen, ist eine Einladung an unsere Reflexzonen, welche im Rahmen des Regulationsgeschehens im Körper Informationen zur Vorsorge oder zur Therapie einbrachte. August Bier, ein Chirurg, Hochschullehrer und Verfechter der natürlichen Lebensordnung meinte: *„Was wir mit* *dem Röntgenapparat gewonnen haben, das haben wir aus den Fingerspitzen verloren.“* Die Informationen, die unser Körper sendet, sind Botschaften unseres inneren Arztes. Fangen wir an, diese Botschaften wahrzunehmen.

WASSERANWENDUNGEN

Wissen und Anwendungen zu Heilmethoden wie die Wirkung von Kaltwassergebrauch bei Kneipp basieren auf Erfahrungswerten. Diese Beobachtungen werden gezielt in der Hydrotherapie nach Kneipp weitergegeben und angewandt. Erfahrung und Wissenschaft bzw. die Bestätigung der Erfahrung durch die medizinische Forschung kann uns für viele biologische Wunder begeistern und emotional sensibilisieren. Interessant in diesem Zusammenhang sind wissenschaftliche Arbeiten auf dem Gebiet der Immunologie, welche an Universitäten durchgeführt werden. Die Pharmaindustrie unterstützt solche Arbeiten kaum: Es bringt keinen monetären Nutzen, Geld für Aktionen auszugeben, bei denen nur durch Wasseranwendung Gesundheit entsteht. Eine aufschlussreiche Doktorarbeit unter dem Thema *„Verbesserung der Immunregulation durch Anwendung einer vierwöchigen Serie täglichen Wassertretens nach Kneipp“* hat Bettina Albrecht an der Martin-Luther-Universität

Wasser ist Leben

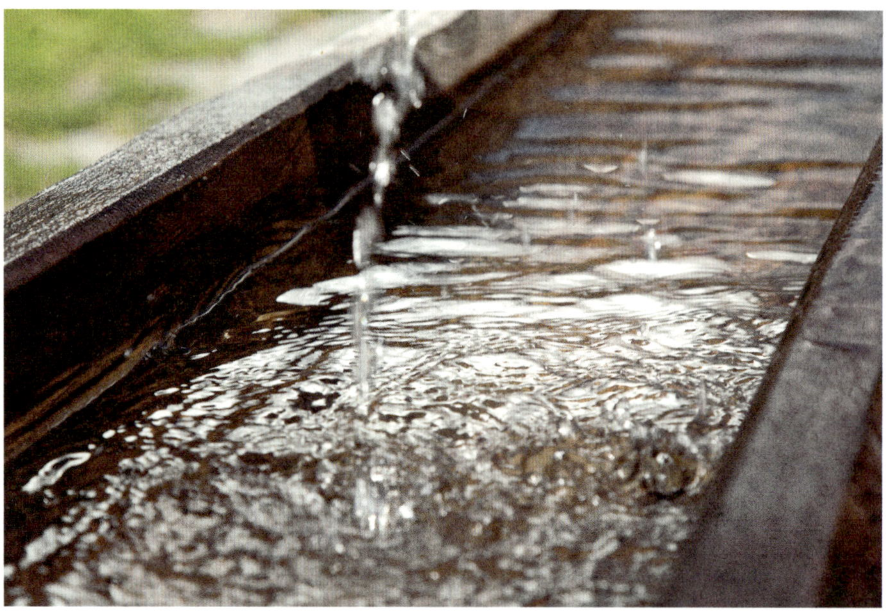

zu Halle-Wittenberg durchgeführt. Ziel ihrer Studie war es, Auswirkungen des Wassertretens nach Kneipp auf Mechanismen der Immunregulation zu untersuchen. Die Ergebnisse zeigten *„einen eindeutigen Zusammenhang zwischen der klinischen Abhärtungswirkung im Sinne einer verbesserten Abwehrleistung und messbaren immunologischen Veränderungen bei gesunden Probanden"*. Die Ergebnisse von Kaltwasseranwendungen, aber auch von körperlichem Training (Säule der Bewegung bei Kneipp) werden im Sinne einer funktionellen bzw. reaktiven Durchblutungsvermehrung (reaktive Hyperämie) erklärt. Durch diesen „Stress" wird unser Immunsystem in eine erhöhte Reaktionsbereitschaft gesetzt. In der Untersuchung von Dr. Albrecht ist ein Bezug zu einer Arbeit von Dr. Sandra Nehlsen-Cannarella interessant, einer Immunologin, welche über Stress-Protein-Produktion, einen Botenstoff in unserem Körper, der durch sportliche Betätigung erzeugt wird, forscht. *„Die Autorin stellt fest"*, so Dr. Albrecht, *„dass in der Gruppe der moderat trainierenden Personen die Kompetenz des Immunsystems mit jeder Trainingseinheit gesteigert worden ist und so die Immunfunktion auf einem ständig hohen Niveau gehalten werden konnte. Mäßiges, aber regelmäßiges Training hat also Boostereffekt."* Unter Boosterung versteht man die schnelle und vermehrte Bildung von Antikörpern, wodurch der Immunzustand verstärkt wird. Kurz zur Veranschaulichung: Als Barriere zur Außenwelt kommen unsere Schleimhäute mit fremden Stoffen (z. B. Pollen, Viren, Bakterien) in Kontakt. Durch vermehrte Schleimbildung werden diese wieder hinausbefördert – oder aber diese Fremdlinge dringen in die Schleimhaut ein. Hier werden die fremden Substanzen von speziellen Zellen unseres Immunsystems, den Plasmazellen, genauestens untersucht. In der Folge werden körpereigene Eiweiße gebildet, welche die Fremdstoffe bekämpfen. Somit bilden die Antikörper eine akute Abwehr gegen Viren oder Bakterien. Sollte zu späterer Zeit wiederum der gleiche Fremdling an die Schleimhaut oder in den Körper gelangen, wird dieser sofort bekämpft und kann keinen oder zumindest nur mehr einen weitaus schwächeren Schaden anrichten. Der Körper ist dann gegen einen bestimmten Keim immun und muss die Krankheit nicht noch einmal durchmachen. Im Prinzip funktioniert jede unserer wertvollen Impfungen auf dieselbe Art und Weise. Mittels der Kaltwasseranwendungen nach Kneipp wird durch die reflektorisch folgende vermehrte Durchblutung der Schleimhäute ein größeres

Angebot der Elitetruppen unserer weißen Blutkörperchen, der Fresszellen, in diesen Bereich geschleust. Die Fresszellen erkennen die antikörperbeladenen Bakterien und vernichten sie. Je besser die Schleimhäute durchblutet sind, desto mehr Antikörper und Elitetruppen gelangen zur Wirkung. Durch eine Antikörperbestimmung der Schleimhäute in Speichelproben lässt sich schon nach zweimaligen kalten Gesichtsgüssen, täglich über eine Woche angewandt, im Vergleich zur Ausgangsmessung um nahezu 25 Prozent mehr Immunglobulin A feststellen. Damit zeigt sich: Regelmäßige Wasseranwendungen und regelmäßiges Training funktionieren als Reiztherapie. Die Anwendungen sind ganz einfach durchzuführen – ein Zeitaufwand von einigen Minuten täglich wird ein gut angelegtes Kapital für Ihr Wohlbefinden sein.

Die Möglichkeit, die Immunantwort im Körper zu vermehren, kann durch die weiteren Säulen der Kneippideologie verstärkt werden. Die Erfahrungen und die Erfolge der Anwender bestätigen dies immer wieder. Da Immuntraining in jedem Alter einen gesundheitlichen Vorteil bringt, ist ein spielerisches Training schon bei Kleinkindern möglich. Kurze und dem Alter entsprechende Übungen sind eine Investition in die Gesundheit. Die Immunkompetenz im zunehmenden Alter zu fördern, vermag den Verlauf vieler Infekte signifikant zu beeinflussen. Eine Studie am Universitätsklinikum Jena (Doktorarbeit von Katrin Goedsche) belegt Folgendes: Patienten, welche an chronischer Bronchitis laborierten, erhielten über zehn Wochen hinweg dreimal wöchentlich kalte Güsse sowie zwei kalte Waschungen des Oberkörpers. Das Ergebnis zeigte ein Absinken der Häufigkeit von Infekten bei denjenigen Personen, welche diese Kaltwasseranwendungen regelmäßig durchführten. Bei den abschließenden Untersuchungen wurde festgestellt, dass die Zahl der Lymphozyten, die Abwehrzellen des menschlichen Körpers, bei diesen Patienten auch noch nach drei Monaten um 13 Prozent erhöht waren.

VORBEREITUNGEN

Somit ist Training angesagt! Die Frage nach den erforderlichen Trainingsgeräten ist einfach zu beantworten: ein Stück Rasen, eine Wasserleitung mit passendem Schlauch sowie in der Größe passende Gefäße, in welche man sicher hineinsteigen bzw. die Unterarme eintauchen kann. Ideal sind zwei Fußkneipper bzw. zwei Gefäße, in welchen Sie sicher stehen oder im Sitzen

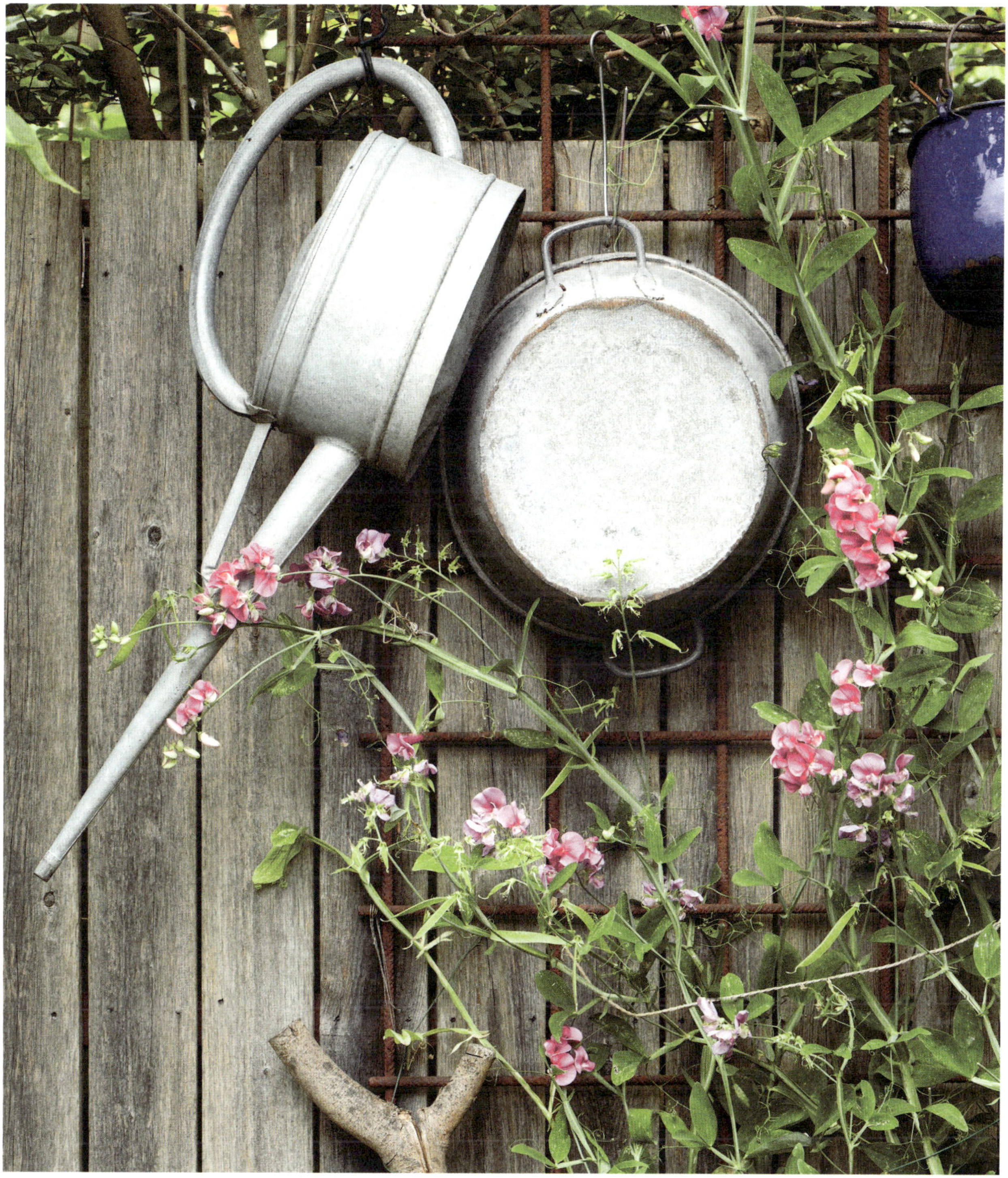

die Beine bewegen können. Für Armbäder oder -güsse reicht ein Waschbecken entsprechender Größe. Ideal sind die sogenannten Armkneipper – Behälter mit ausreichend Platz für die Unterarme. Eine Badewanne für Halb- oder Vollbäder ist in den meisten Wohnungen vorhanden. Wenn man die Anwendungen im eigenen Badezimmer durchführt, benötigt man außerdem eine rutschfeste Matte. Für Draußen empfehlen sich eine Brausetasse und ein Holz- oder Plastikrost zum Daraufstehen, damit die Füße nicht kalt werden.

Meine grundsätzliche Empfehlung lautet: Machen Sie das Badezimmer zu einer kleinen Wohlfühloase, investieren Sie hier für den Komfort. Das Schlafzimmer dagegen richten Sie so einfach wie möglich ein. Achten Sie darauf, dass Betten und Matratzen möglichst ohne Metall sind, um keine magnetischen oder elektromagnetischen Felder zu erzeugen. Diese Energien entstehen durch vorhandene technische Geräte oder sie werden durch elektrische oder hochfrequente Felder verstärkt. Unsere moderne Funktechnik und die Elektrizität brauchen wir nicht zu verteufeln oder zu fürchten. Auch hier ist alles eine Frage der Dosis, und es ist unsere Entscheidung und Überlegung, welche Qualitäten oder Nachteile wir in unserem Schlafbereich schaffen. Da der Mensch keine Sinnesorgane für Informationen aus diesem Frequenzbereich hat, können wir mit einfachen Überlegungen Abhilfe schaffen. Die Möglichkeit, unserem vegetativen Nervensystem die Chance zu guter Regeneration zu geben, sollten wir nützen!

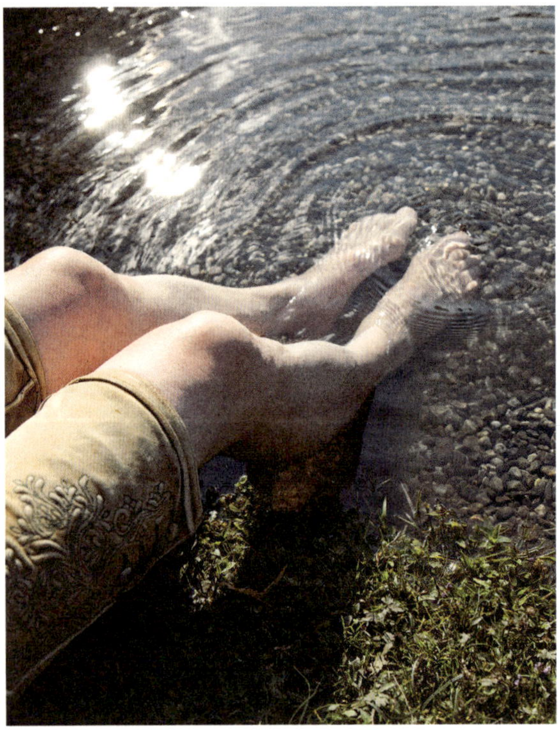

Eine wichtige Bemerkung und Erinnerung gleich zum Anfang Ihrer guten Vorsätze: Um Ihr „Kneippunternehmen" erfolgreich zu gestalten, ist eine gewisse Regelmäßigkeit erforderlich. Zum Immuntraining sind tägliche Behandlungen empfehlenswert. Ein bis drei Anwendungen täglich werden in der Kneippmedizin empfohlen, um eine entsprechende

Gesundheitsvorsorge zu erreichen. Erfahrene Kneippmediziner empfehlen, verschiedene Anwendungen nicht unmittelbar nacheinander durchzuführen, um den Körper nicht zu belasten. Für einen idealen Immunerfolg sind die richtige Intensität der Temperaturreize, die Häufigkeit der Anwendungen und die passenden Anwendungspausen wichtig.

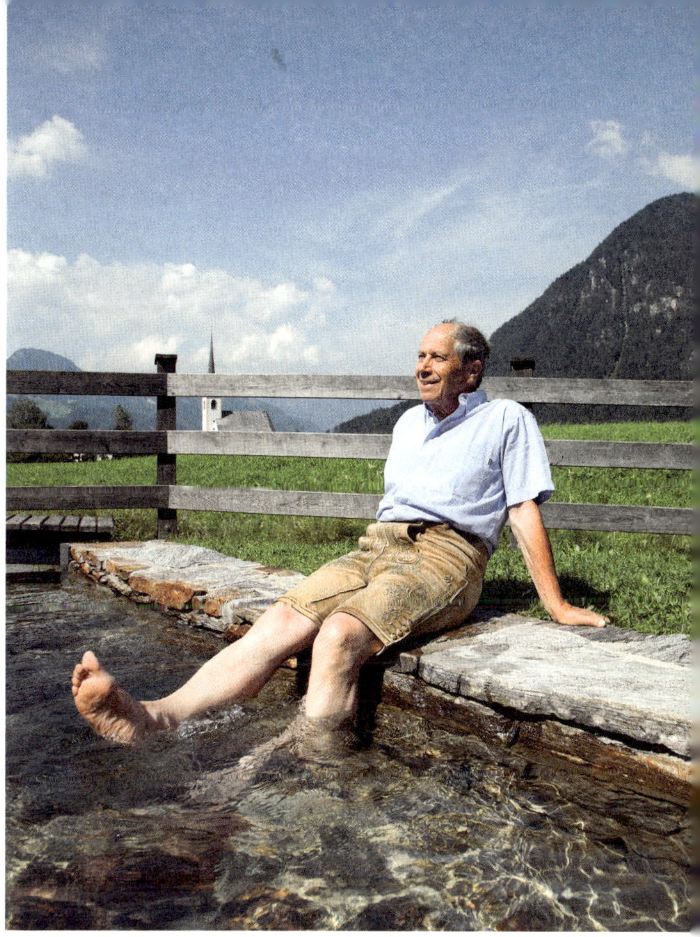

Erholung und Therapie nach einer Wanderung

WASCHUNGEN

Ein allererstes Mittel, das ich Ihnen an die Hand geben und damit auch ans Herz legen möchte, sind Waschungen. Klingt einfach, ist auch einfach. Sie stärken den kranken Körper und das Immunsystem und schenken neue Lebensenergien. *„Die Waschungen theilen sich in Ganzwaschungen und in Theilwaschungen. (...) diejenige Ganz- oder Theilwaschung wird die beste sein, die am gleichmäßigsten geschieht und am kürzesten dauert. (...) Die Ganzwaschung wäre in der Morgenfrühe, gleich beim Aufstehen, vorzüglich angebracht. Hat jemand in der Morgenfrühe keine Zeit, so ist jede Tagesstunde eine gute Stunde zur Waschung. Wessen Körper kalt ist, wen fröstelt oder friert, der nehme so keine Waschung vor."* Ein eindringlicher Hinweis, der für alle Kaltwasseranwendungen gilt: Der Körper muss warm sein, seine *„Naturwärme"* haben.

Geben Sie also kein kaltes Wasser oder kalte Wickel auf unterkühlte Körperstellen oder an einen Körper, welcher Kälte empfindet. In solchen Situationen ist es empfehlenswert, sich vorher durch Bewegung aufzuwärmen. Um wertvolle Reize für die Reaktion bzw. Regulation zu erhalten, sind diese Ratschläge einzuhalten. Außerdem sind entsprechend temperierte Räume ohne Zugluft wichtig, um ein optimales Behandlungsklima zu erhalten. Nach der Durchführung von Kaltanwendungen in Form von Güssen streifen Sie das Wasser ab und sorgen durch Bewegung für eine angenehme Wiedererwärmung oder aber Sie gönnen Ihrem Körper (und damit Ihrem vegetativen

Nervensystem) den Genuss einer Ruhepause im Bett oder auf dem Sofa. Die Zeit, die Sie dabei verstreichen lassen, ist für Ihre Erholung und den Aufbau einer Immunantwort immer nur ein Gewinn. Stellen Sie eine ungenügende Wiedererwärmung fest – dies ist zu Beginn von Kaltwasseranwendungen manchmal möglich –, beenden Sie die Güsse einfach mit einer Warmanwendung.

Als Einstiegsdroge zu Wasseranwendungen empfehle ich immer wieder das kurze, kalte Brausen mit einem warmen Finale. Entweder nur an den Extremitäten, bei Mutigen auch am ganzen Körper, obwohl dies keine direkte Empfehlung von Kneipp ist. Für einen gesunden Körper ist kaltes Brausen heutzutage ein optimales Trainingsmittel zum Abwehraufbau und in jedem Bade durchführbar. Wechselduschen sind ganz einfach durchzuführen. Dieses Immuntraining sollte nach Möglichkeit immer kühl beendet werden. Das warme Brausen kann etliche Minuten dauern, der Kältereiz nur ganz kurz. Geübte Brauser können das Zeitverhältnis warm zu kalt bei etwa zwei zu eins einstellen. Ist man das Prozedere erst einmal gewohnt, wird sein Fehlen bald als Mangel empfunden. Unser Steuernervensystem, das vegetative Nervensystem, lechzt geradezu nach dieser Anwendung.

Nach dem bereits erwähnten Arndt-Schulz-Gesetz zeigt es sich bei Waschungen am gesunden oder kranken Körper, welchen Einfluss die Dosierung hat. Ein Waschlappen wird mit Wasser von passender Temperatur getränkt und ausgedrückt; nachfolgend wird die Hautoberfläche mit einem leichten Wasserfilm überzogen. Den Körper anschließend gut zudecken und das zunehmende Wärmegefühl genießen. Bei gesunden Personen, besonders bei Kindern, durchgeführt, vermögen wir auf diese Weise eine erfolgreiche Information an das Abwehrsystem zu geben. Änderungen der Intensität und der Temperaturreize sind für den Erfolg wichtig.

Bei alten Personen oder bei Fieberkranken sind Teil- oder Ganzkörperwaschungen ein angenehmes Therapeutikum. Hier helfen vor allem Serienwaschungen – mehrmalige Waschungen (drei- bis sechsmal) in kurzen Abständen. Eventuell werden nur die Arme oder Beine behandelt, vielleicht aber auch der ganze Körper. Das setzt bei Fieber eine erfolgreiche Heilreaktion in Gang. Ein Schuss Apfelessig im Wasser wirkt wohltuend und hat zudem desinfizierende Wirkung. Bei Altershaut kann so auch belastender Juckreiz gelindert werden.

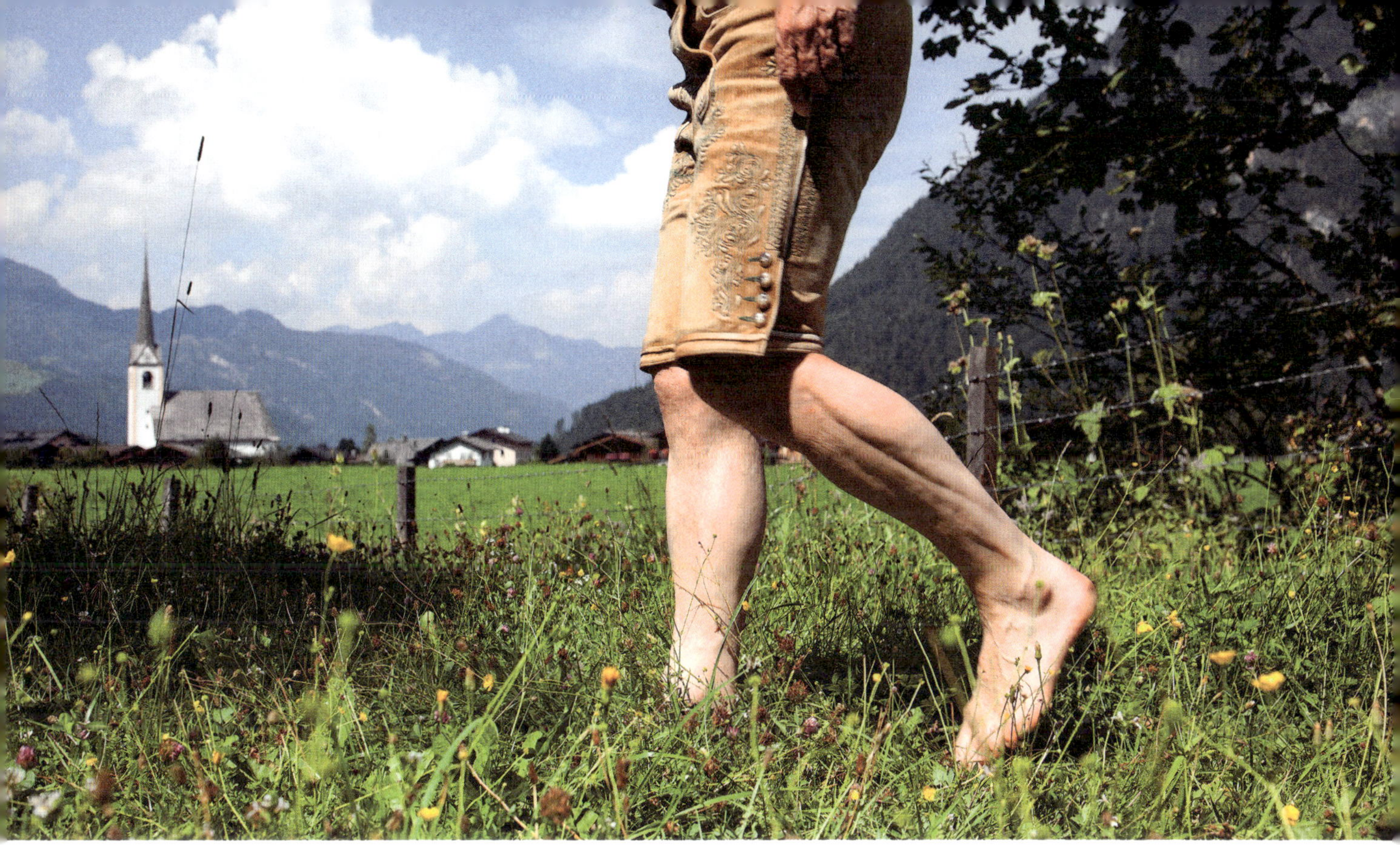

Bei alten Personen, insbesondere bei bettlägerigen, sind solche Waschungen ein wirksames Durchblutungsmittel und eine kreislauffördernde Heilanwendung. Die Zuwendung, welche in diesem Falle gegeben ist, verdeutlicht absolut den Begriff *„be-handeln"*. Immer wieder gelang es mir in Fällen, in denen ältere Personen daheim gepflegt wurden, verschiedene Waschzeremonien einzuführen. Nicht selten kam die Auskunft von Angehörigen: *„Das wirkt besser als manche Tablette, sowohl zum Schlafen als auch bei einem Stimmungstief."*

Tautreten als Morgensport

BARFUSSGEHEN IM NASSEN GRAS

Wenn Sie die Möglichkeit haben, morgens auf einem nassen oder taufeuchten Rasen einige Schritte – je nach Trainingszustand oder Bodentemperatur auch etwas mehr – zu gehen, setzen Sie einen wirkungsvollen Reiz zur Beeinflussung des vegetativen Nervensystems. Diese Abhärtung gibt ein deutliches Signal an unser Immungeschehen. Für mich ist es dann immer ein frohes Erlebnis, wenn mir erzählt wird: „Ich habe kaum Infekte im Hals-Nasen-Ohrenbereich, welche früher noch regelmäßig auftraten“ oder „Meine Venen stören mich jetzt weitaus weniger bei der Arbeit“. Ein deutlicher Erfolg kann auch bei bestimmten Formen des Kopfschmerzes festgestellt werden. Die Erfolge sind durch die offensichtliche Signalwirkung an das Blutdruckgeschehen und das Nervensystem zu erklären. In der Beschreibung des Wassertretens werden Sie nochmals ausführlich über die Erfolge solcher Reizsetzungen lesen.

Trockenbürsten: ein Reizgeber

Im Winter ist die Möglichkeit des Schneegehens geboten. Im frischen Schnee (allerdings nicht auf gefrorenem Terrain!) einige Schritte gehen und auf die Kältewirkung achten. Machen Sie aber bloß keine heroischen Exkursionen und achten Sie nach dem Abtrocknen der Füße auf eine ausreichende Wiedererwärmung.

Nicht überall ist Bewegung im Freien möglich, daher folgen hier weitere Optionen für Sie, um wiederkehrender Müdigkeit, Kreislaufschwäche oder Antriebslosigkeit entgegenzuwirken.

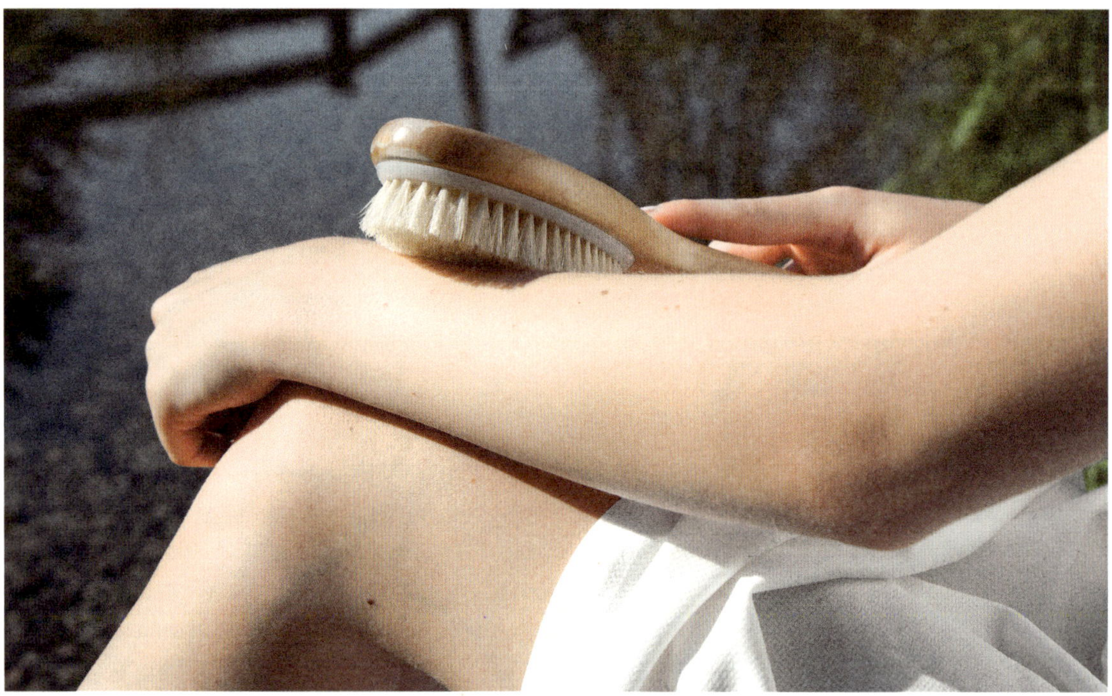

TROCKENBÜRSTEN

Beine, Arme und/oder Rumpf sachte und regelmäßig mit einer weichen Saunabürste abzubürsten, erzeugt eine ebenso wertvolle Information an unser körperliches Steuersystem wie das Barfußgehen im feuchten Gras. Bei offenem Fenster oder auf dem Balkon kann die Prozedur beginnen: Mit der Bürste herzfern, also am rechten Fuß außen beginnend, streichen Sie die Haut mit leichtem Druck oder kreisenden Bewegungen Richtung Oberkörper. Eine leichte Rötung der Haut zeigt den Reizerfolg durch dieses Trockenbürsten an. Schon einige Minuten am Morgen sind eine wertvolle Starthilfe für den Tag. Für kreislauflabile Personen ist das Trockenbürsten in Kombination mit einem kalten Armbad ein wahrer Freudenbringer. Müdigkeit und Kopfschmerzen lassen sich damit auffallend gut beeinflussen. Als Zusatztherapie ist das regelmäßige Trinken von Wasser oder Kräutertee erfolgversprechend. Abgesehen von Hautentzündungen gibt es keine Gegenanzeigen.

AUS MEINER TRICKKISTE: DAS WARME FUSSBAD

Jugendlichen, welche häufig unter Infekten litten und zur homöopathischen Behandlung zu mir kamen, konnte ich mit dem warmen Fußbad eine zusätzliche Hilfe anbieten. Ihnen gegenüber habe ich gar nicht von Kneipp gesprochen, sondern diese aus Erfahrung hilfreiche Anwendung einfach als Ergänzung verordnet. Warmes Wasser ist für Jung und Alt angenehm (Sie haben sicher schon ein Warmwasserbad zur Vorbereitung auf eine Pediküre genossen) und dient oftmals als Ausgangspunkt für weitere Kneippanwendungen.

Die Erfahrung von Kneipp hat sich häufig bestätigt: „... *Es sind die eigentlichen Fußbäder für schwächliche, blutarme, nervöse, sehr junge und sehr alte, vorherrschend für Frauens-Personen und erweisen sich sehr wirksam bei Kopf- und Halsleiden, Krämpfen ..., diese Fußbäder (Heublumenfußbad) wirken auflösend, ausleitend und stärkend ...*“ Ich habe Männern und Frauen dieses Bad für eine Viertelstunde empfohlen. Das warme Fußbad wirkt dabei besonders gegen chronisch kalte Füße, bei wiederkehrender Verkühlung und sich wiederholenden Infekten im Nasennebenhöhlenbereich. Auch bei Reizblasensymptomatik ist dieses Bad ein wirksamer Helfer. Das warme Fußbad ist ganz einfach durchzuführen: Im Badegefäß eine Wasserhöhe bis zum oberen Drittel der Unterschenkel bei einer Temperatur von etwa 38–39 Grad vorbereiten – und schon kann es losgehen. In dieses „Immuntrainingsbad" können verschiedene Zusätze gegeben werden. Eine Empfehlung für Erwachsene bei ständig kalten Füßen oder Kälteempfinden im gesamten Körper: Bei angeführter Temperatur ca. zwei Esslöffel Senfmehl dazugeben. Es tritt während des Bades eine deutliche Rötung ein, dies zeigt das Bade-Ende an. Füße kurz kalt abspülen, Socken anziehen und ruhen. Als beruhigendes warmes Fußbad bei Einschlafstörungen oder bei dem Gefühl „Ich komme von meiner Anspannung nicht herunter" können Sie dem Fußbad einen Absud aus Lavendel, Hopfen oder Heublumen zugeben. Mein besonderes Lieblingskraut ist der Quendel (Feldthymian), des angenehmen Geruches wegen und auch wegen seiner therapeutischen Wirkung.

Der Einstieg zum Kneippen ist in vielen Fällen dieses warme Fußbad. Der Wohlfühleffekt und der Therapieerfolg könnten auch Sie überzeugen, diese Ideologie für ein natürliches Leben anzunehmen.

Das kalte Fußbad ist ebenfalls ganz einfach in der Durchführung: Wasser mit der Temperatur, wie es kalt aus der Wasserleitung kommt (optimal ist eine Temperatur unter 18 Grad) bis zum oberen Drittel der Wade in ein Gefäß geben; Füße einige Sekunden bis – je nach Trainingszustand – einige Minuten ins Kaltwasser stellen. Durch die Gefäßreaktion ist eine Ableitung des Blutes vom Kopf und Brustraum abwärts zu erwarten. *„Bei Gesunden bezwecken kalte Fußbäder Auffrischung (Entziehung der Mattigkeit) und Kräftigung und sind Landsleuten insbesondere zur Sommerszeit anzuraten, ... Sie ziehen die Müdigkeit aus, bringen Ruhe und guten Schlaf."* Im Anschluss an sommerliche Unternehmungen wie Wandern oder Radfahren und natürlich nach der Arbeit stellt ein solches kaltes Fußbad ein angenehmes und herrliches Regenerationsmittel dar. Ausgehend von diesem Einstiegsszenario können Sie weitere Kneippanwendungen versuchen und sich auf diese Weise etwas Gutes tun.

DER KALTE KNIEGUSS UND DER SCHENKELGUSS

Kneipp hat in seinem Lehrbuch *Meine Wasserkur* nur den Knieguss beschrieben; den in der modernen Kneippliteratur beschriebenen Schenkelguss bezeichnet er als Unterguss. *„Der Unterguss bildet die Fortsetzung des Kniegusses gegen den Unterleib zu und besteht darin, dass außer dem beim Knieguss begossenen Fußstellen die Schenkel mit in Behandlung gezo-*

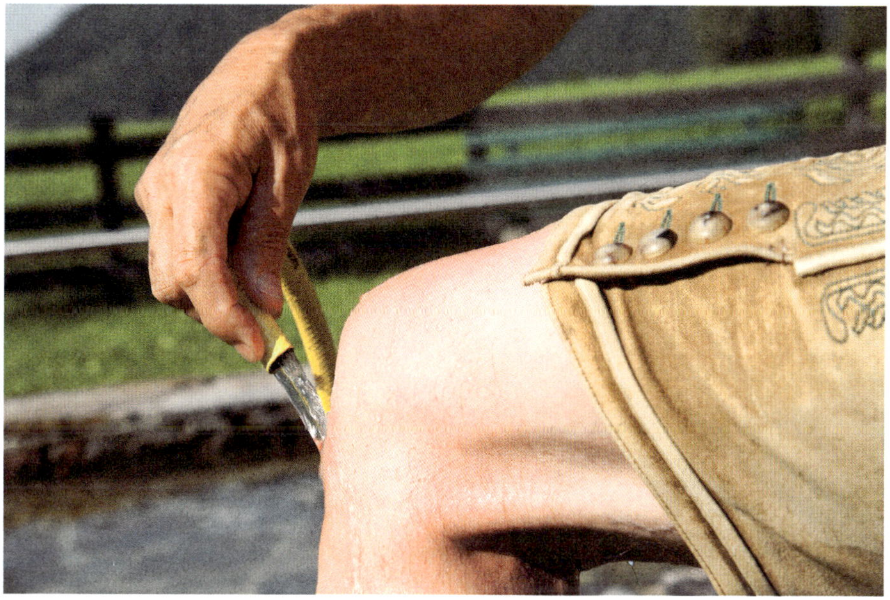

Ein genüsslicher Knieguss im Sitzen

gen werden. Die Wirkung dieses Gusses ist die erhöhte Wirkung des Kniegusses ..." Kneipp und seine unmittelbaren Schüler-Therapeuten haben mit Kannen gegossen. Wir verwenden heute selbstverständlich einen Schlauch – das macht die Anwendung bequem. In meiner Empfehlung zu dieser Trainingseinheit habe ich mich an Kneipp gehalten und nicht die möglicherweise effektiveren Abläufe der Güsse, wie sie in der neuen Kneippliteratur beschrieben sind, gezeigt.

Mit dem Schlauch gießen Sie zügig von den Zehen bis über die Kniescheiben. Der Wasserstrahl soll dabei etwa eine Handbreit über das Schlauchende reichen. Im Idealfall – die Übung wird es zur Routine werden lassen – erzeugen Sie beim Guss einen breiten Wasserfilm über den Extremitäten. Die Qualität des Reizes wird dadurch verbessert. Wenn Sie keinen passenden Gießschlauch zur Verfügung haben, können Sie einen Waschlappen über den Brausekopf streifen, um den angeführten Wasserfilm zu erreichen. Beginnen Sie herzfern, also an der rechten Kleinzehenseite. Benetzen Sie das Bein vorne bis über das Kniegelenk und fahren hier etliche Male seitlich hin und her, damit auch über die Wade ein Wasserfilm läuft. Anschließend lassen Sie den Strahl an der Unterschenkelinnenseite nach unten fließen und

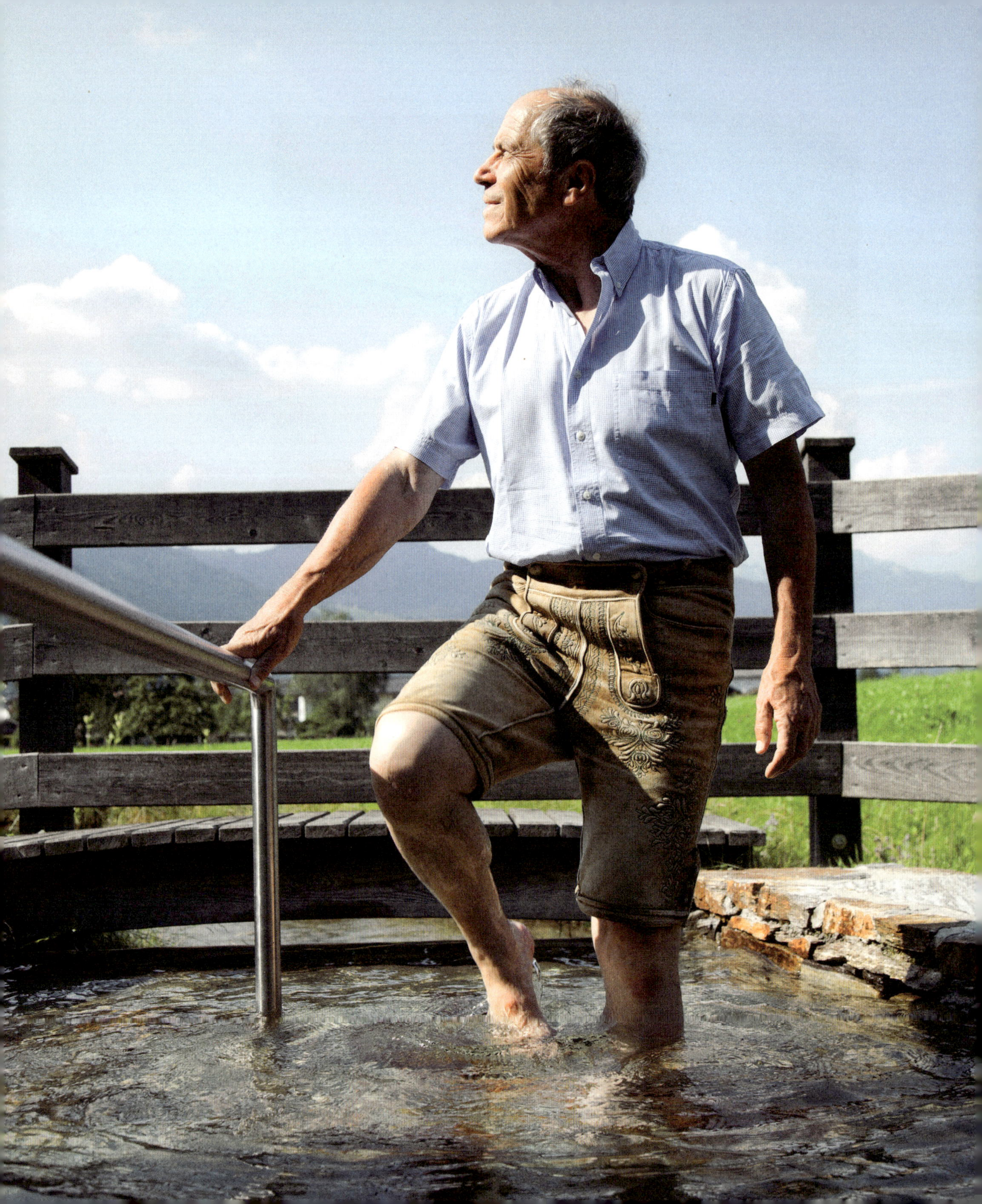

beenden den Guss an der Großzehenseite. Entsprechend verfahren Sie mit dem linken Bein. Zuallerletzt lassen Sie den Wasserstrahl über beide Fußsohlen fließen. Der Wasserstrahl soll ziemlich gleichmäßig wie ein Wasserfilm über die Füße hinunterlaufen. Diese Gießtechnik werden Sie in kürzester Zeit beherrschen. *„Der Inhalt der letzten Kanne (der ‚Schlussstrahl') wird wie zum Abspülen über die Füße hingeschüttet."* Dies anfangs zwei- bis viermal je nach Trainingszustand und Wassertemperatur, später auch öfter. Und es stellt sich tatsächlich die Feststellung von Kneipp ein: *„Mit Behagen, mit einem gewissen Sehnen erwartet man den nächsten Strahl, der in so kurzer Zeit die verweichlichten Füße so bedeutend gestärkt hat."*

Wichtig beim Wassertreten: der Storchenschritt

Beachten Sie bitte, dass sich die Extremitäten oder der Rumpf vor kalten Anwendungen nicht kalt anfühlen und Sie keiner Zugluft ausgesetzt sind. Nach der Anwendung das Wasser abwischen, nicht abtrocknen (außer in den Zehenzwischenräumen) und sich sofort wieder anziehen oder sich bewegen, um eine Wiedererwärmung zu erreichen.

Der Schenkelguss (Unterguss) *„bildet die Fortsetzung des Kniegusses gegen den Unterleib zu und besteht darin, dass die Schenkel mit in die Behandlung gezogen werden"*. Dieser Guss kann als eine Verstärkung des Reizes durch einen Knieguss gesehen werden. Er wird ebenso durchgeführt wie der Knieguss, dabei werden jedoch die Oberschenkel bis zur Hüfte mit behandelt. Von der Hüfte das Wasser wieder als breiten Film an der Außenseite und über das Gesäß an der Innenseite nach unten (wie beim Knieguss) abfließen lassen. Nach der rechten Seite folgt die linke.

Bei diesen Anwendungsempfehlungen habe ich so manche Mahnung von strengen Kneippbademeistern erhalten. Mein Argument und meine tiefe Überzeugung ist das Erleben des Behandlungserfolges bei einfacher Durchführung. Diese Anwendungsbeschreibung entspricht nicht hundertprozentig der Kneippschen Schule, doch der Erfolg bei Verspannungen im unteren Wirbelsäulenbereich oder bei venenbedingten schweren Beinen stellt sich verlässlich ein. Auch vegetative Übersteuerungen, nervöse Zustände, wie manche Folgen von Überforderung sich zeigen, sprechen gut auf diese Wasseranwendung an, neben erholsamer Bewegung und Änderung des Zeitmanagements.

WASSERTRETEN

Wassertreten ist ein einfaches und erfolgreiches Vorsorgemittel, welches Kneipp, überzeugt von seiner Säftelehre zur Behandlung von Beschwerden im Brust- und Kopfbereich empfahl: *„Bei Krankheiten dienen kalte Fußbäder vornehmlich dazu, das Blut von Kopf und Brust abwärts zu leiten, .../... bei Gesunden bezwecken sie Auffrischung und Kräftigung und sind besonders zur Sommerzeit anzuraten, wenn nach anstrengenden, ermüdenden Tagen nachts der Schlaf sich nicht einstellen will. Sie ziehen Müdigkeit aus, bringen Ruhe und guten Schlaf."* Aus der jahrzehntelangen Erfahrung der Kneippmedizin hat die Kaltwasseranwendung in Form des Wassertretens einen besonderen Stellenwert: Immunaufbau bei regelmäßigem Training und einen gewaltigen Einfluss auf unser vegetatives Nervensystem bei Erschöpfungsgefühl sowie Stimmungsschwankungen. Für mich ist das Wassertreten der Hit unter den Kaltwasseranwendungen, da diese Aktion zu jeder Tageszeit Hilfe bringt – sei es bei morgendlicher, anhaltender Müdigkeit oder einem Erschöpfungsgefühl tagsüber. Vor allem bei Schlafschwierigkeiten und Wetterfühligkeit lässt sich das Wassertreten als probate Hilfe einsetzen. Am meisten habe ich die Wirksamkeit bei wetterfühligen Patienten beobachtet, hier wieder in Verbindung mit Tee, z. B. Johanniskraut, Lavendel, Passionsblume, abends vielleicht auch Baldrian. Das kneippärztliche Erfolgserlebnis war bei meinen Patienten gegeben, wenn die Betroffenen nach Monaten regelmäßiger Anwendung von sich aus feststellten, dass ihre Wetterfühligkeit deutlich abgenommen hatte. Kurzfristige Auskünfte zu einer Beschwerdeabnahme wurden von mir nicht beachtet, um einen Placeboeffekt auszuschließen. Das Selbstheilungspotenzial, das Endergebnis der körpereigenen Regulation, kommt hier besonders deutlich zur Geltung.

Eine Zusatzempfehlung, welche ich als äußerst hilfreich erlebte, war, regelmäßig bei 50 bis maximal 70 Grad zu saunieren, und die ein oder andere (Kneipp-)Wasseranwendung, welche sich zur Abkühlung beim Saunieren anbietet. Axel Hamann beschreibt in *„Der Einfluß milder Ganzkörperhyperthermie auf die Expression von Hitzestreß-Protein in menschlichen Monozyten und Lymphozyten"* (2006) die Beeinflussung zellschützender Stoffwechselmechanismen durch regelmäßige Saunaanwendungen und daraus folgender verstärkter Abwehr. Dies bedeutet eine Verbesserung der Immunantwort. Durch die Temperaturreize zwischen Heiß und Kalt werden primär die Gefäße trainiert. Zusätzlich kommt es durch die entstehende vermehrte Durchblutung der feinsten Gefäße, der Kapillargefäße, in Haut und Muskeln zu einer vorteilhaften Wirkung auf den Stoffwechsel. Bei regelmäßigem Saunagang erfährt der Körper nicht nur eine positive Information an das Immungeschehen, sondern auch einen guten Einfluss auf unser vegetatives Steuersystem, welches den Blutdruck und so manchen weiteren Botenstoff für unser Wohlbefinden steuert. Somit ist die Sauna ein kleiner, aber idealer Fitnesstempel für Körper, Geist und Seele. Schon Kleinkinder dürfen, bei passender Temperatur und Zeitvorgabe, die Sauna besuchen und erfahren die Vorteile des erwünschten Immungeschehens. Eine finnische Empfehlung zum Saunieren lautet: „Wer in die Sauna gehen kann, kann in die Sauna gehen."

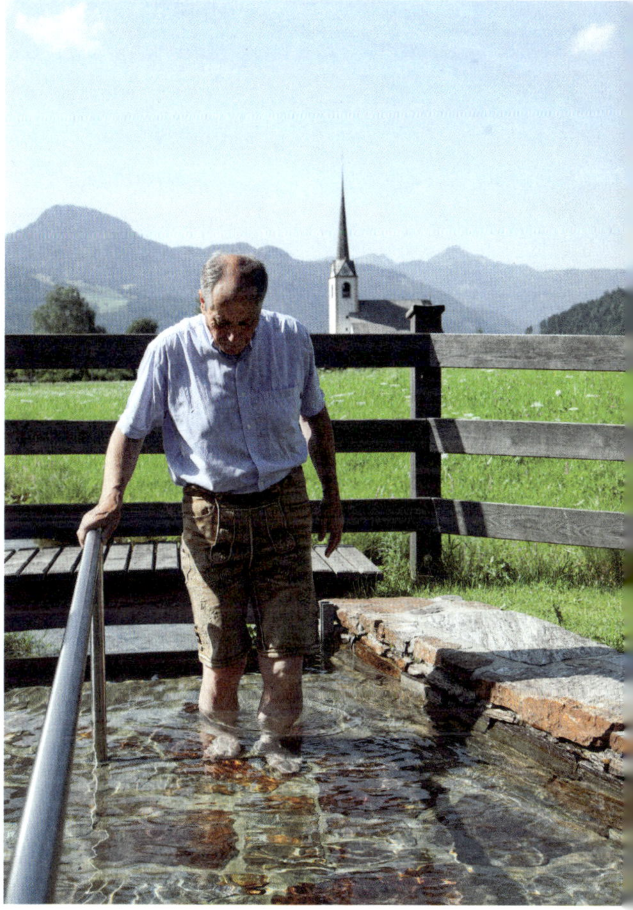

Froher Start zu einer Kaltwasseranwendung

Die Dauer des Wassertretens ist immer individuell: anfangs vielleicht nur ein paar Storchenschritte, je nach Trainingszustand dann deutlich mehr. Achten Sie auf die Hautfarbe der Füße und auf eventuelle Kälteschmerzen in den Beinen. Nach dem Treten Beine abstreifen, ankleiden und auf Erwärmung bedacht sein. Und nun zur Tat: Sie brauchen ein Gefäß, in welchem Sie sicher stehen und worin Sie zwei Drittel des Unterschenkels mit Wasser bedecken können. Am idealsten für den Hausgebrauch ist ein „Kneipper". Steigen Sie in die mit 12–18 Grad kaltem Wasser gefüllte Wanne und heben Sie die Beine abwechselnd aus dem Wasser. Das Wasser soll über den Fuß abfließen, welcher gänzlich aus dem Wasser gehoben wird. Dadurch wird ein optimaler Reiz an die Temperaturregistrierstellen gesetzt. Bewegen Sie sich wie ein Storch (daher die Bezeichnung „Storchenschritt"). Mein persönlicher Tipp: Nach einer Wanderung oder Bergtour ist ein solches Wassertreten ein wahres Labsal. Sie können diese Outdoor-Fitness an einem kühlen Bach oder in einem passenden Brunnen betreiben. Sollten

Sie das Wassertreten genüsslich in einem Bachbett oder in einem Tretbecken durchführen, gilt das gleiche Prozedere. Und denken Sie dabei an ein kühles Getränk, sei es Apfelsaft mit Wasser im Verhältnis 1:1 oder gar ein (alkoholfreies) Bier. Genuss und Medizin, in diesem Falle ein Elektrolytausgleich, sind Hilfe für unser Gemüt und unseren Körper. Wenn gesundes Training mit Genuss verbunden wird, kommen die Lebensgeister wieder. Auf Gegenanzeigen möchte ich aber auch aufmerksam machen: kein Wassertreten bei Durchblutungsstörungen der Beine oder während der Menstruation; akute Harnwegsinfekte sind ebenso Gegenanzeigen. Diabetiker weisen häufig eine Störung des Temperaturempfindens auf – vor kalter oder warmer Anwendung sollten Sie vorher mit dem Arzt Ihre Sensibilität prüfen.

Wasser, ein Gesundbrunnen für Jung und Alt

Wäre doch in jedem Fitnessstudio die Möglichkeit zum Wassertreten gegeben. Die Klienten würden noch zufriedener und erquickter nach Hause gehen.

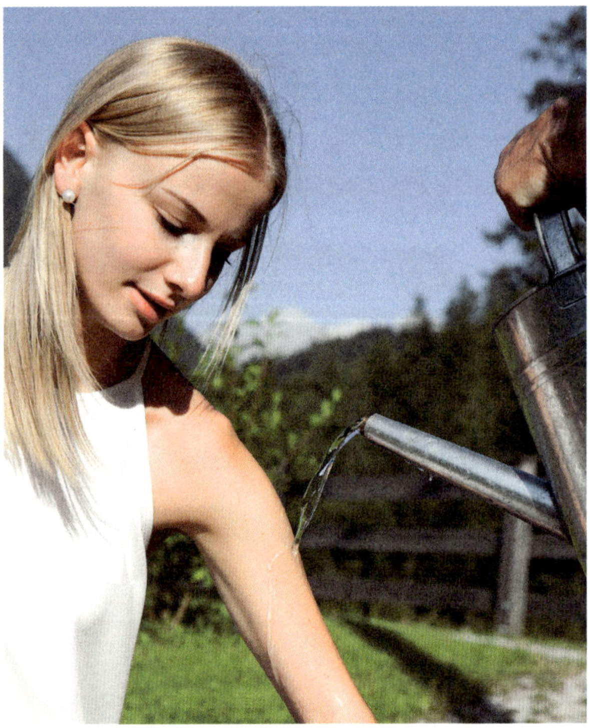

BÜRODOPING: ARMGUSS, ARMBAD UND GESICHTSGUSS

Ein kalter Armguss oder ein kaltes Armbad bringen signifikante Hilfe für nervöse Menschen, die unter körperlichen oder geistigen Schwächezuständen leiden. So sah es schon Kneipp zu seiner Zeit. Wenn uns heutzutage der Arbeitsdruck allzu sehr auf Touren bringt und das vegetative Nervensystem Müdigkeits- oder Unruhesignale sendet, können diese Anwendungen rasch Linderung schaffen. Diese Wasseranwendungen lassen sich ganz einfach auf der Bürotoilette durchführen: Die Ärmel hochstreifen und kaltes Wasser über den rechten Arm bis über das Ellenbogengelenk fließen lassen. Danach kommt der linke Arm an die Reihe. Zwei bis sechsmal in ruhiger Bewegung absolvieren. Auch ein Armbad bietet sich an: Zuerst den rechten Arm ins

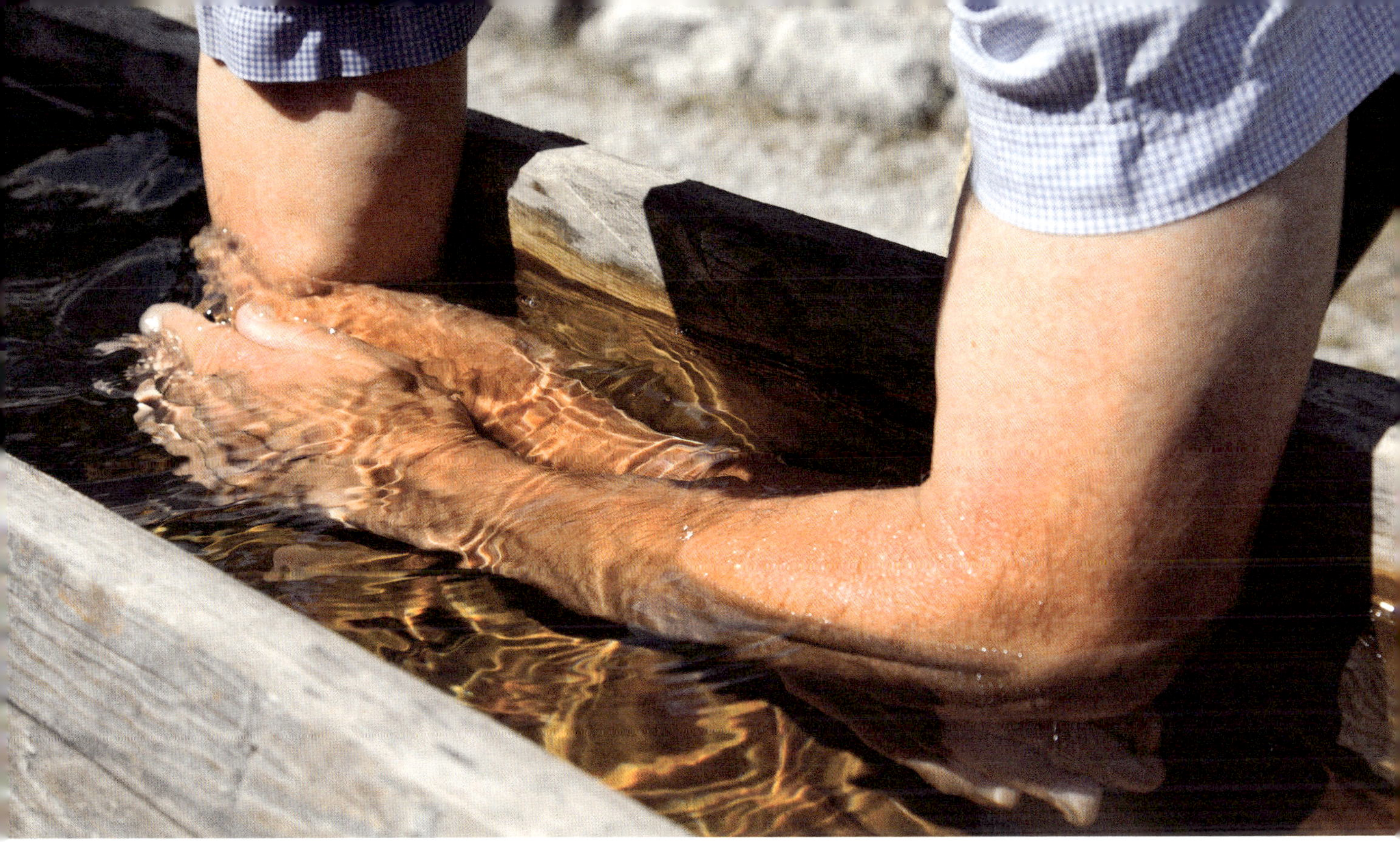

Wasserbecken (Armkneipper) eintauchen, dann den linken Arm. Sie werden den Erfolg sofort spüren.

Das Armbad, ein „Dopingmittel" im Freien oder im Büro

Ein Erfrischungs- und Schönheitsmittel ist der kalte Gesichtsguss: Diesen Muntermacher bei Müdigkeit oder geistiger Erschöpfung und zunehmender Konzentrationsstörung empfehle ich gerne. Mein Tipp: Kaltes Wasser in die hohle Hand geben, die rechte und linke Gesichtshälfte zart begießen und dann mehrmals mit beiden Händen das Gesicht benetzen. Bei sich wiederholenden Nasennebenhöhlenbeschwerden können Sie den Guss bereits im Herbst regelmäßig anwenden; in der folgenden Wintersaison zeigen sich die Beschwerden dann weitaus weniger oft. Eine Bestätigung für mich, dass diese Form der Anwendung funktioniert. Bei kalter und warmer Anwendung im Wechsel hilft dieser Guss zum Straffen der Haut ebenso wie bei unreiner Gesichtshaut. Zusätzlich empfiehlt sich zwischendurch die Anwendung von Stiefmütterchentee als Waschung oder Kompressenauflage.

INFEKTE BEKÄMPFEN: DAS ANSTEIGENDE FUSS- ODER VOLLBAD

Aus den vielen Möglichkeiten der Kneippanwendungen noch ein hilfreicher Vorschlag, welchen ich besonders gerne weitergegeben habe. Gerade in Zeiten von vermehrter Infektneigung wie in der kalten Jahreszeit, aber eigentlich ganzjährig zur Akutbehandlung oder als Vorsorge, ist dieses in der Temperatur ansteigende Fußbad ein Helfer allererster Güte. Durch den Temperaturstress, dem das Immunsystem dabei unterliegt, kommt eine wirksame Abwehrreaktion des Körpers in Gang. Die Elitetruppen der Abwehrzellen beginnen ganz unmittelbar mit ihrer Abwehrarbeit.

Zu Beginn eines Infektes können Sie durch ein in der Temperatur ansteigendes Fußbad, ein ansteigendes Vollbad (das Wasser sollte bis zum Hals reichen) oder ein Dreiviertelbad (das Wasser reicht bis ungefähr an die Brusthöhe) und durch die zusätzliche Gabe von schweißtreibendem Tee Ihren Körper in seinen Abwehrreaktionen unterstützen. Eine Teemischung aus Lindenblüte, Holunderblüte und Weidenrinde vermag allerhand Gutes in Bewegung zu setzen.

Das temperaturansteigende Fußbad ist eine besonders wirksame Anwendung. Die Fernwirkung bis in die Nasennebenhöhlen und Bronchien ist erstaunlich. Füllen Sie Wasser bis zur Wadenmitte in ein Gefäß (am besten in einen Fußkneipper). Das Wasser soll wärmer als die bestehende Hauttemperatur sein. Beginnen Sie etwa mit Körpertemperatur (ca. 36–37 Grad) und lassen Sie über 10–15 Minuten die Wassertemperatur auf ca. 41–42 Grad ansteigen. Dabei ist es sinnvoll, ein Badethermometer zu verwenden. Das mit Wasser gefüllte Gefäß stellen Sie in die Dusch- oder Badewanne und setzen sich gemütlich hin. Den vorbereiteten Tee können Sie dabei als Ergänzung genießen.

Das in der Temperatur ansteigende Voll- oder Dreiviertelbad ist nur für Menschen mit stabilem Kreislauf und ohne Herzprobleme zu empfehlen. Bei einem Vollbad kann der hydrostatische Druck den Brustkorb um etwa zwei Zentimeter zusammendrücken, wodurch Herz- und Lungentätigkeit belastet werden können. Wenn die Höchsttemperatur im Badewasser erreicht ist, steigen Sie nach knappen fünf Minuten aus dem Wasser, trocknen sich ab und legen sich gut zugedeckt ins Bett. Wickeln Sie sich in ein Leintuch und schwitzen Sie nach. Nach dieser Schwitzzeremonie empfiehlt sich eine kurze kalte Waschung, ruhen Sie sich danach nochmals aus.

Wenn sich im Bereich der Lendenwirbelsäule unangenehme Verspannungen oder akute Schmerzen bemerkbar machen, ist verständlicherweise Linderung und Lockerung erwünscht. Das von mir empfohlene Hausmittel ist das Trockenschröpfen in dieser Region: Johanniskrautöl oder Blutegelsalbe als Gleitmittel, dann Schröpfbewegung, bis die Haut deutlich gerötet ist. Sollten Sie die Möglichkeit haben, sich auf einem Hocker in die Dusch- oder Badewanne zu setzen und ist eine zweite Person in der Nähe, bringt Ihnen der heiße Lumbalguss hoffentlich die erwünschte Erleichterung. Diese Gussform wurde bei den ursprünglichen Kneippgüssen noch nicht als Anwendung beschrieben und ist eine Weiterentwicklung der Kneippmedizin. Der Grund ist wohl in der Warmwasserzubereitung zu sehen, wurden doch damals die Güsse mit Gießkannen durchgeführt. Wenn Sie Platz genommen haben, beginnt Ihr Helfer den Lumbalguss im unteren Rückenbereich mit dem Gießrohr oder dem Wasserschlauch, einen breiten Wasserfilm bildend, und mit einer Temperatur, die etwas über der Körpertemperatur liegt. Über 10–15 Minuten hinweg wird die Temperatur bis zur Erträglichkeitsgrenze erhöht. Die Richtinformation zum Beenden des Gusses ist eine deutliche Rötung des Lendenwirbelbereiches. Nach dem Abtrocknen bieten sich eine Einreibung mit Johanniskrautöl und eine Ruhezeit an. Johanniskrautöl ist empfehlenswert, da seine positive Wirkung bei Muskel- und Gelenkschmerzen sich immer wieder bestätigt hat; außerdem besitzt es eine hautpflegende Wirkung.

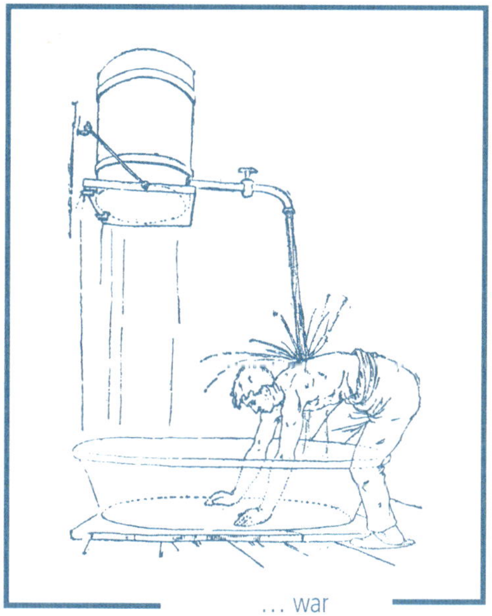

… war auch einmal modern …

DER NACKENGUSS

Bei Hexenschuss, belastenden Verspannungen im Nacken-Schulter-Bereich und Migräneattacken vermag der heiße Nackenguss Linderung zu bringen. Die Technik ist wieder sehr einfach: Beugen Sie sich nach vorne über die Wanne und stützen Sie sich bequem ab. Die Person, die gießt, lässt im mittleren Bereich der Schulterblätter einen Wasserfilm entstehen. Für Gussdauer, Nachbehandlung und Temperatur sowie das Trockenschröpfen gilt dasselbe wie beim Lendenguss.

WICKEL UND AUFLAGEN

Zu den Anwendungen der Kneipp'schen Hydrotherapie gehören Wickel und Auflagen. Wickel umfassen einen Körperteil komplett, er wird also eingewickelt. Eine Auflage dagegen liegt nur einseitig oder regional auf. Beide sind nicht nur hilfreiche Anwendungen mit durchwegs angenehmen Begleitumständen, sondern auch ein Zeichen von Zuwendung. Bei Auflagen und Wickeln kommt dieses Gefühl der Zuwendung besonders zur Geltung. Sie müssen sich hinlegen, sich die Zeit für den Wickel nehmen und anschließend noch einige Zeit lang nachruhen. Dies sendet ein entspannendes Signal an Ihr vegetatives Nervensystem und sorgt damit für Erholung – und hoffentlich auch für innere Ruhe. Im Folgenden möchte ich nur Wickel und Auflagen beschreiben, welche im Hausgebrauch bei Bedarf alleine oder mit Unterstützung einer zweiten Person durchführbar sind.

Diese kalten oder warmen bzw. heißen Wickel oder Auflagen bestehen aus drei Lagen. Als innerste Schicht, welche auf die Haut aufgelegt wird, wird ein sehr saugfähiges, eher gröberes Leinen- oder Baumwolltuch verwendet; als zweite Schicht brauchen Sie eine etwas festere Zwischenlage, die etwas größer als das erste Tuch ist; die dritte Schicht sollte ein wolldeckenähnliches Gewebe sein, das die anderen Schichten überragt.

Eine wichtige Bemerkung vorab: Wesentlich für den Erfolg ist bei der Anwendung der Wickel, dass diese nicht beengend und dennoch exakt auf der Haut im Wickelbereich aufliegen. Kneipp beschrieb dies wie folgt: *„Es soll eben der Zutritt der frischen Luft zu der benetzten Stelle verhindert werden."*

HALSWICKEL

Bei Zeichen einer beginnenden Infektion im Hals oder bei einer akuten Halsentzündung ist der kalte Halswickel ein Helfer aus der Not – und ganz einfach in der Anwendung. Ein nasses, ausgewundenes, der Halslänge entsprechendes Leinentuch wird ein- bis zweimal um den Hals gelegt. Darüber kommen die Zwischenlage und ein Wolltuch. Legen Sie sie sorgfältig an, um eine ungünstige Luftzirkulation zu verhindern. Legen oder setzen Sie sich hin und belassen Sie den Wickel an Ort und Stelle, bis er nicht mehr als kühlend empfunden wird. Diese Prozedur dürfen Sie mehrmals wiederholen. Sollten Sie im Rachenbereich zu immer wiederkehrenden Entzündungen und Lymphknotenschwellungen neigen, können Sie eine Serie dieser Anwendung über 10–14 Tage hinweg durchführen. Sie werden überrascht sein, wie Ihr Körper reagiert. Eine ergänzende Unterstützung aus der homöopathischen Hausapotheke ist möglich. Bei häufigen oder anhaltenden Entzündungen empfehle ich, einen Rachenabstrich beim Hausarzt machen zu lassen, um eine Streptokokkeninfektion auszuschließen. Aber auch Virusinfekte können, wenn dem Körper keine Chance zum Aufbau der eigenen Abwehr oder Regeneration gegeben ist, Schaden anrichten. Bei Virusinfekten wird ein Antibiotikum nicht nützen. Bei einem nachgewiesenen bakteriellen Infekt hilft Antibiotikum hingegen sehr gut. Hier zeigt sich der Wert von gezielter antibiotischer Behandlung, wenn dadurch als gefürchtete Spätfolge, um ein Beispiel anzuführen, das rheumatische Fieber sowie Entzündungen an den Herzklappen oder am Nierengewebe verhindert werden können.

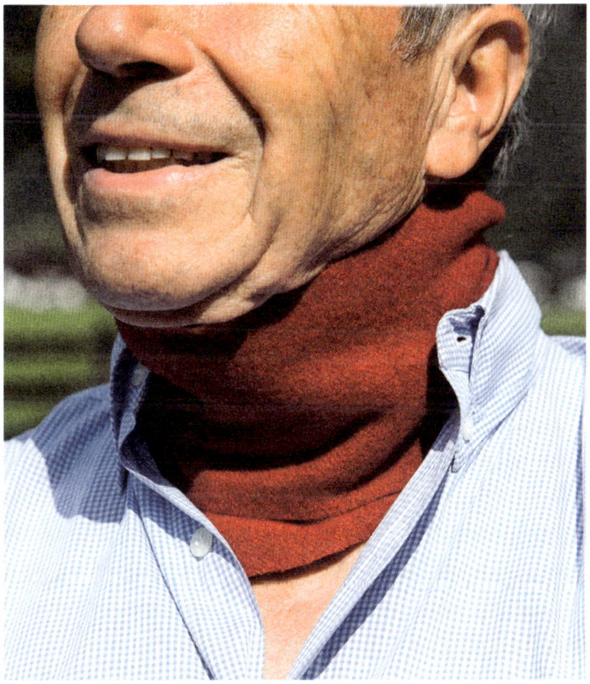

Ein Heilbringer, der Halswickel

Diese Formen einer Infektion waren mir immer wieder die Beispielgeber, um zu erklären, wie Immunantwort im Körper geschehen kann. Bis zu 20 Prozent der Kinder haben diese Keime auf einer gesunden Rachenschleimhaut. Dank einer gut funktionierenden Abwehrkraft und Immunantwort des Körpers wird keine Entzündung auftreten. Ist allerdings keine ausreichende Immunantwort zur Stelle, kommt es zu einer ungünstigen Vermehrung krankmachender Bakterien. Schmerz als Warnsignal und Fieber als Zeichen körperlicher Abwehr informieren uns, entsprechend zu handeln. Verwende ich Hausmittel aus dem weiten Gebiet der Naturheilkunde oder ist eine umfassende schulmedizinische Therapie erforderlich? Wenn Sie Vorsorge im Rahmen der Regulationsmedizin (Kneipp'sche Wasseranwendungen, entsprechende Bewegung und Ernährung) betreiben und Ihrem Organismus Zeit zum Reagieren gönnen, werden Sie manchen beginnenden Infekt mit Gelassenheit abwehren können.

LEBERAUFLAGE UND LEBERWICKEL

Zu den Auflagen: Heiße bzw. warme Wickel kühlen relativ rasch ab und sollten, um Lockerung und Heilwirkung zu erzeugen, öfter gewechselt werden. Dies geht bei den Auflagen rascher vonstatten. Eine von mir besonders propagierte Auflage (bzw. Wickel) ist die Leberauflage bzw. der Leberwickel. Möchten Sie an einem Erholungs- oder Reduktionstag Ihrem Stoffwechsel-Zentrallabor eine Durchblutungsvermehrung zukommen lassen, ist dies ganz einfach durchzuführen: Tränken Sie das in der Größe passende erste Tuch in heißem Wasser (besser noch in Schafgarbentee oder in einem Heublumenabsud), wringen Sie das Tuch aus und legen dieses so heiß, wie es Ihnen angenehm ist, im Bereich des Oberbauches und rechten Rippenbogens auf. Legen Sie eine Wärmeflasche auf (oder wechseln Sie die Auflage, so diese abkühlt) und wickeln Sie Zwischen- und Wolltuch darüber. Um den Gallefluss zusätzlich anzuspornen, könnten Sie folgenden Tee zubereiten: Mischen Sie Wermutkraut, Löwenzahnwurzel und -kraut, Pfefferminze und Schafgarbenkraut zu gleichen Teilen. Übergießen Sie zwei gehäufte Teelöffel der Mischung mit einem Viertelliter kochenden Wassers und lassen Sie das Ganze ziehen. Trinken Sie zwei Wochen lang 1–3 Tassen täglich, um Ihre Leber zu entgiften.

Auch bei Sonnenbrand ist der Wadenwickel ein Helfer

Eine schmerzlindernde, muskelentspannende, durchblutungsfördernde und das vegetative Nervensystem beruhigende heiße bzw. warme Auflage empfehle ich Ihnen auch bei Schmerzen in der Wirbelsäulenmuskulatur, ischiasartigen Schmerzen und Verspannungen oder bei chronischen, fieberfreien Beschwerden im Bronchialbereich oder im Nieren- und Beckenbereich. Eine Heublumenanwendung mit Thymian, Hopfen und Ackerschachtelhalm ist aus meiner Erfahrung sehr wirksam.

WADENWICKEL

Kommt es doch zu einem Fieberschub (eine Temperatur von über 39 Grad ist kreislaufbelastend), ist ein Wadenwickel zur Fiebersenkung (und oft auch zur Beruhigung) immer eine gute Option. Stellen Sie Wasser bereit, dessen Temperatur einige Grade unter der Körpertemperatur liegt. Der Unterschenkel (Knöchel bis Kniekehle) wird mit einem gut ausgewundenen Innentuch faltenfrei umwickelt; darüber kommen die Außentücher. Bei diesen Wickeln ist es vorteilhaft, eine wasserdichte Unterlage unter die entsprechenden

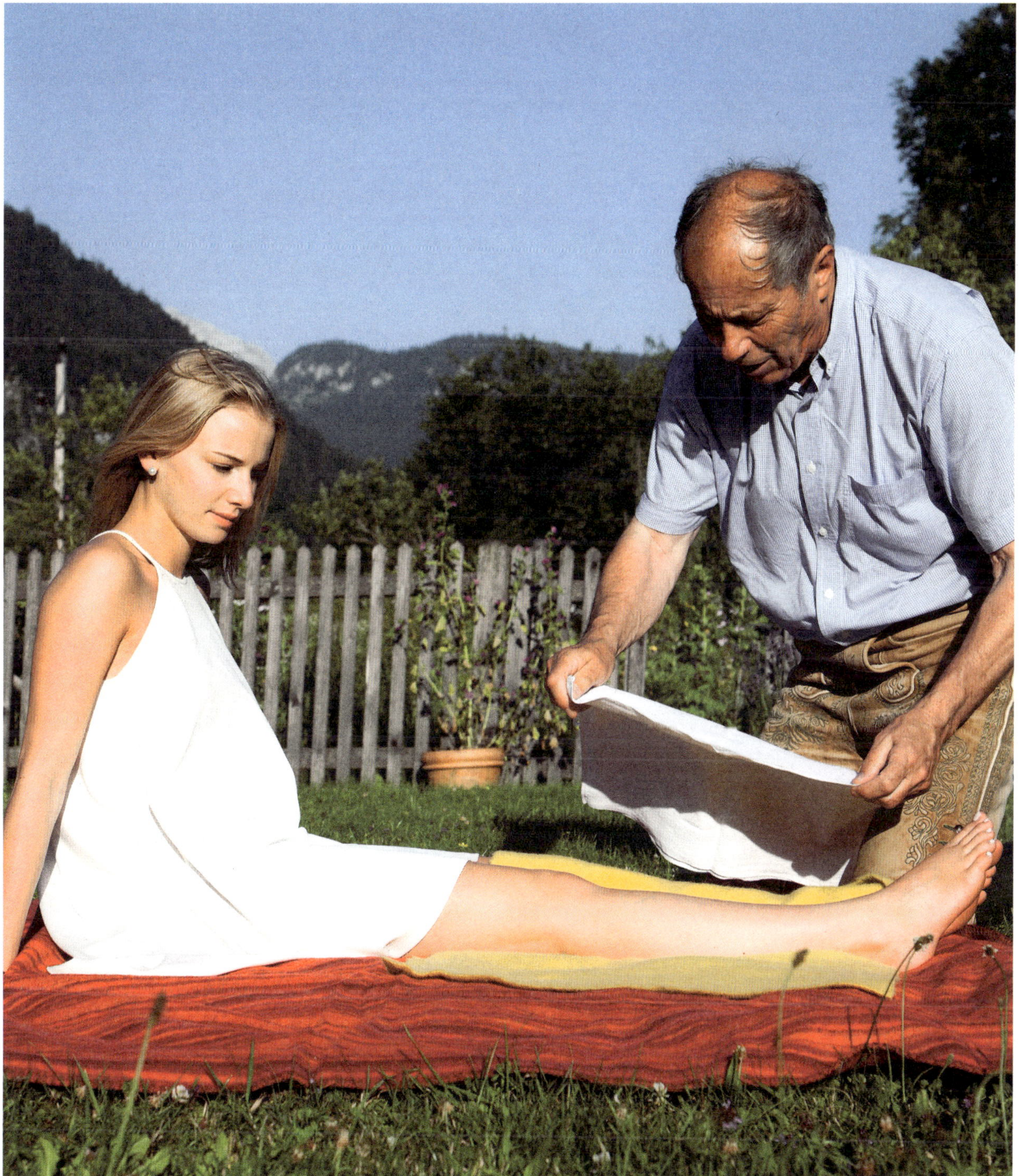

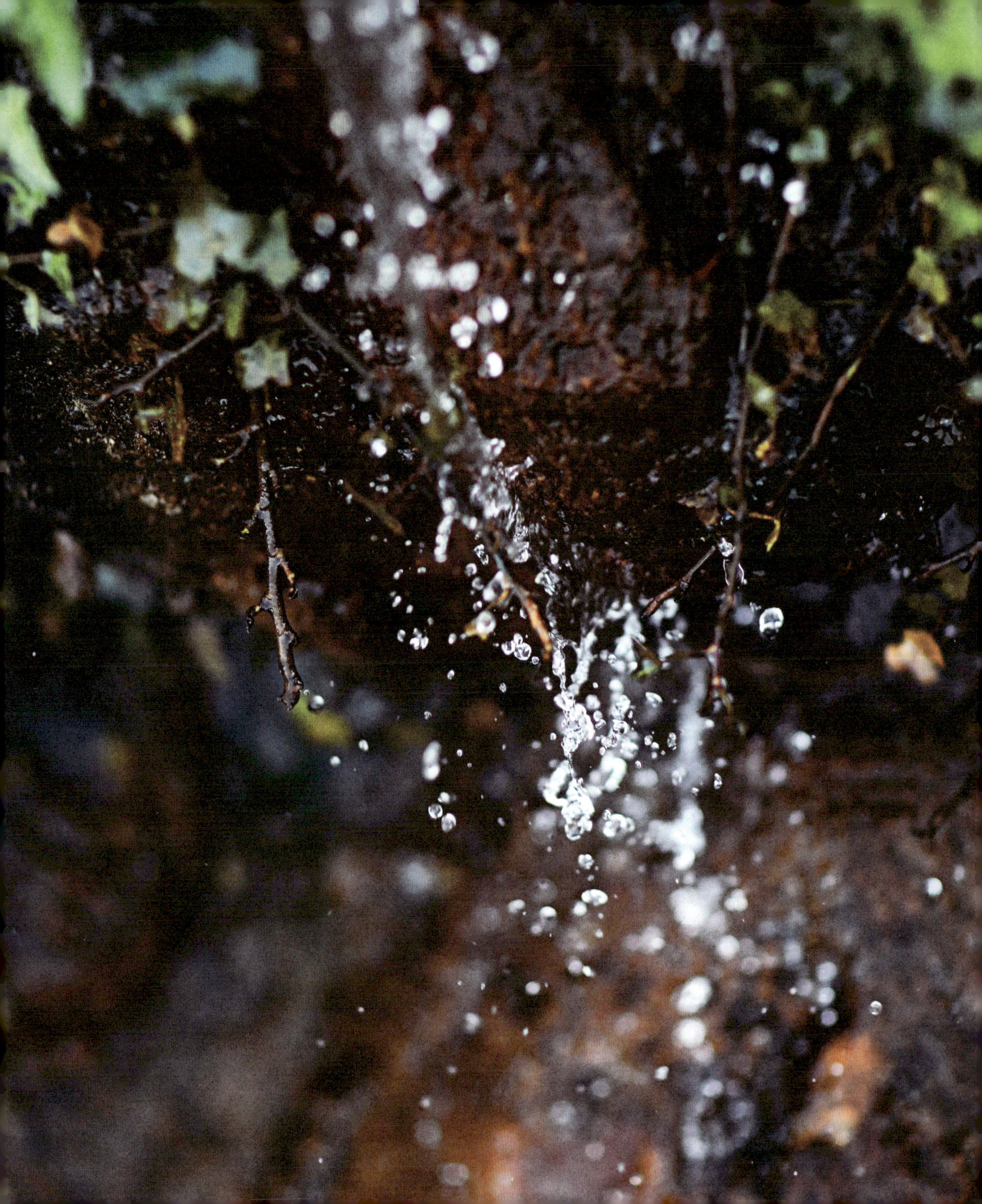

Körperbereiche zu legen. Noch wesentlicher ist Folgendes: Wenden Sie Wadenwickel nicht bei kalten Füßen oder bei Schüttelfrost an, ebenso wenig bei unruhigen oder ängstlichen Kindern mit Fieber. Da Kinder Beinwickel oft abschütteln, ist es einfacher – und wirksamer –, nasse Socken oder Stutzen zu verwenden. Tauchen Sie Zwirnsocken in Wasser ein, drücken Sie diese aus und ziehen Sie sie Ihrem Kind an. Darüber Wollsocken und die Beine leicht zudecken. Nach 10–15 Minuten den Wickel wieder entfernen und nach etwa einer halben Stunde die Temperatur kontrollieren. Den Wickel eventuell mehrfach wiederholen. Nasse, kalte Socken sind auch für Personen, die unter Einschlafproblemen leiden, ein häufig empfohlenes Hilfsmittel. Eine einfache Maßnahme mit großer Wirkung! Schon bald wird sich das Schlafmuster ändern. Die Socken entfernen Sie beim morgendlichen Erwachen. Eine derartige Anwendung ist auch bei Menschen mit hohem Blutdruck (ohne eine Durchblutungsstörung der Beine) ein gutes Hilfsmittel und vermag das Nervensystem zusätzlich zu beruhigen. In solchen Fällen ist es zudem ratsam, pflanzliche Fertigprodukte in Tropfen- oder Tablettenform zu verwenden, damit die Nachtruhe nicht über größere Flüssigkeitsaufnahme durch Tee noch zusätzlich gestört wird. Und auch bei Venenirritationen oder chronischen Hautdefekten sind Beinwickel mit Topfen, Kohlblättern oder bestimmten Teezubereitungen erprobte Hausmittel.

KNEIPPEN IST NICHT FÜR ALLE GEEIGNET

Bei Diabetikern kann eine Störung des Kälte- und Wärmegefühls vorliegen und auch Krampfadern können gelegentlich Probleme machen. In diesen Fällen besprechen Sie sich vorher bitte mit Ihrem Arzt! Beachten Sie das Aussehen der behandelten Hautareale. Eine leichte Rötung der Haut und/oder ein leichter Kälteschmerz sollten entstehen. Bei Geübten kommt es relativ rasch zu einem Wärmegefühl. Kalte Anwendungen sollten nur auf einem warmen Körper erfolgen. Weiterhin gilt: Je kälter das Wasser, umso kürzer die Anwendung, desto besser aber der Regulationserfolg im Körper! Bei Kältegefühl nach Anwendungen sollten Sie sofort für Wiedererwärmung sorgen: Bewegen Sie sich, ziehen Sie sich warm an oder trinken Sie eine Tasse warmen Tee.

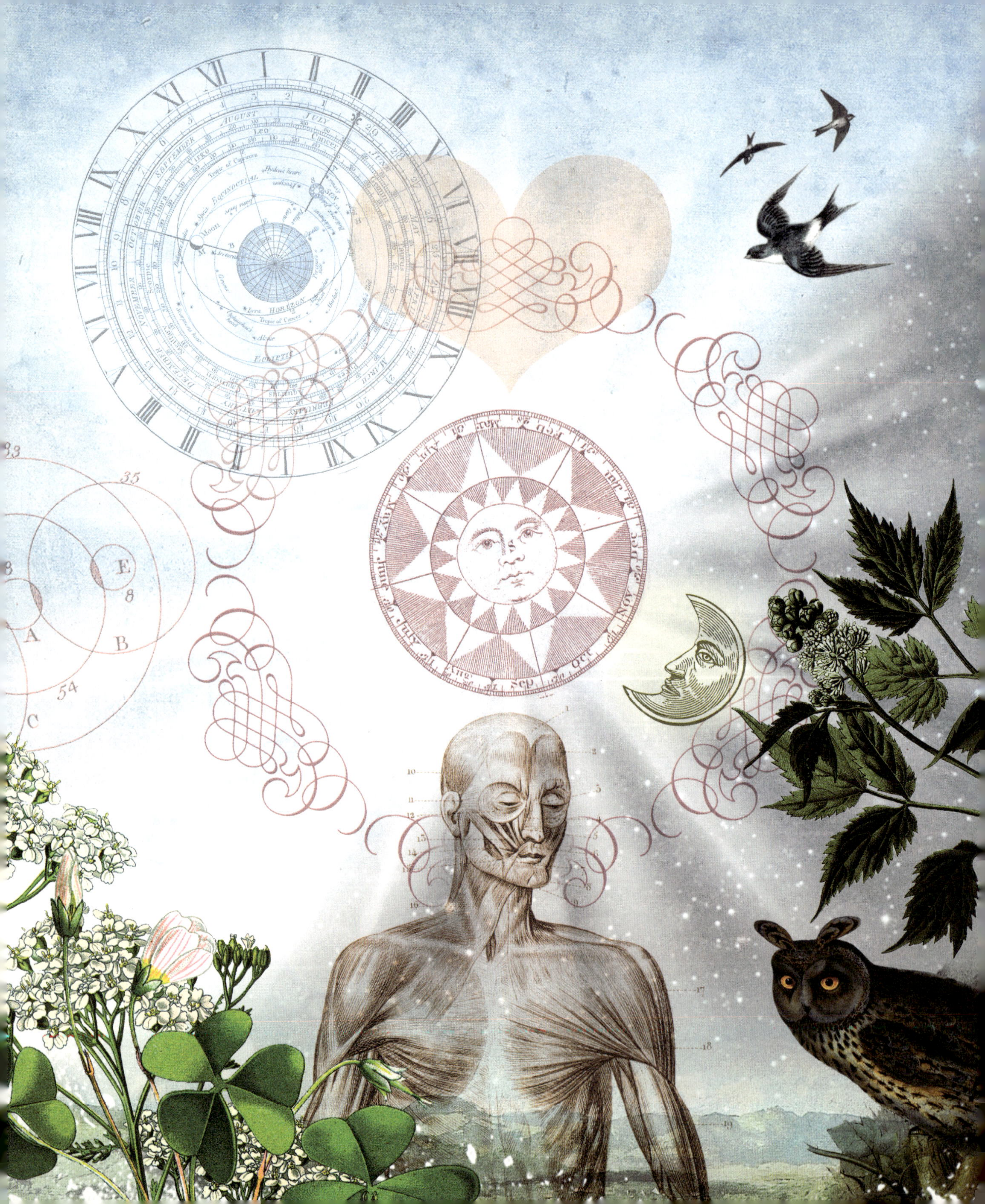
AUGUST
JULY
SEPTEMBER
OCTOBER
NOVEMBER
DECEMBER
Leo
Cancer
Virgo
Moon
HORIZON
ECLIPTIC
Lyra
Tropic of Capricorn
Tropic of Cancer

LEBENS ORDNUNG

„WER JEDEN ABEND SAGEN KANN:
„ICH HABE GELEBT“,
DEM BRINGT JEDER MORGEN
EINEN NEUEN GEWINN.“

Seneca

Für alle fünf Säulen der Kneipp'schen Wohlfühlmedizin gilt folgende Feststellung von Sebastian Kneipp: *„Im Maße liegt die Ordnung, jedes Zuviel und jedes Zuwenig setzt an Stelle von Gesundheit Krankheit!“* Und: Wir müssen uns Zeit nehmen für uns selbst – und für den Aufbau wertvoller Immunantwort. Zeit ist ein großes Geschenk für unser Wohlbefinden, für unsere körperlich-psychische Gesundheit und unsere Lebensgestaltung. Die Lebensordnung zu beachten und manche Fehlentwicklung zu korrigieren, erscheint mir bei unserer derzeitigen Lebensform als einer der wichtigsten Pfade. Die Ordnungstherapie möchte ich daher von verschiedenen Seiten betrachten: Stress und Belastung, Zeitmanagement und Freizeitgestaltung sollen hier Themen sein. Diese Lebensordnung soll keine Überforderung in Ihrem Alltag bedeuten, sondern einen Weg zu mehr Lebensqualität bedeuten. Es ist doch heutzutage fast alles geregelt: Ein Termin jagt den anderen, am Arbeitsplatz ebenso wie im Urlaub. Tagsüber laufend Zeitvorgaben, Animation im Urlaub. All das ist nichts anderes als strenges Zeitmanagement, Druck auf unser nervliches Steuersystem, das Vegetativum. Zeit ist darum ein großes Geschenk – und Kapital zugleich für unser Wohlbefinden, für unsere körperlich-psychische Gesundheit.

EINE KERZE, DIE AN ZWEI ENDEN BRENNT

Es werden laufend Utensilien entwickelt, damit alles schneller geht, damit wir in kürzerer Zeit mehr erreichen und schaffen. Das Endergebnis scheint dennoch paradox: Wir haben trotzdem keine Zeit, fühlen uns unter Dauerdruck und erzeugen in uns selbst seelische und körperliche Missempfindungen. Am Ende stehen oft Krankheit und Ausgebranntheit. Eine Kerze, die an beiden

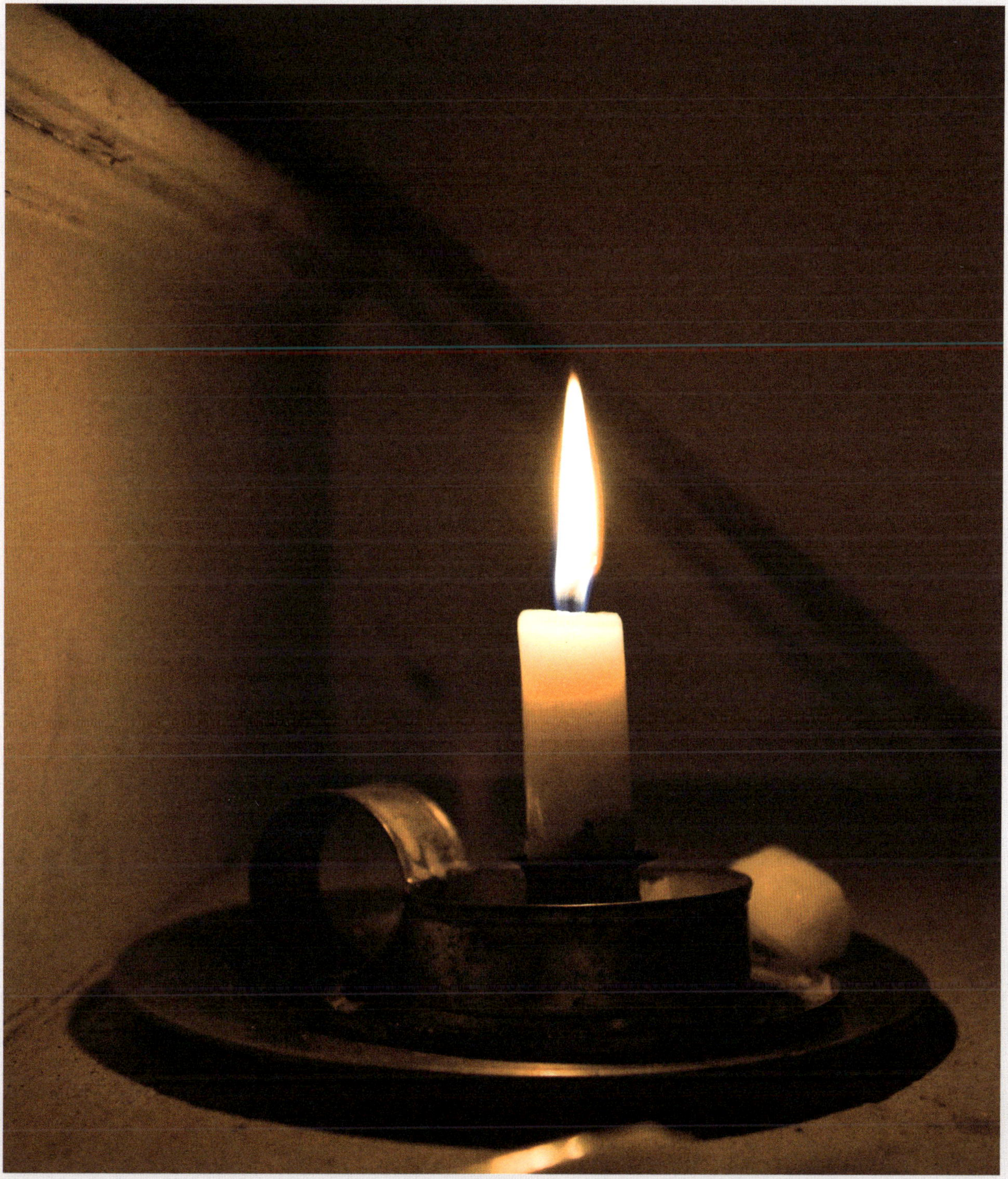

Ruhe finden bei einer Bergwanderung

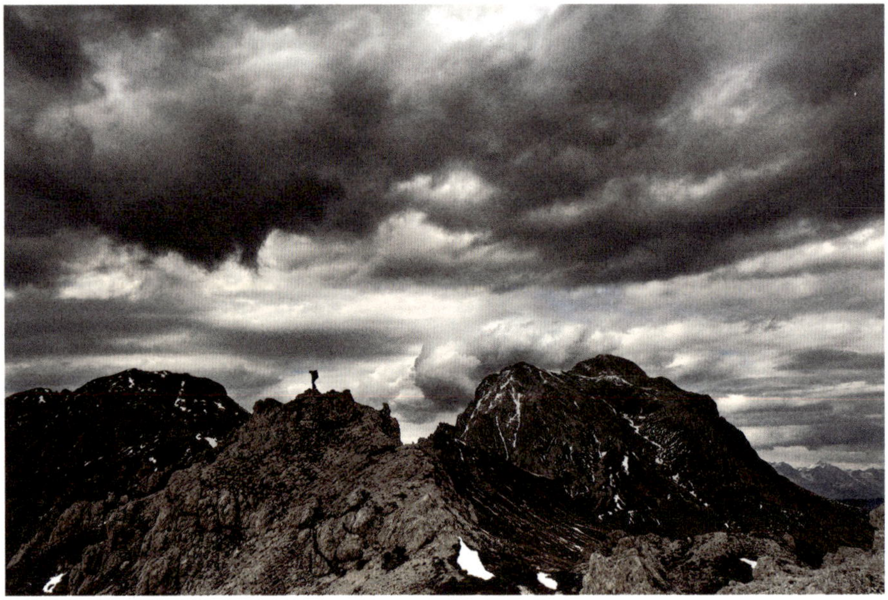

Enden brennt, wird möglicherweise viel Licht spenden, aber auch bald verbraucht sein. In der leistungsorientierten Zeit von heute erzeugen wir in uns aber selbst diesen immensen Druck, indem wir die Kerze an beiden Seiten anzünden. In den letzten Jahren war in meiner ärztlichen Praxis vermehrt die Zunahme von Krankheiten mit körperlichen Schmerzen, aber ohne eine sichtbare oder messbare Grundlage feststellbar. In den meisten dieser Fälle lag die Ursache in der fatalen Entwicklung, dass immer weniger Menschen im gleichen Zeitraum immer mehr leisten sollten. Ein emotional vernichtender, seelisch krankmachender „Fortschritt" unserer schnelllebigen Zeit!

Durch die Überdosierung der Leistungsforderung an uns selbst (oder an unsere Mitarbeiter) greifen wir massiv in die natürlichen, biologisch gesteuerten Lebensrhythmen ein. Besonders davon betroffen sind Kinder im schulpflichtigen Alter, welche dem Erwartungsdruck der Eltern und Lehrer ausgeliefert sind und mit seelisch-körperlichen Signalen deutlich anzeigen: Hier stimmt etwas nicht. Das Verhältnis zwischen Herausforderung und Überforderung gerät aus dem Gleichgewicht – mit äußerst unangenehmen Folgen. Die Signale werden zur Krankheit erklärt. Und dann werden lediglich Symptome, aber nicht die zugrunde liegende Problematik behandelt – diesem Problem gilt es entgegenzuwirken!

FALSCHE BELASTUNGEN UND DRUCK

Als Resultat der zunehmenden Störungen unseres Lebensrhythmus, verändern wir als denkender Mensch die Funktion unserer inneren Uhr. Dieses Problem fängt oft schon in der Kindheit an. Kinder werden in ihrem Tagesablauf regelrecht in eine Zwangsjacke gedrängt. Aktivitäten von nahezu täglich wechselnden Interessenbereichen werden angehäuft und die Kinder haben keine Ruhephasen mehr – ja, sie haben oft das Empfinden zu versagen und entwickeln Angst oder Aggression zur Abwehr. Wird die Freizeitbeschäftigung von den wohlmeinenden Eltern überdosiert, baut sich Fehlverhalten bis zur Erschöpfung und Depression auf. Betroffenen Eltern versuchte ich zu vermitteln, dass Kinder Zeit für sich selbst brauchen. Sie kennen den Tatendrang von Kindern und ihren Fantasiereichtum, wenn diese die Möglichkeit haben, sie selbst zu sein. Die andere wichtige Nachricht an die Eltern war, den Kindern zu zeigen, dass sie nicht daran schuld sind, wenn die Eltern unter Druck und Stress stehen. Eine besondere Mühe und Überzeugungskraft war aufzubringen, den Eltern die Einstellung „Die anderen Kinder machen dies ja auch" auszureden. Kinder sind wertvolle Individuen und keine vergleichbare Massenware. Wenn man Kindern einredet, dass sie Versager sind, wird wertvolles Selbstbewusstsein untergraben. Es ist unglaublich, wie tief in der kindlichen Psyche manche Bemerkung Spuren zurücklässt und verletzend wirkt.

Bleiben wir noch etwas bei den Wirkungen unserer körperlichen Signalgeber, den Botenstoffen unseres vegetativen Nervensystems. Sie sind die Steuerelemente unseres Lebens. Werden sie fehlprogrammiert, verursachen sie Schaden. Ein sprechendes Bild hierfür könnte der anhaltende Druck auf das Gaspedal eines Autos sein. Die Anforderungen der Arbeitswelt bringen uns auf Schiene und sorgen dafür, dass wir meist unbewusst unsere Schaltzentralen verstellen, welche die Körperfunktionen regeln. Wenn aus einer beruflichen oder familiären Belastungssituation heraus ein anhaltender Druck entsteht, ein „Dauerstress", können diese Störreize nicht mehr abgebaut werden – wir befinden uns im ominösen Hamsterrad. Es ist den Betroffenen vielleicht nicht bewusst, aber sie fahren auf der vorgegebenen Zwangsspur weiter und beachten die Signale ihres Körpers nicht. Ein solches Funktionieren des Menschen wird dann zynischerweise als „Lebensweise" bezeichnet. Meine Betroffenheit war immer beträchtlich, wenn meine Patienten sich ausschließlich fremdbestimmt empfanden und darunter gelitten haben. Als engagierter Landarzt habe ich mich sehr bemüht, Lösungswege für diese Problematik zu finden und dabei auch Hilfe bei Kollegen gesucht.

SIGNALE DES KÖRPERS BEACHTEN

Der Hauptinhalt meiner Therapie ist oft, bloße Überzeugungsarbeit zu leisten und das Bewusstsein zu schaffen: Gutes Leben besteht nicht nur aus gutem Einkommen; Arbeit soll vielmehr als Teil guten Lebens erfahrbar sein und zur eigenen Lebensqualität beitragen.

Bei manchen meiner Patienten machten sich aufgrund des Ungleichgewichts zwischen Arbeit und Lebensfreude Symptome ohne jegliche körperliche Ursache bemerkbar, u. a. Schlafstörungen mit häufigem Herzklopfen, welches Angst erzeugte, und auch Erschöpfungsgefühle nahmen zu. Unser körperlicher, geistiger oder emotionaler Zustand sendet damit Signale und fordert uns zu einer günstigeren Lebensweise auf. In vielen dieser „Krankheitsfälle“ war deshalb mein Rat, sich zurückzunehmen oder die Anforderungen an sich selbst zu reduzieren. Bei ausführlichen Gesprächen mit Patienten, die an Depressionszuständen litten und bei denen sich der Verdacht zeigte, dass sie auf einen massiven Zusammenbruch, vielleicht auf ein sogenanntes Burnout hinsteuerten, kamen wir immer wieder zu folgendem Ergebnis: Diese Personen hatten das Empfinden, sich nicht im „richtigen Leben“ oder im richtigen Berufsgeschehen zu befinden. Konnte durch professionelle Hilfe eine Veränderung dieses Zustandes erreicht werden, empfanden die Betroffenen wieder neue Lebenslust – und durch diese Lebensfreude entstand Lebensqualität. Manche meiner Patienten haben auf der Karriereleiter einen Schritt zurück gemacht und konnten dann wieder Lebensfreude empfinden. Diese Kaskade war immer und immer wieder zu beobachten. Ein berufliches Um- oder Aussteigen war offensichtlich der Weg, um einen brauchbaren Lebensrhythmus wiederzuerlangen. Konnte der Ist-Zustand dagegen nicht geändert werden, kam es schlussendlich zu einem seelischen und körperlichen Zusammenbruch. Die Betroffenen und deren Familien, so diese noch intakt blieben, waren dann meine großen Sorgenkinder.

Alles hat seine Geschichte …

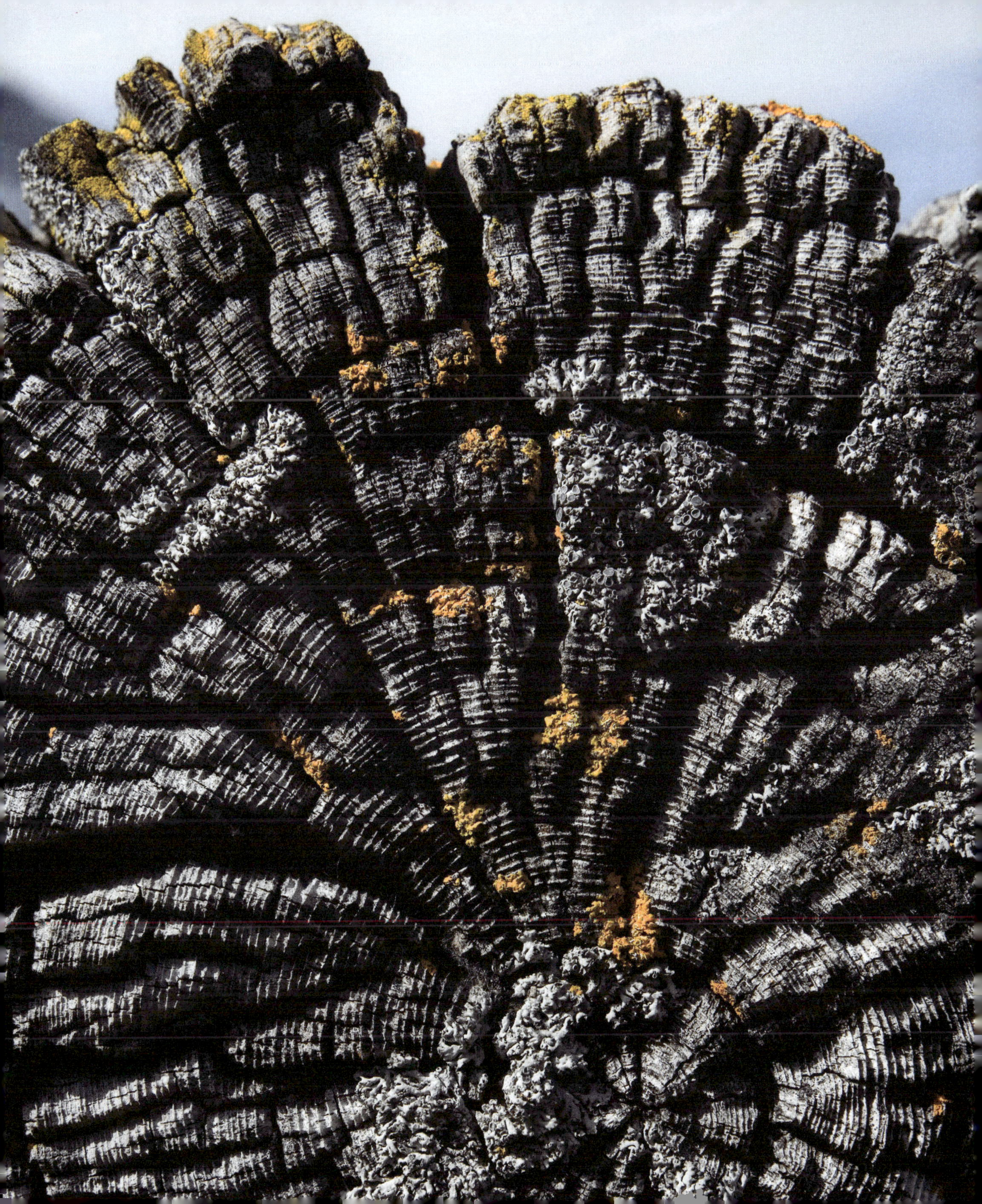

DIE DIAITA: DER RICHTIGE LEBENSWANDEL

Oft sind wir blind und taub gegenüber den körpereigenen Signalen und funktionieren nur noch. Aus der Überforderung werden solche Signale verdrängt oder infolge von Reizüberflutung nicht mehr wahrgenommen. Die Mischung aus Forderung und Überforderung wird durch diese falsche Dosierung zum Nachteil. Der richtige Lebenswandel, die *Diaita*, wird gestört und biologische Rhythmen werden verändert. Die körpereigenen Botenstoffe werden fehlgesteuert und es beginnt eine krankmachende Informationsübertragung an jede einzelne Zelle des Körpers.

… und alles hat seine Zeit

Der Zusammenhang von Körper und Psyche, die Psychosomatik, wurde mir in meiner Arbeit als Arzt immer mehr bewusst und faszinierte mich mehr und mehr. Die Beschwerden meiner Patienten, oder nennen wir es Zustände, sind mir im Gespräch immer wieder als eine krankmachende, treibende Kraft erschienen. Durch eine ausführliche Ursachenforschung (Anamnese nennt dies der Mediziner) konnte ich an die Wurzel des körperlich-seelischen Problems gelangen. Diese Form der Diagnosebildung war mir schon als Turnusarzt ein wichtiges Anliegen. Häufig war die Erkenntnis daraus der Eintritt in eine sinnvolle Therapie, eine Hilfe ohne medikamentösen Aufwand. Leider wurde durch apparative und laborchemische Ursachenforschung über verschiedenste ärztliche Fachrichtungen oft ein langer Zeitraum vergeudet. Bei manchen Personen entstand ein ursachensuchendes Perpetuum mobile ohne Ergebnis, jedoch mit viel Aufwand an Lebenskraft und Zeit(-verlust).

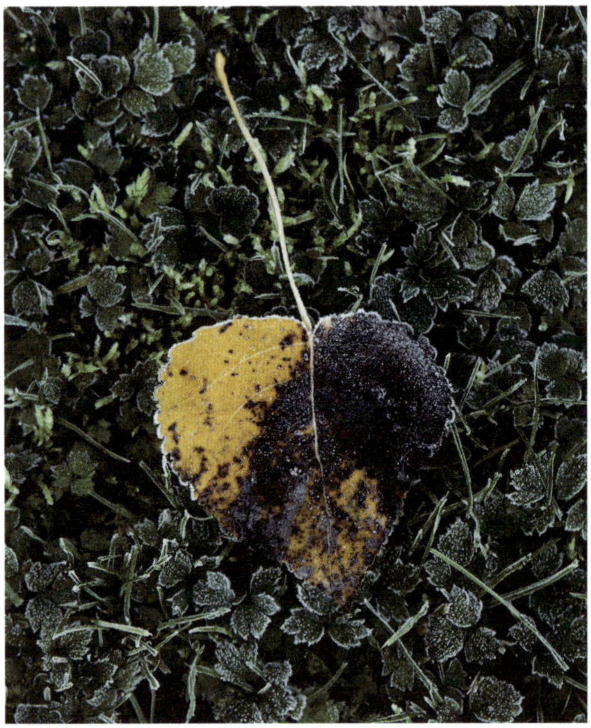

Wenn unser Körper anhaltend überfordert ist, nimmt seine natürliche Widerstandskraft ab – es entsteht Schaden. Der Physiologe Hans Selye beschreibt dieses Geschehen wie folgt: 1) Der Körper wird überfordert, die

Stresshormone nehmen zu (mit allen Nebenwirkungen), der Körper ist auf hohe Leistung eingestellt (er gibt „Vollgas"). Das führt zu einer *Alarmreaktion*. 2) Der Körper möchte sein Belastungsniveau zurückfahren, um in eine Ruhephase zu gelangen, in seinen Normalzustand. Dies gelingt nicht; dem Druck kann aber nicht standgehalten werden. Selye nennt dies die *Widerstandsphase*. 3) Als weitere Folge der anhaltenden Erhöhung der Stressbotenstoffe kommt es zu einer Schädigung der Körperzellen und Schwächung der Immunantwort. Eine nachteilige Basis für unseren körperlichen und psychischen Zustand entsteht. Dieser Zustand wird als *Erschöpfungsstadium* bezeichnet. Dadurch wird das Regulationsgeschehen des Körpers heruntergefahren oder sogar ganz ausgeschaltet. Eine Krankheit oder Zellwachstumsentgleisung hat uns komplett im Griff.

Eine einzelne Maßnahme, um nicht in das fatale Erschöpfungsstadium zu gelangen, gibt es wohl nicht. Hier kann nur eine Änderung der Lebensweise der Türöffner zum gesundheitlichen Erfolg sein. Immer wieder bemerkte ich bei manchen meiner Patienten die Einstellung, dass die Änderung verschiedener Äußerlichkeiten, das Zudecken von warnenden Körpersignalen, plötzlich eine Lebenssituation verändern sollte. Dies ist aber kein gangbarer Weg. Die Veränderung wird nur dann erfolgreich sein, wenn eine innere Überzeugung, eine zielgerichtete Entscheidung erfolgt! Dazu möchte ich Sie mit folgenden Gedanken auf die richtige Fährte führen.

Im Rahmen der Lebensordnung bzw. Ordnungstherapie ist es von Bedeutung, Orientierungspunkte zu setzen, welche erreichbar und alltagstauglich sind. Eine Forderung, welche bei allen geplanten Aktivitäten zu den fünf Säulen von Kneipp angebracht ist. Die Achse Geist und Körper kann durch entsprechende Entspannungstechniken unterstützt, stabilisiert oder korrigiert werden. Die wirksamsten Hilfsmethoden sind aus meiner Sicht diejenigen, bei welchen die Betroffenen sich selbst wieder besser wahrnehmen. Den eigenen Körper wieder zu empfinden und die Umgebung und Familie wieder bewusst zu erleben, sollte ein Ziel sein. Verschiedene Formen der Meditation, Autogenes Training, Yoga, Qigong oder Tai Chi können unsere Körperenergie mit beeinflussen und Entspannung bringen. Meine persönlichen Energiebringer sind Wandern, Relaxen, Lesen, Musik hören und Genießen – manchmal alleine, dann wieder mit Freunden. Anhaltender Stress reguliert

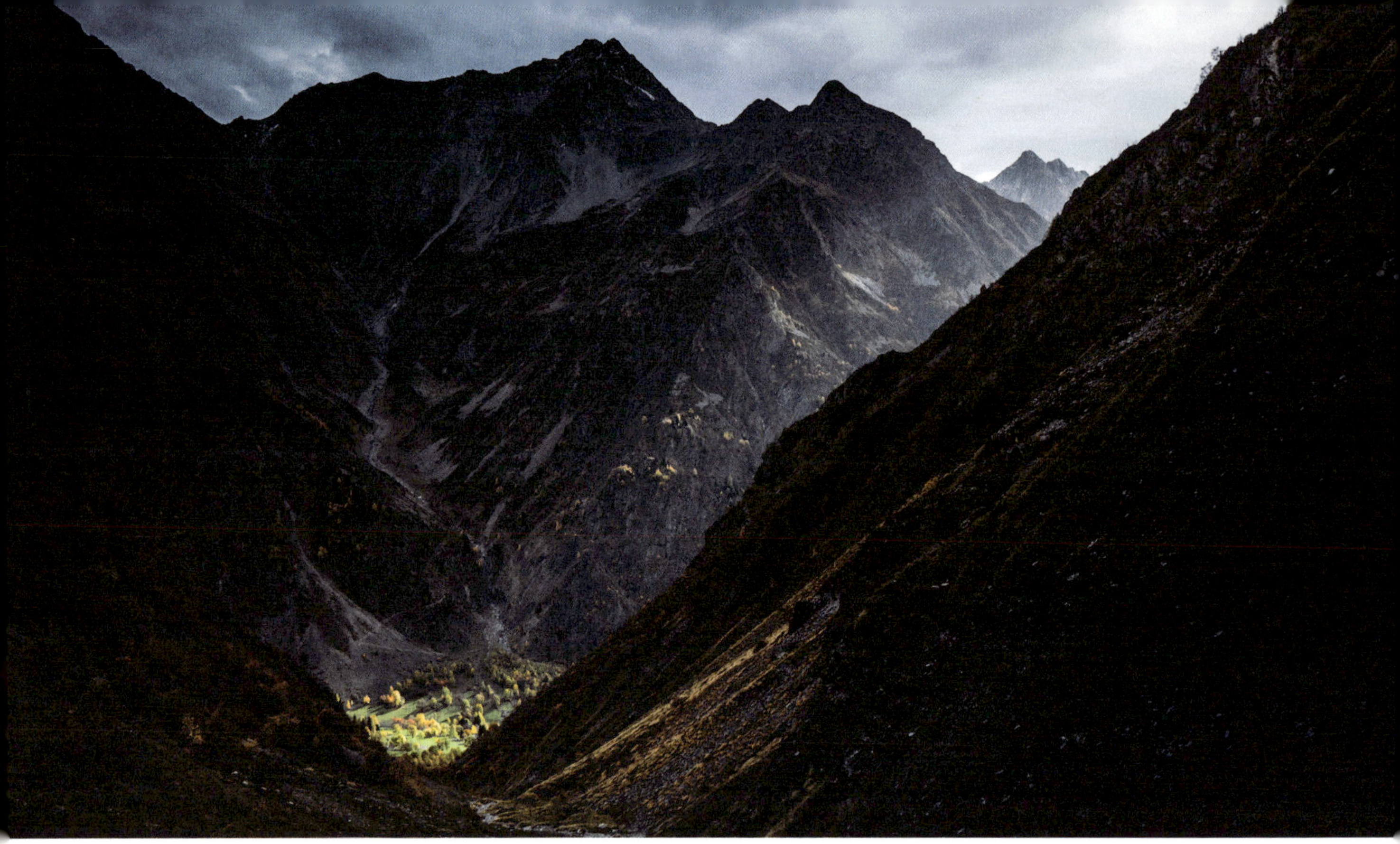

Wandere
und du erlebst
die Zeit

das Immunsystem nach unten; dagegen wird es gestärkt, wenn der „Patient“ entspannt ist. Achtsamkeitsübungen können, begleitend zu einer Therapie, eine große Hilfe sein. Hierzu möchte ich aber eine ärztliche Warnung aussprechen und folgenden Rat geben: Bitte seien Sie im Hinblick auf Angebote auf dem Markt gesunder Geschäfte vorsichtig. Manchmal habe ich „professionelle Berater“ in Seminaren erlebt, welche ihr Wissen in Wochenendkursen „erlernten“ und weiter keinerlei Praxis aufweisen konnten, dennoch dieses „Wissen“ teuer verkauft haben. Solche Vortragende verstanden es, insbesondere labile Persönlichkeiten geradezu einer Hirnwäsche zu unterziehen und nachteilige Abhängigkeiten zu schaffen.

DAS MEDIKAMENT ZEIT

Die Medikamente „Zeit haben“ und „Zuhören“ sind honorarmäßig nicht verlockend, deshalb werden sie von Ärzten in vielen Fällen auch nicht eingesetzt – zum Nachteil der Betroffenen und unserer sozialen Institutionen. In meiner Zeit als Turnusarzt stellte die Aufnahme von Krankengeschichten für mich eine spannende Angelegenheit dar. Körperliche Missempfindungen zu analysieren, ausführlich zu besprechen und Empfehlungen abzugeben, wurde mir ein besonderes Anliegen. Dabei ist mir immer klarer geworden: Der Mensch muss behandelt und beachtet werden, nicht der Labor- oder Röntgenbefund. In vielen Fällen waren die Rückmeldungen der angenommenen, nicht der „durchgecheckten" Personen eine Bestätigung für dieses Handeln. Der Erfolg dabei bereitete Genugtuung. Der Zusammenhang zwischen Gefühl, Körper und Verlust von Lebenskraft oder -freude gab mir sehr zu denken. Es müssen doch irgendwelche Signalgeber vorhanden sein, welche im Körper arbeiten und unser Befinden beeinflussen, wenn ein ausführliches Gespräch Hilfe bringt. Vor allem sind es Bewegung, guter Schlaf und eine bewusste Änderung der Lebenseinstellung, die Wohlgefühl wiederbringen und somit eine heilvolle Medizin sind. Es sind Selbstheilungskräfte, die hier in Gang gebracht werden und die mir zunehmend ein ärztliches Anliegen wurden.

Ein gelungenes Wochenende kann hierfür schon ein guter Anfang sein: Beobachten Sie einmal, welche Freizeitaktivitäten Ihre Familienmitglieder oder Bekannten bevorzugen. Wo sehen diese Leute ihren Wohlfühlfaktor, wie finden sie Erholung? Die Sache wird interessant und informativ, wenn Sie dann feststellen, wie regeneriert oder zufrieden einzelne Menschen nach einem Wochenende sind. Schauen Sie, mit welchem Elan wieder an die Arbeit gegangen wird oder ob jetzt erst recht Erholung erwünscht wäre. Sind Körper und Geist für Neues bereit? Ist eine sichtbare innere Stabilität und Ausgeglichenheit vorhanden? Dies wäre ja das Ziel des Wochenendes, wurde es aber auch erreicht?

ÜBER DIE BIOCHEMIE DES KÖRPERS UND UNSERE INNERE UHR

Wenn aus unserem privaten oder beruflichen Umfeld pausenlos emotionaler Druck auf uns ausgeübt wird, wird unser Körper mittels Stresshormonen auf Alarmbereitschaft geschaltet. Eines jener Hormone neben den anderen Notfallhormonen aus der Nebenniere bzw. Nebennierenrinde ist Cortisol. So notwendig, wie diese Botenstoffe für unser Überleben sein können – sei es zur Bewältigung von Stress- oder Belastungssituationen im normalen

Lebensverlauf –, so wertvoll sind diese Substanzen auch in der Notfallmedizin. Bei ständiger Erhöhung der Alarmreaktionen und der damit anhaltend erzeugten Stresshormone kommt es zu unerwünschten Nebenwirkungen im Körper. Die Gefäße stehen ständig unter Druck, es entsteht anhaltender Bluthochdruck mit all seinen ungünstigen Folgen. Angst und Depressionen können sich einstellen. Bewegung kann hier besonders hilfreich sein, denn das dabei entstehende Serotonin vermag die Stresshormone abzubauen.

Eine weitere wichtige Maßnahme betrifft unsere innere Uhr und den Rhythmus von Tag und Nacht. Jede lebende Zelle wird in ihrem Stoffwechsel davon gesteuert. Nach den Aktivitäten des Tages wird mit zunehmender Dunkelheit ein Botenstoff im Körper aktiv, welcher uns „herunterfährt" und uns zur Ruhe bringt. Das in der Zirbeldrüse gebildete Melatonin regelt den Stoffwechsel der einzelnen Zellen, sodass der Körper sich erholen könnte. Durch Überfluss an Licht, Lärm oder Fehler bei der Ernährung bewirken wir jedoch eine Fehldosierung von Melatonin. Wir bremsen die Zellerholung und damit die körperliche Regeneration. Langes Fernsehen am Abend und die damit aufgenommenen Lichtsignale beeinflussen den Beginn der von der Natur vorgeplanten Erholungsphase. Keinem Jugendlichen rede ich die Freuden eines Clubbesuches verbunden mit Licht und Lärm aus. Dies kann tatsächlich Freude und Erholung sein. Jetzt kommt aber wieder die Frage nach der Dosis ins Spiel. Müssen alle Wochenenden gleich ablaufen, fehlgesteuert werden? Immer wieder betreute ich junge Menschen mit körperlich-seelischen Problemen. In der Aufarbeitung der Schwierigkeiten war der mangelnde Erholungswert in der Freizeit ein Grundübel. Nachdem ich manche meiner jungen Patienten, die sich überfordert fühlten, überzeugen konnte, an den Wochenenden wie auch unter der Woche ein anderes Erholungsmanagement zu erleben, zeigten sich deutliche Verbesserungen.

HINAUS IN DIE NATUR

Regelmäßige sportliche Unternehmungen oder andere sinngebende Tätigkeiten, welche Freude bereiten, sind der Schlüssel zu neuem Wohlbefinden. Bei Erschöpfungsgefühl, Stimmungslabilität und beginnender Depression ist mein Rat immer: Hinaus in die Natur! Licht fördert den Wohlfühlbotenstoff Serotonin und die Bewegung ist zusätzlich ein Schalter für weitere

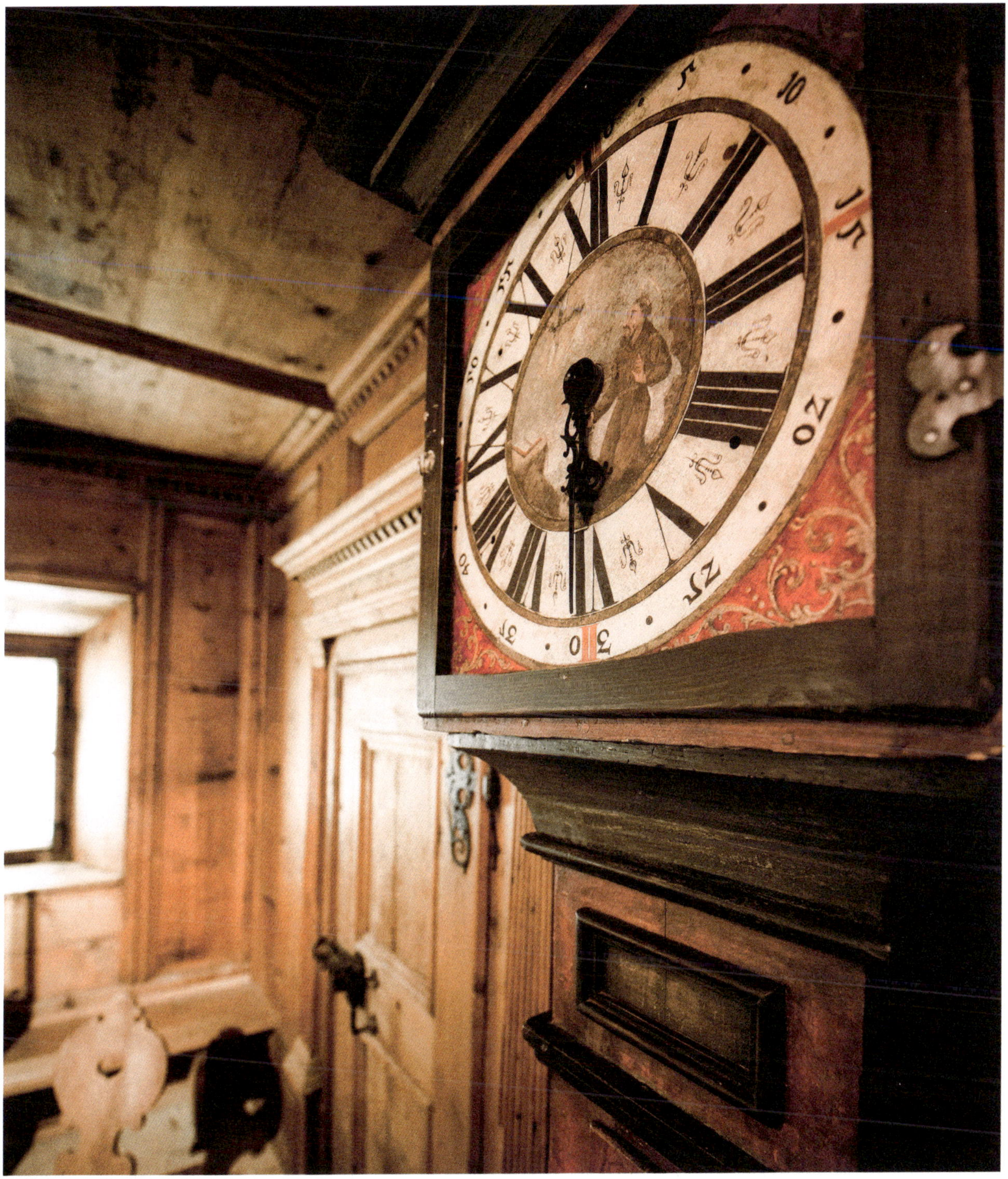

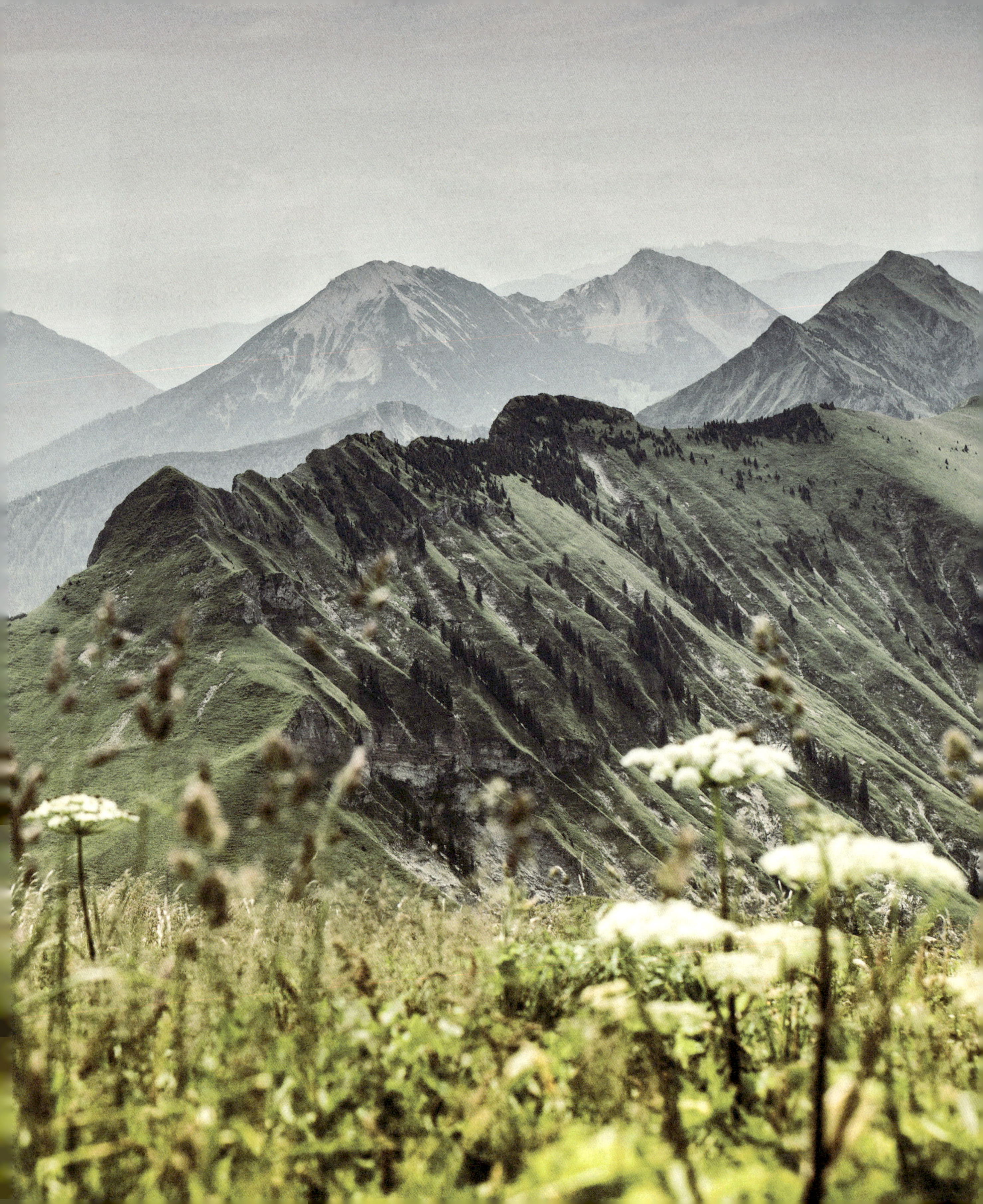

Substanzen, sogenannte Endorphine, die eine stimmungsaufhellende und schmerzlindernde Wirkung haben. Zuerst Bewegung und danach ein Besuch in einer Konditorei, mit Mehlspeisengenuss als Zusatztherapie, kann auch helfen. Kohlenhydrate erhöhen den Serotoningehalt kurzfristig. Diese Zucker locken das Insulin zum Zuckerabbau aus der Bauchspeicheldrüse; Insulin fördert auch die Aufnahme von Tryptophan ins Gehirn, welches in Serotonin umgewandelt wird. Sie sehen: Gesundheit und Genuss sind keine Gegensätze.

In der Ebene oder am Berg – bewege dich!

Ein ganz wichtiger Botenstoff in diesem Zusammenhang ist übrigens das in der Bauchspeicheldrüse entstehende Insulin. Steigt durch Nahrungsaufnahme der Blutzuckerspiegel im Blut, kommt es zur Ausschüttung von Insulin. Somit kann Zucker in Muskel- und Fettzellen eingebaut werden; gleiches gilt für die Aufnahme von Kalium oder Aminosäuren in einzelne Zellen des Körpers. Viele andere Zellfunktionen setzt Insulin ebenso in Bewegung. Bei Bewegung wirkt Insulin schneller und vermag vermehrt Zucker (Glukose) in die Muskelzellen einzulagern, wo dieser in Energie umgeformt wird. Dieser Prozess läuft nicht nur während der Bewegung ab, sondern hält auch danach noch an. Somit haben wir durch Bewegung die Möglichkeit, unseren gesunden, aber auch unseren fehlerhaften bzw. diabetischen Stoffwechsel zu beeinflussen. Bewegung ist Medizin für unser Wohlbefinden. Fehlerhafte Zuckerverwertung im Körper (Diabetes), so sagen es manche Studien voraus, wird die prominenteste Krankheit des 21. Jahrhunderts sein. Die Vorsorge- wie auch die Kneippmedizin bemühen sich, dieser Gefahr durch den Hinweis auf die Beachtung der fünf Säulen entgegenzuwirken.

Erwiesen ist die Tatsache, dass ein anhaltend hoher Spiegel von Stresshormonen den Blutzuckerspiegel krankmachend erhöht. Der Körper braucht in einer Gefahrensituation (Stresssituation) Energie – es wird vermehrt Zucker freigesetzt. Permanent erhöhter Leistungsdruck bringt schadhafte Zuckerwerte mit sich, die aufgrund des Bewegungsmangels auch nicht abgebaut werden können. Fehlerhafte bzw. einseitige Ernährung bewirken dann noch weitere nachteilige Geschehen im Organismus.

Erkennen Sie den Teufelskreis, der unsere Gesundheitsqualität stört oder gar zunichtemacht? Lebensordnung ist angesagt.

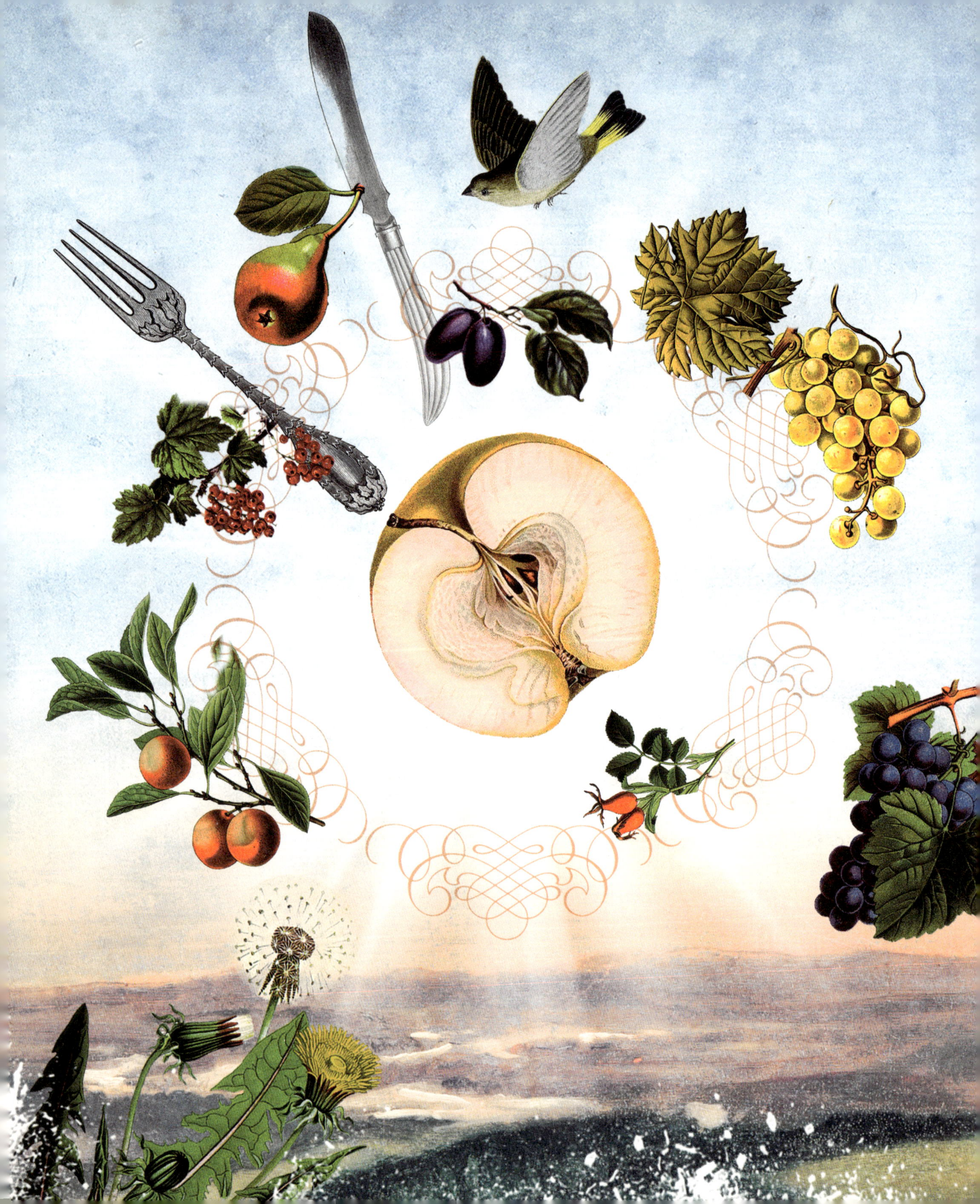

ERNÄHRUNG

„WENN DER VATER EINER KRANKHEIT OFT UNBEKANNT IST, DIE MUTTER IST IMMER DIE ERNÄHRUNG."

Sebastian Kneipp

Wenn Sie in einer Buchhandlung Gesundheitsratgeber begutachten, ist auch zum Thema Ernährung ein Überangebot vorhanden. Methoden, die gestern noch abgelehnt wurden, gelten heute als gesund – und morgen werden sie dann von Neuem verteufelt. Für Gesundheit und Wohlbefinden ist entsprechende Ernährung gewiss ein wesentlicher Baustein. Auch in der Kneippmedizin ist die Ernährung eine eminent wichtige Säule.

Aus der medizinischen Anschauung seiner Zeit, der Säftelehre, formuliert Kneipp in seinen Schriften: *„Wie einfach unkompliziert und leicht, ich möchte sagen, fast jeden Irrtum ausschließend, ist die Heilung, wenn ich weiß, jede Krankheit ruht in Störungen des Blutes. Die Arbeit der Heilung ist folgende: entweder muss ich das ungeordnet cirkulierende Blut wieder zum richtigen und normalen Laufe zurückführen, oder ich muss die schlechten, die richtige Zusammensetzung des Blutes störenden, das gesunde Blut verderbenden Säfte, Krankheitsstoffe aus dem Blute auszuscheiden suchen."* Diese Feststellungen beziehen sich auf die Wasseranwendung von außen und innen. Folgerichtig behandelt Kneipp dann die Wertigkeit und Wichtigkeit der Nahrung und ihre Qualität. *„Das Blut wird gebildet aus den Nährstoffen, die man der Natur, dem Körper gibt. Bekommt der Körper nur gesunde, kräftige Nährstoffe, dann kann man auch erreichen, dass das Blut gesund wird. Bekommt aber der Körper viele ihm nicht zusagende Nährstoffe, die nicht taugen zu einem guten Blute und vom Körper doch nicht beseitigt werden können, so kann das Blut wiederum nicht gut werden."* Anschließend stellt er es jedem anheim, darüber nachzudenken und beim Genuss der Speisen achtsam zu sein.

Immer wieder weise auch ich darauf hin, dass beim Essen der Genuss im Vordergrund stehen muss, nach der Grundidee: Genuss und Gesundheit

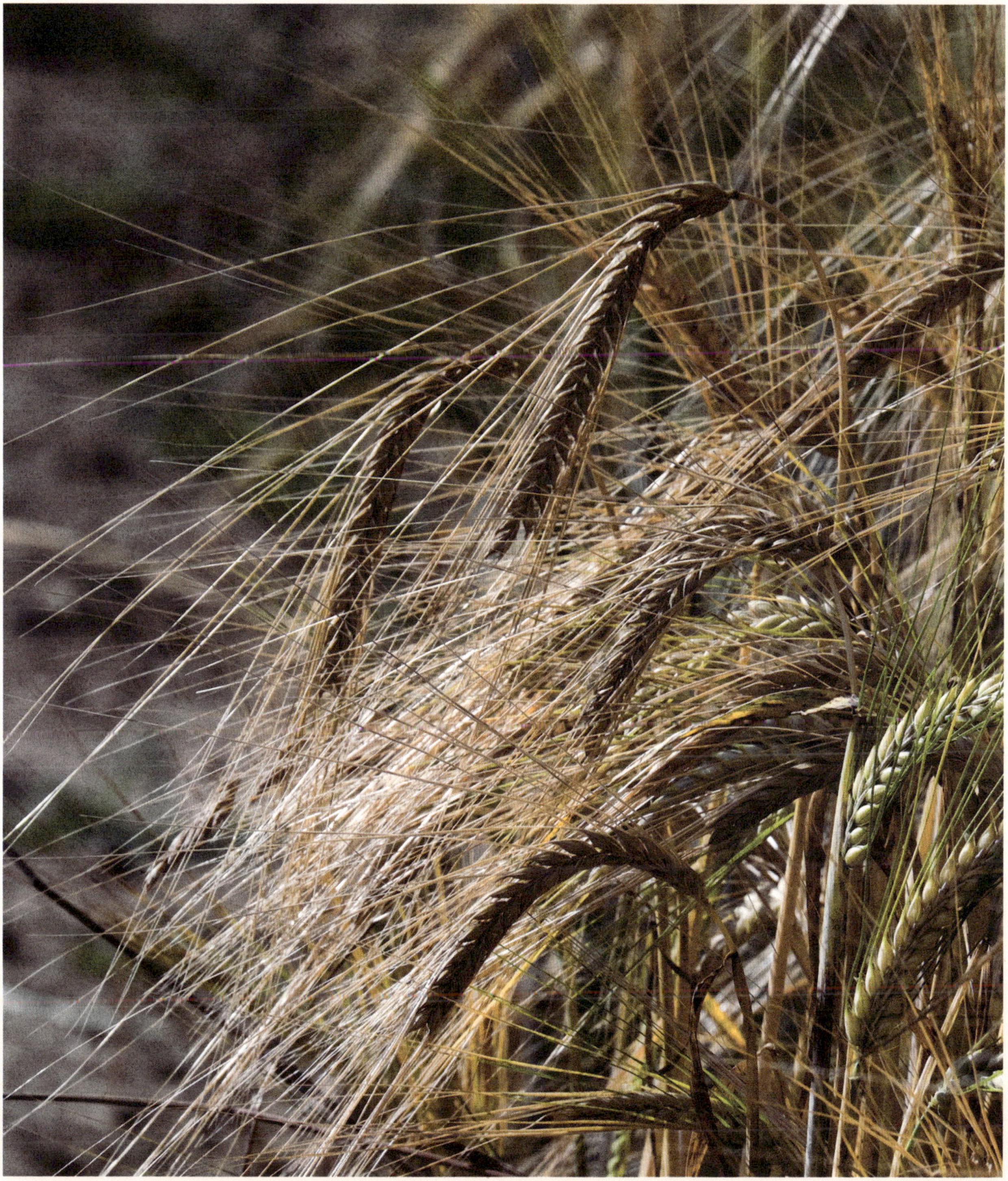

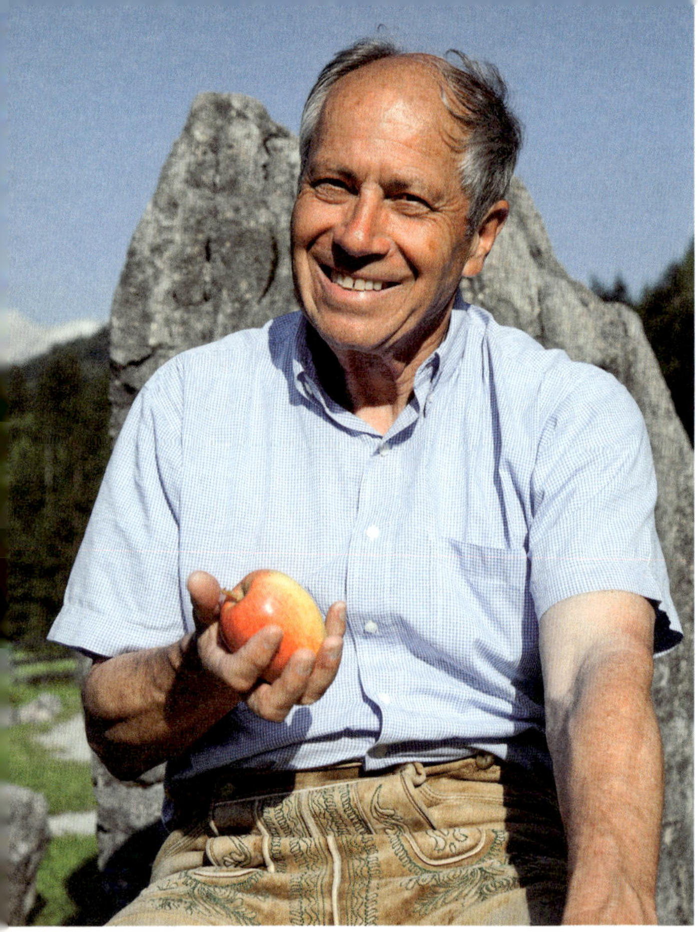

gehören zusammen – allein die Dosis und die Qualität der Nahrungsmittel macht's. Das Grundproblem in unserer heutigen Zeit ist jedoch, dass wir eben diesen vernünftigen Umgang mit Nahrung mehr und mehr verlernen: Wir essen zu oft, zu viel, zu fett oder auch zu salzig. Ein Überangebot an Zucker ist ein zusätzliches Risiko für unsere Darmgesundheit. Der Darm steuert aber – wie später gezeigt werden soll – zu einem beträchtlichen Teil unser Immunsystem. Viele Menschen schwören heute dennoch auf Fertiggerichte. Andere grenzen sich bewusst von Fertiggerichten-Essern ab und sind geradezu besessen davon, gesund leben zu müssen – und werden dadurch wohl auch nicht glücklicher. Zwischen beiden „Religionsgemeinschaften" kommt es zu heftigen weltanschaulichen Grabenkämpfen. Das Endergebnis ist leider oft frustrierend. Extreme – in welcher Form auch immer – stellen ein Risiko für die psychische und physische Gesundheit dar. Hier gilt es entgegenzusteuern!

Der Apfel, eine köstliche Multivitaminpackung

GESUNDHEIT IST ESSBAR

Sie lesen und hören, welche Mengen weggeworfen werden, weil das Haltbarkeitsdatum abgelaufen ist oder weil die Lebensmittel noch in der Produktion nicht bestimmten Größen- oder Krümmungsnormen entsprechen. Das große Problem in unseren Wohlstandsregionen ist der Überfluss an Nahrung (und häufig auch an Körpergewicht), nicht ein Mangel.

Kneipps Patienten kannten – in den meisten Fällen – diesen Überfluss nicht. Das Problem waren eher ein Mangel oder die schlechte Qualität der Nahrung. Dass eine hochwertige Ernährung zum Aufbau des Körpers und zur Erhaltung des Leibes aber erforderlich ist, stand außer Zweifel. Kneipp selbst war dabei kein Kostverächter und legte Wert auf entsprechende Qualität. Seine Grundeinstellung beschreibt er genau definierend: *„Meine Hauptregel lautet* *daher: Trockene, einfache, kräftige, nicht verkünstelte, durch scharfe Gewürze verdorbene Hausmannskost, das unverfälschte Getränk, das in jedem Quell der liebe Herrgott spendet, beides genügsam gebraucht, ist dem Menschenkörper am besten und förderlichsten. Ich bin nicht Puritaner.“* Schon hier wird deutlich: Gesundheit und Genuss widersprechen einander nicht.

Einige ernährungsphilosophische Gedanken zu Mangel und Qualität unserer Zeit somit gleich zu Beginn: Immer wieder gibt es die Diskussion, welche Lebensmittel die gesünderen seien: Ist „Bio“ die Lösung oder sind konventionell erzeugte Lebensmittel ebenso wertvoll in ihrer Qualität? Die Schadstoffbelastung in den biologisch erzeugten Nahrungsmitteln ist nachweislich geringer. Wenn wir Gemüse, Getreide oder Obst, welche kaum Schadstoffe enthalten, als Lebensmittel – der Name ist bereits Programm – verwenden, ist es offensichtlich günstig für unseren Organismus. Wenn in den angeführten Produkten eine gesunde, soweit als möglich unbelastete Möglichkeit des Wachsens und der Reifung vonstattengeht, dann sollten wir Menschen dies doch zu unserem eigenen Vorteil nützen. Viele Untersuchungen zeigen uns in Bioprodukten den geringeren Gehalt an gesundheitsgefährdenden Substanzen, welche das Wachstum oder die Vermehrung von Schädlingen eindämmen sollen. Auch Wirkstoffe, die das Wachstum von schädlichen Pflanzen beeinflussen, sind in geringerer Menge vorhanden. Schädliche Schwermetalle, Nitrate und andere Abbauprodukte werden kaum festgestellt. Wenn wir keine oder zumindest eine deutlich verminderte Menge solcher (lebensfeindlicher) Substanzen in unseren Körper aufnehmen, mag dies nur vorteilhaft sein. Dass in den biologischen Lebensmitteln auch der Vitamingehalt sowie die zellschützenden Antioxidantien und Farbstoffe, die Carotinoide, Flavonoide, vermehrt vorhanden sind, beweisen diese Studien ebenso. Es gibt allerdings auch Veröffentlichungen, welche diese Tatsachen verneinen oder als wertlos hinstellen. Meine tiefe Überzeugung bleibt allerdings bestehen, dass durch Vergleichsstudien von Menschen, die sich konventionell und schadstoffreich ernähren, gegenüber Menschen mit biologischer Ernährung ein gesundheitlicher Vorteil bei Letzteren gegeben sein wird. Vom ernährungsmäßigen Philosophieren aber zurück zur Ernährung bei Sebastian Kneipp – mit einer Ermahnung von Paracelsus: *„Die Medizin soll auf Wahrheit und nicht auf Wortklauberei gestellt sein.“*

DIE GESUNDHEIT LIEGT IM DARM

Gesunder Nährboden bringt gesunde Frucht

Immunität und Gesundheit gehören zusammen wie eine verschworene Gesellschaft. Ebenso sind Darm und Immunität eine äußerst imposante Gemeinschaft. Der Darm eines Erwachsenen hat, bedingt durch die Erhebungen der Dünndarmschleimhaut, die sogenannten Darmzotten, eine Oberfläche von über 200 Quadratmetern und zusätzlich noch die Oberfläche des Dickdarmes. Diese Bereiche sind besonders reich an Gefäßen, insbesondere an Lymphbahnen und -knoten. In diesen ist die Ausbildungsstätte spezieller Elitetruppen unserer Abwehr beheimatet. Tatsächlich entsteht und geschieht etwa 80 Prozent der körpereigenen, erworbenen Abwehr in diesem Bereich. Ist es da nicht logisch, dass eine optimale Grundlage für das Entstehen dieser Immunantwort geschaffen werden soll? Das Zusammenwirken der verschiedenen Darmkeime fördert unser Wohlergehen! Für den Erhalt einer so wertvollen Gemeinschaft müssen wir im Interesse des eigenen Wohlbefindens vorsorgend denken. Offensichtlich wurde schon im Altertum ein Zusammenhang zwischen Darmgesundheit und Krankheiten beobachtet. Hippokrates meinte: *„Der Tod liegt im Darm!“* Wenn wir eine Wiese oder einen Garten pflegen, um herrliche Produkte oder Blumen zu ernten, bemühen wir uns, optimale Bedingungen zu generieren. Wie wesentlich ist es dann erst, auch dem Körper einen optimalen Nährboden zu bieten? Die Ernte daraus wird eine gute Immunantwort sein.

Der Darm ist aber nicht nur ein Organ für die Verdauung oder die Information an das Immungeschehen. Im Darmbereich befindet sich auch ein hochkomplexes Nervensystem, das Signale an unser Gehirn sendet. Ebenso kommen Informationen aus unserem Denkzentrum, häufig aus unserem Unterbewusstsein, und wir vermögen dieses Geschehen nicht willentlich zu beeinflussen. Das vegetative Nervensystem des Darmes hat einen wesentlichen Einfluss auf unsere Empfindungsebene. Denken Sie an die Zustände im Bauchraum bei Angst, Spannung oder Verliebtheit. „Angespeist“ waren Sie sicherlich schon einmal, emotional bedingt, oder es wurde eine Entscheidung „aus dem Bauch heraus“ getroffen.

Das spannende Funktionieren dieses Darmhirnes läuft über die Verbindung der Nervenzellen der Darmwand mit dem Steuernerv Vagus, welcher Signale an unser Gehirn leitet. Dadurch werden viele Prozesse in unserem

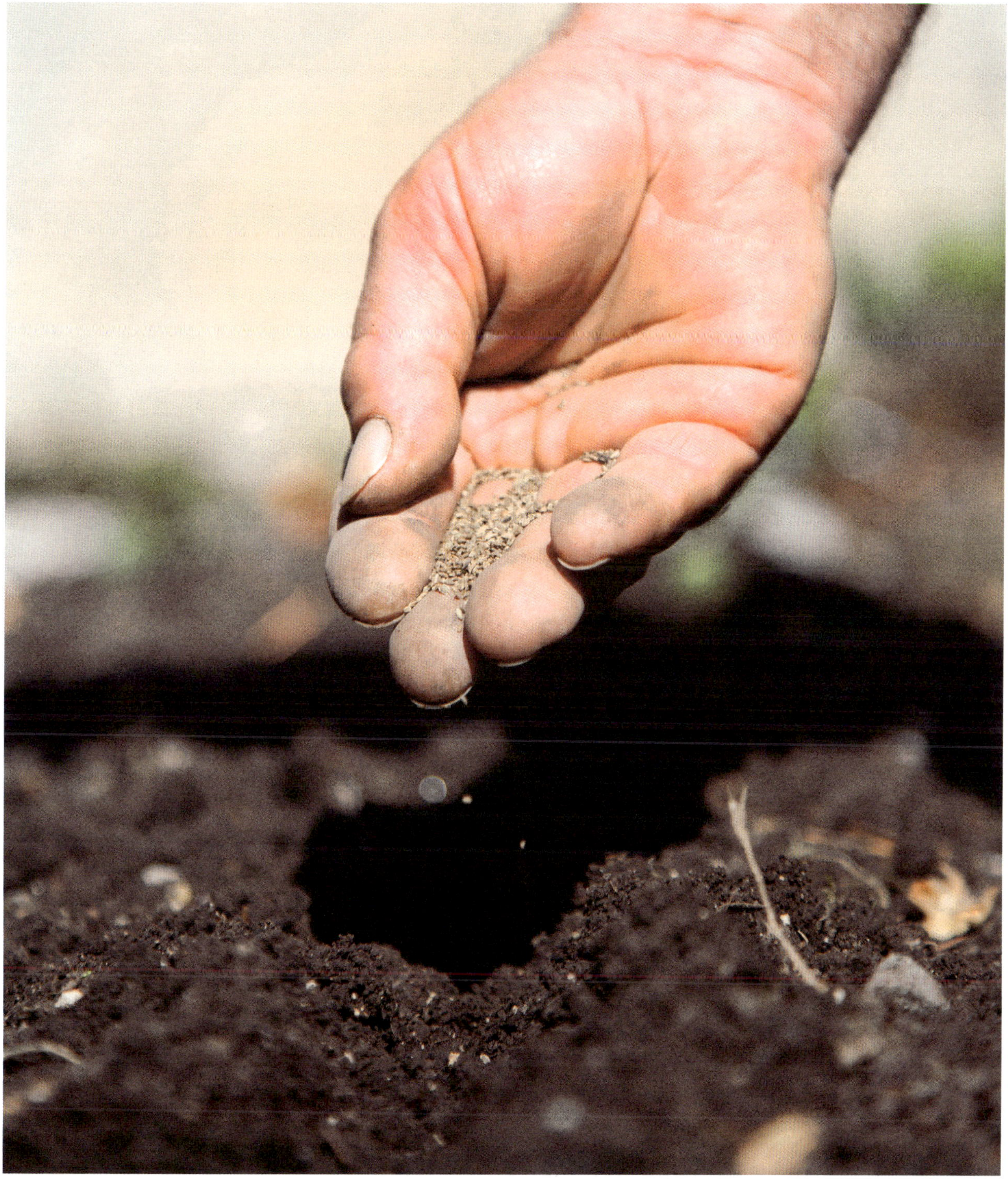

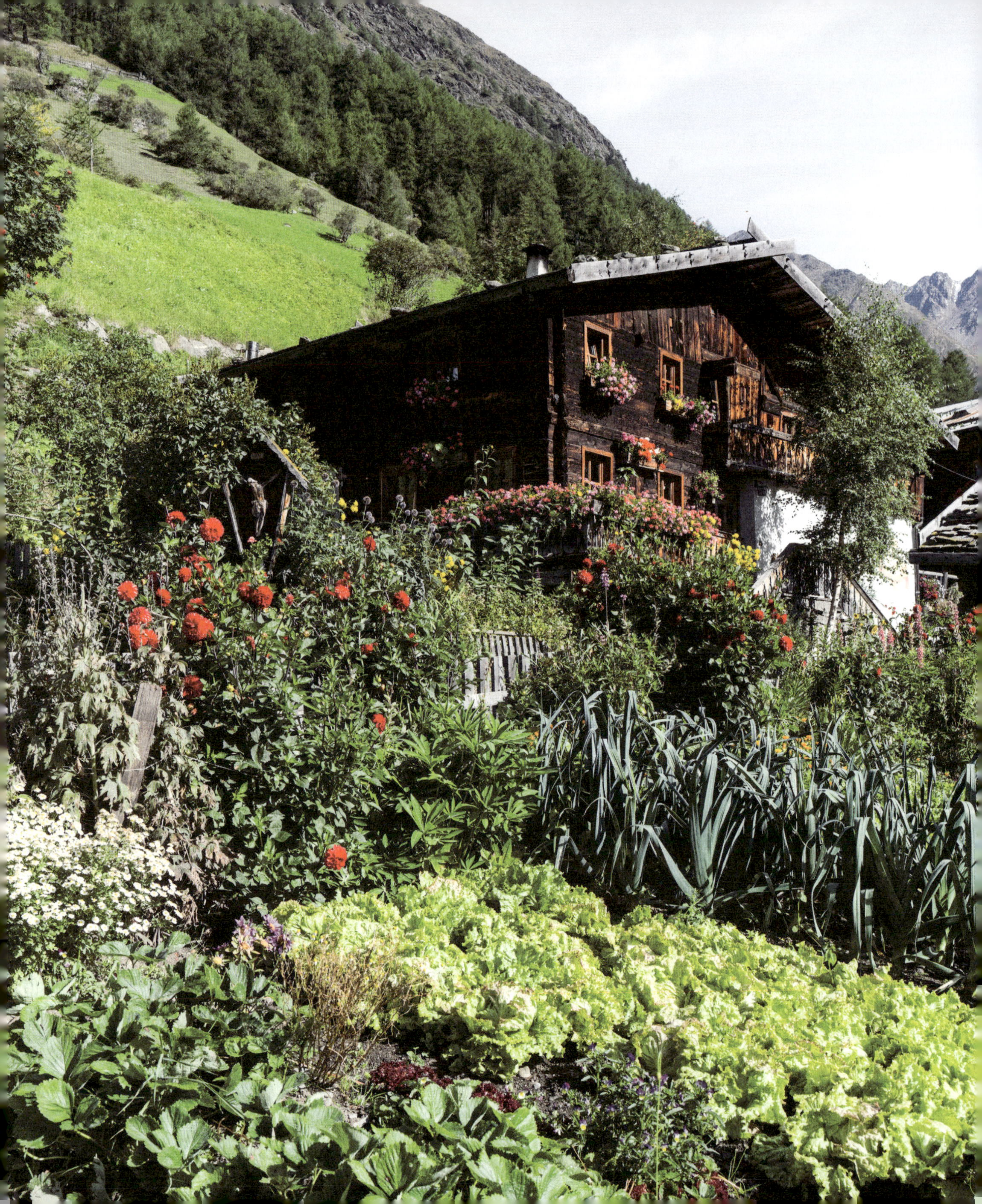

Bauchraum gesteuert. Über die Zusammenhänge zwischen Darm und Immungeschehen habe ich bereits aufmerksam gemacht. Darmkeime brauchen eine ideale Umgebung, um gesundheitsfördernd zu wirken. Nicht nur Hunger vermag unsere Stimmung zu stören, sondern auch ein fehlbesiedelter Darm. Diese Zusammenhänge sind durch den Botenstoff Serotonin, das Wohlfühlhormon, erklärbar. Professor Paul Enck schreibt: *„Man kann sich glücklich essen, indem man eine ausgewogene Ernährung hat und dafür sorgt, dass dem Körper alle Bestandteile zugeführt werden, die er braucht, um glücklich zu sein.“* Dem kann man an dieser Stelle nur beipflichten.

Apotheke Bauerngarten

ERLEBTE IMMUNOLOGIE

„Wie oft trägt der Mensch ein Übel in seinem Leibe und weiß es nicht, und doch wirkt dieses Übel auf ein zweites.“ Kneipp hat von Immunologie noch keine Kenntnis gehabt, dennoch in seiner streng beobachtenden Art bemerkt, wie Nahrung, Darm und Wohlbefinden zusammenspielen. Seine Mahnung dazu ist sehr aussagekräftig: *„Wenn der Vater einer Krankheit oft unbekannt ist, die Mutter ist immer die Ernährung!“*

Im Rahmen meiner ärztlichen Tätigkeit war das Hinhorchen immer der Weg, den Hilfesuchenden in seiner Gesamtheit zu begreifen und nicht „Symptombetreuer“ zu werden. Viele anhaltende, oft chronische Beschwerdebilder von Müdigkeit, Stimmungsschwankungen, Gelenk- und Muskelschmerzen bis zur beeinträchtigten Erholungskraft hatten einen Zusammenhang mit Darmtätigkeit, Ernährung und der eventuell verborgenen Welt der Parasiten. Blähungen, Verstopfungen oder sich wiederholende Durchfälle waren offensichtliche Signale in diese Richtung. Bei der Besprechung einzelner Symptome, insbesondere wann und in welchem Zusammenhang bestimmte Beschwerden begannen, konnten die auslösenden Faktoren eruiert werden. Sehr häufig war der Darm der Auslöser. Durch gezielte Änderung des Essverhaltens unter Mitberücksichtigung begleitender Lebensumstände wurde dann manch wertvoller Therapieerfolg erreicht.

Das Wissen über die Frequenz und Konsistenz der Stühle sowie über etwaige Blähungen und Schmerzzustände im Bauchraum sind dabei eine – wenn nicht DIE – wesentliche Information zur Bauchgesundheit.

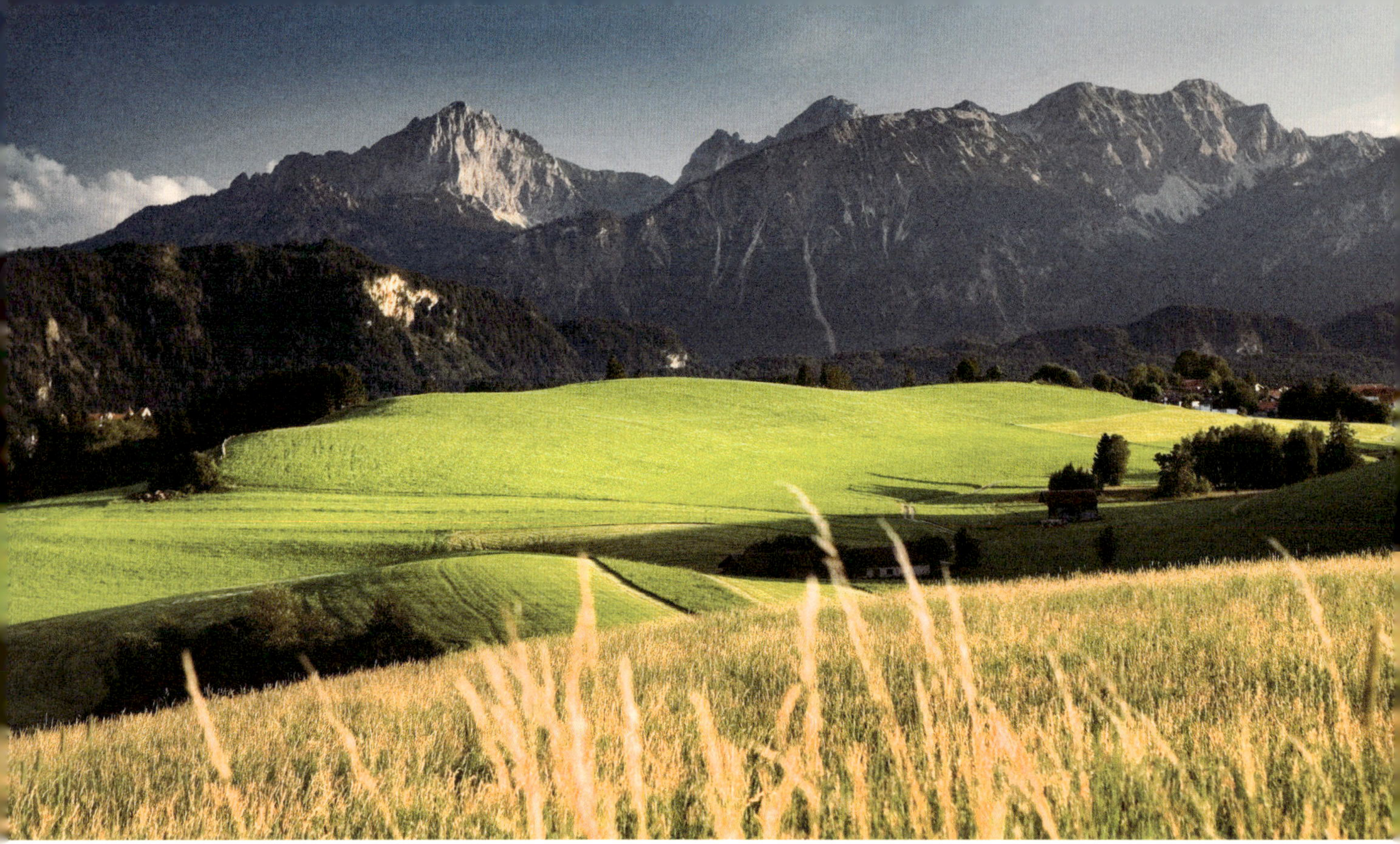

Kapital
gesunde Umwelt

Die Besprechung der Essgewohnheiten war ein weiterer Schritt zu einer Veränderung komplexer Beschwerden. Eine ausführliche Besprechung der Zusammensetzung des Nahrungsangebotes und der Auswahl der Nahrungsmittel ist eine fundamentale Angelegenheit, um eine für den Betroffenen passende Ernährung oder eine Änderung derselben zu erreichen. Ein besonders wichtiger Aspekt zur Einflussnahme auf eine Optimierung des Geschehens im Darm waren die Umstände, wann und wie die Nahrung aufgenommen wurde: die Form der Nahrungsaufnahme – hastig, zwischendurch, so nebenbei oder zu nächtlichen Unzeiten.

Ein Gespräch über das, was mit unseren Botenstoffen, Verdauungssäften und Darmbakterien geschieht, war ein wesentlicher Wegweiser zu einem Therapieerfolg. Die Zusammensetzung der notwendigen, der gesunderhaltenden oder der leider auch krankmachenden Darmkeime, dieses Darmmikrobiom, ist offensichtlich ein wesentlicher Faktor für unseren körperlichen und möglicherweise auch psychischen Zustand. Dieses Geschehen ist ein Forschungsgebiet verschiedener medizinischer Hochschulzweige. Ein Team um den Wissenschaftler Professor Peter Holzer an der Universität Graz arbeitet zu diesem Thema. Eine seiner Aussagen zu dieser Materie ist folgende: *„Die Mikroben im Darm stellen ein riesiges Ökosystem dar, dessen Bedeutung für Gesundheit und Krankheit erst allmählich ins Bewusstsein rückt.“* Ein klarer Hinweis, dass im Darm nicht nur die Verdauung abläuft, sondern dass dabei noch weitaus mehr geschieht und beträchtliche Informationen an unser Immungeschehen und an den Stoffwechsel erfolgen!

DAS ÜBERGEWICHT UND DIE FALSCHEN PROPHETEN: VOM JÄGER ZUM STUBENHOCKER

Das Problem Übergewicht ist uns selbst wie unserer Umgebung alles andere als unbekannt. Dieses Phänomen scheint sehr vielschichtig zu sein – Ursachen werden gesucht. Gene, Botenstoffe, Hormone und von den Genen unabhängige Schaltzustände werden herangezogen, um dieses zunehmende Übel in den Griff zu bekommen. Mit großer Sicherheit – aber zum Leidwesen von so vielen Menschen – folgen wir bei der Gewichtszunahme dem Signal unserer Gene. Wir wurden durch unsere Entwicklungsgeschichte in Hunderttausenden von Generationen auf die notwendige Nahrungsaufnahme programmiert und dies ohne Überfluss an Nahrung und verbunden mit beträchtlicher körperlicher Anstrengung. Um ein Tier zu erlegen, waren die Waffen bescheiden, die Wege weit. Das Erbeuten tierischer Nahrung und das Sammeln von pflanzlichen Produkten waren mit Leistung verbunden. Bei Erfolg konnte Nahrungsenergie zugeführt und im Körper gespeichert bzw. verbrannt werden. War das Angebot saisonal günstig oder die Jagd erfolgreich, legte der Körper Reserven an. Häufig gab es aber auch Mangel: Es herrschte Hunger und die kargen Reserven wurden nach und nach aufgebraucht. Die Signale Bewegen, Sammeln und Speichern (bei Überfluss) prägten sich in unser Stammhirn und in unsere Gene ein. Diese Programmierung ist auch heute noch vorhanden. Somit ist tatsächlich unsere Natur schuld am „Zuviel“ auf der Waage. Wir haben uns durch den vorhandenen Überfluss vom Jäger zum Stubenhocker entwickelt und erfahren dadurch das falsche Endergebnis: Übergewicht.

Hier liegt die genetische Ursache, weshalb keine der Wunderdiäten funktioniert und es zum Jo-Jo-Effekt kommt. Aus unserem Stammhirn kommt beim Hungern und bei Diäten die Information „Einspeichern bei Überangebot". Wird dann eine einseitige Diät durchgeführt, kommt es zum Abbau von Muskeleiweiß und es wird noch weniger Energie verbraucht. Der Grundumsatz wird reduziert. Fehlt möglicherweise noch die entsprechende Bewegung, wird sich eine konsequente kalorienreduzierte Ernährung vielleicht auf der Waage zeigen. Die Anzahl der Fettzellen im Bauchbereich nimmt allerdings nicht ab und beim nächsten „Nahrungsnachschub" wird eingelagert. Die Einlagerung des Bauchfettes ist aber der intensivste Risikofaktor für Herzerkrankungen und Diabetes. Dank der Ur-Information in unserem Gehirn wird, wenn wir unsere Essgewohnheiten nicht ändern und/oder Bewegungsmangel auftritt, noch heftiger eingelagert – und dies selbst bei geringerer Nahrungsaufnahme.

Gesundheit geht durch den Magen

Daraus ergibt sich folgender Ratschlag: Machen Sie keine Crashdiäten, sondern stellen Sie Ihre Essgewohnheiten konsequent um und bewegen Sie sich mehr. Auf diese Weise lassen sich gute Ernährungsmuster antrainieren, ohne auf Genuss verzichten zu müssen. Die Frage muss lauten: Wie ist das Verhältnis von Energieaufnahme und -verbrauch? Das soll kein Kalorienzählen werden und schon gar keine Sammlung von Verboten. Denn sobald etwas verboten ist, denken wir vermehrt daran und fallen eher in alte Gewohnheiten zurück. Mir ist klar, dass derartige Ratschläge nicht einfach umzusetzen sind. Aber genussvoll und bewusst zu essen, ist wichtig. Die Stimmung von Fastenden kann auch für die Umgebung eine Pein sein. Nachvollziehbar, stehen doch durch die Ur-Informationen Nahrungsmangel und Hungersnot für Lebensgefahr. Wir müssen die Lebenslust erhalten oder unter dem Motto „Lebenslust ja, Lebens- und Ernährungsfrust nein" aufbauen!

Aus dem bekannten Wissen, dass die Basis für Übergewicht schon in den ersten Lebensjahren gelegt wird und betroffene Kinder im Erwachsenenalter durchwegs an Fettleibigkeit leiden, wäre ein Vorsorgegedanke gerade im Kleinkinderalter angebracht. Den Bewegungsdrang der Kinder zu unterstützen und so früh wie möglich mit bewusster Ernährung zu punkten, ist gleichbedeutend mit gut investierter Vorsorge. In dieser Entwicklungsphase beeinflussen wir die Kinder durch unser Vorbild. Bauen wir für und mit den Kindern an einem Fundament, das später Lebensqualität bringt! Erfreulicherweise wird die Kneipplehre an bestimmten Kindergärten, wo es zertifizierte

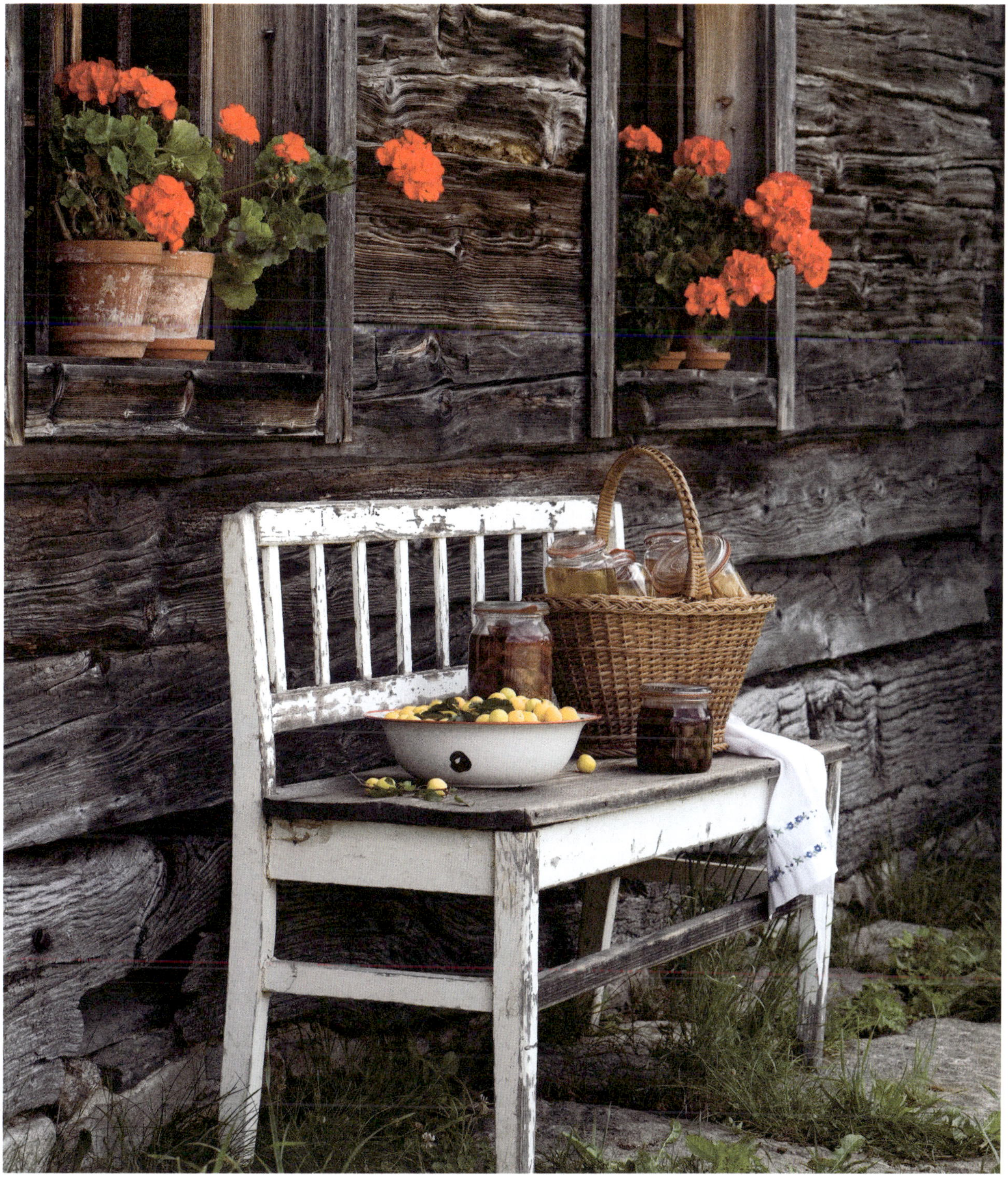

Ausbildungsrichtlinien gibt, spielerisch und pädagogisch wertvoll weitergegeben. Die von den Kindern gezeigte Begeisterung ist ansteckend – nicht selten geschieht es, dass die Kinder daheim selbst erzieherisch auftreten. Sie erzählen Eltern und Geschwistern von ihren Erfahrungen, die sie im Kindergarten machen durften.

WAS IST DRIN UND WAS SOLL NICHT REIN

Die Freude am Essen zu verlieren, ist aus meiner Sicht eine menschliche Katastrophe. Wenn aber keine Zuwendung zu den Nahrungsmitteln besteht, werden diese auch nicht geachtet. Wir sollten uns über den Schatz an regionalen und saisonalen Lebensmitteln bewusst werden und das wunderbare Nahrungsangebot genießen. Wenn diese Nahrungsmittel Produkte aus der Region sind, ist deren Wertigkeit gewiss höher als bei Grundnahrungsmitteln, welche um die halbe Welt transportiert werden. Das fängt bei unserem hochwertigen Quellwasser an und hat auch bei Obst, Getreide und Fleisch seine Gültigkeit.

Die wertvollste Methode für eine gesunde Ernährung ist also die Verwendung und Verarbeitung saisonaler und regionaler Produkte, um wieder eine Beziehung zu unseren Nahrungsmitteln aufzubauen – und eine entsprechende Portion Zeit. Zeit ist die besondere Zutat.

Die eigene Bearbeitung eines Nahrungsmittels bringt auch einen ganz anderen Bezug zum Produkt mit sich; sein Wert wird anders gesehen. In Gesprächen mit Schülern über das Thema Ernährung erlebe ich oft ein absolutes Unwissen. Ich empfinde es als großes emotionales Defizit, wenn Jugendliche sich nicht vorstellen können, aus welchen Rohprodukten eine Speise zubereitet wird – sie kennen häufig nur das Fertigprodukt. Fertigprodukte („Convenience Food") lassen sich von verschiedenen Seiten betrachten: Was kosten solche Präparate, was erspare ich mir an Zeit, wie ist die Qualität, der Geschmack? Bei allen diesen Aspekten ist aber auch die Frage nach den ernährungsphysiologischen Qualitäten zu stellen. Ist es nicht bedenklich, wenn wir aus Gründen der „Qualität" zusätzlich zu den Mahlzeiten Nahrungsergänzungsmittel einnehmen müssen? Welche Zusatzstoffe an Geschmack oder Farbe sind für ein Fertigprodukt erforderlich, was ist an Vitaminen und Mineralstoffen vorhanden? Sie meinen, Kochen sei kompliziert? Die Freude daran und die Erfahrung werden uns bestärken – und Sie müssen ja auch nicht komplett auf vorbear-

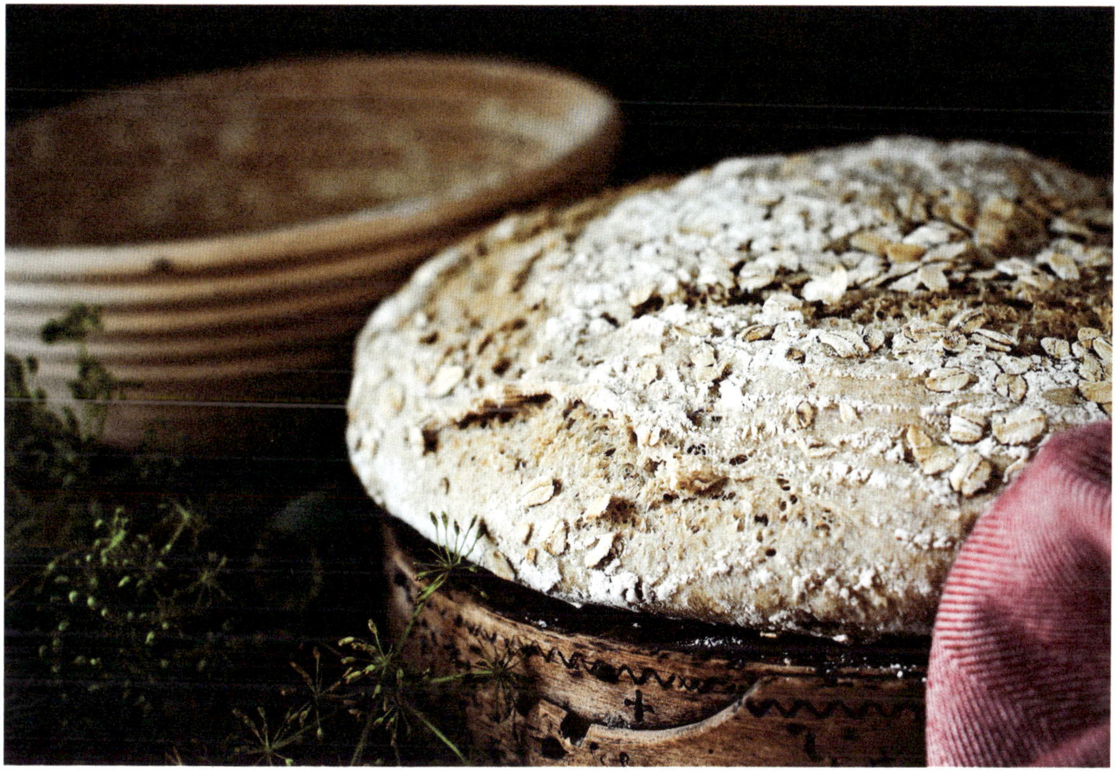

beitete Nahrungsmittel verzichten. Diese stehen uns nun einmal zur Verfügung, und auch hier ist die Frage nach der Häufigkeit bzw. Dosis entscheidend. Mein Anliegen ist es, nicht mit dem Zeigefinger zu fuchteln, sondern Bezug und Achtung zu vorhandenen Nahrungsmitteln aufzubauen. Verwenden Sie manche dieser Fertigprodukte, kombinieren Sie sie immer wieder mit frischen Lebensmitteln – und es entsteht eine enge Beziehung zur Natur und zu Naturprodukten. Verfolgen Sie diese Gedanken weiter und freuen Sie sich über unser Nahrungsmittelangebot und den Wohlstand, welchen wir haben. Und noch ein Gedanke für Sie: Wann haben Sie sich das letzte Mal die Zeit nehmen können, mit Ihrer Familie gemeinsam zu essen und/oder gemeinsam ein Essen zu kochen? Die berufliche bzw. schulische Situation hat bestimmt Einfluss auf die Nahrungszubereitung und die gemeinsame Nahrungsaufnahme genommen. Kommt es doch wieder einmal zu einem gemeinsamen Essen, ist dem Koch Lob und Dank auszusprechen und sein Bemühen zu bewundern.

„Unser täglich Brot gib uns heute"

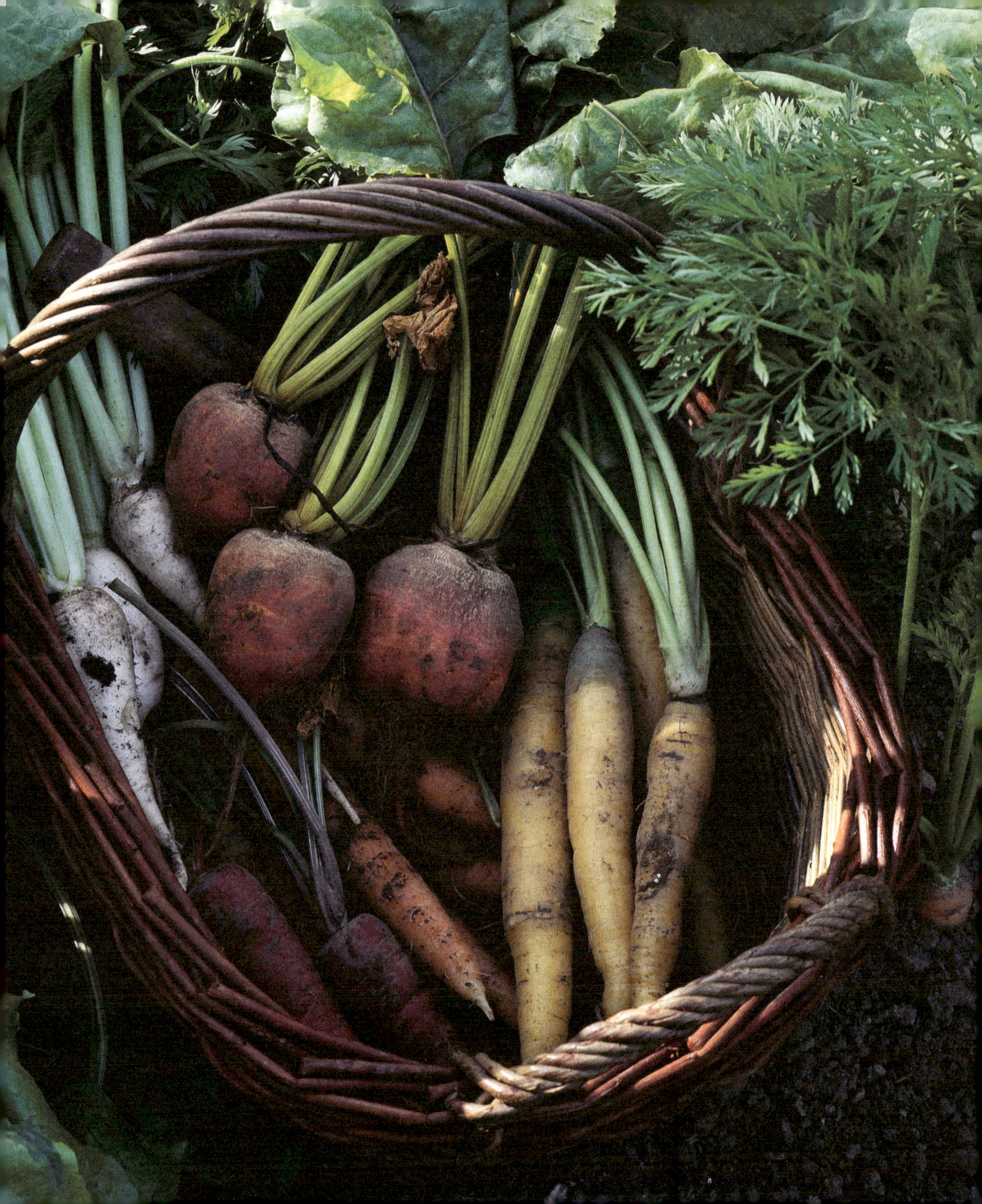

ÄNDERUNG DER ERNÄHRUNGSGEWOHNHEITEN

Ein Umstieg von zu fetter Ernährung auf ballaststoffreiche Nahrungsmittel und von einem nicht idealen Verhältnis kohlehydratreicher Produkte zu fetthaltigen Speisen zu einer ausgewogenen, vollwertigen Ernährung ist in der Regel immer sinnvoll. Allerdings werden bei einigen „Diäten" gemeinsam mit den Fetten auch wichtige Eiweiße vom Speiseplan eliminiert. Resultat dieser Eiweißreduktion ist dann zwangsweise der Abbau von wertvoller Muskelmasse.

Die wirkungsvollsten Ratschläge: so einfach, naturbelassen und unverfälscht wie möglich zu essen. Die Ernährung bzw. ungünstige Ernährungsgewohnheiten sollen schrittweise umgestellt werden – unter dem Motto: Das Wichtigste ist der Essgenuss und dieser gelingt, ohne Frust zu erzeugen, mit weniger Fett, zunehmend Gemüse sowie Obst und vermehrt Vollkornprodukten. Ganz besonders habe ich meine Patienten immer auf saisonale Produkte hingewiesen. Von den landwirtschaftlichen Betrieben und Gemüsebauern unserer Regionen können wir frische Ware beziehen. Gemüse und Obst, saisonal geerntet, hat hohe Qualität und durch die geringen Transportwege auch ökologische Vorteile für unsere Umwelt. Regionale und saisonale Produkte bringen ernährungsphysiologisch wertvolles Obst, Gemüse und hochwertige Fleischprodukte auf unsere Teller.

Es gibt ja immer wieder verschiedene Ernährungsempfehlungen, begründet durch das Verlangen, Nahrungsmittel so natürlich wie möglich zu verwenden. Eine Richtung dieser Ratschläge und Reformgedanken war die Empfehlung zur sogenannten Vollwertkost. Im Vollkornmehl sind wertvolle Inhaltsstoffe wie Vitamine, Aminosäuren und Mineralstoffe enthalten. Auch Kneipp betonte damals, dass Nahrungsmittel so naturbelassen wie möglich sein sollten und beschreibt den gesundheitlichen Wert von kleiehaltigem Vollkornmehl aus seiner Erfahrung heraus: *„Jede Dienstmagd wirft die Kleie den Schweinen vor, die Kleie, die, ich möchte sagen, gesundere und kräftigere Nährstoffe enthält als das Mehl selbst. Viel vernünftiger würde diejenige Hausmutter handeln, welche die nahr- und heilkräftige Kleie nähme und dieses edle, nahrhafte und gesunde Heilmittel ihren schwachen Kindern gönnte."* Hier sehen Sie die großartige Beobachtung, welche der

Ein Korb voller Lebensenergie

Bin ich ein Glücksschwein?

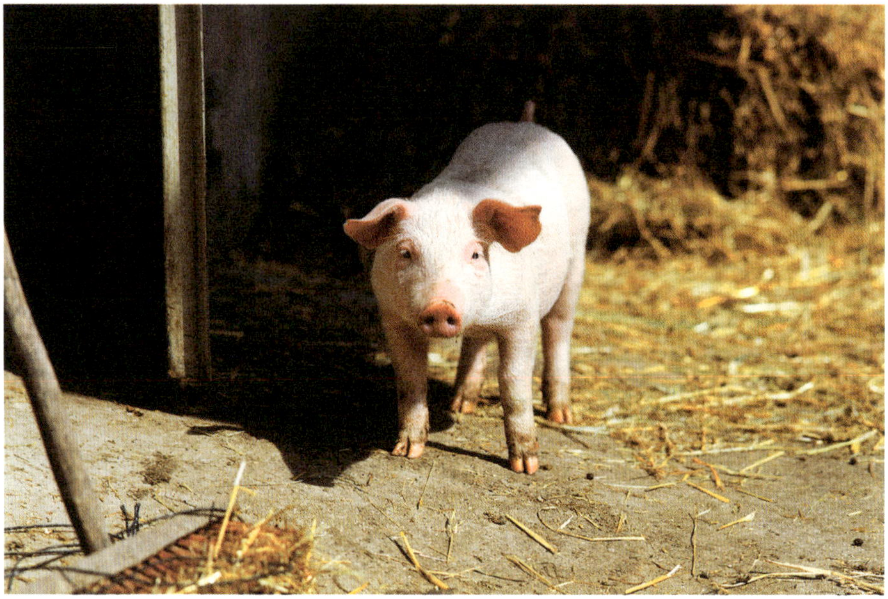

Kneipptherapie-Ernährung einst und jetzt ihren Wert gibt. *„Dass wir Alle doch wieder einfacher, genügsamer, natürlicher zu werden strebten! Gott gebe es; viel hängt davon ab!"* Sie sehen, wie modern Kneipps Empfehlungen sind. Wie bei vielen über Generationen erprobten Anregungen haben wir die Möglichkeit, diese Ideen zu leben. Die Anwendung von vitalstoffreichen Produkten aus naturbelassenem Getreide ist gleichbedeutend mit der Aufnahme von Lebensenergie.

Bei jeglicher Ernährungsberatung ist Bewegung als unterstützendes Element eingebunden. Bewegung ist ja ein wichtiger Motor für die Durchblutungsvermehrung der Eingeweide und dadurch ein zusätzlicher Nutzen für die Darmgesundheit. Welchen Nutzen sogenannte Reduktionstage oder ein vernünftiges Fasten bringen, davon werden Sie noch an anderer Stelle lesen. Als Gedankenabschluss eine Empfehlung von Goethe: *„Von der Gewalt, die alle Wesen bindet, befreit der Mensch sich, der sich überwindet."* Unsere zu nützende Chance liegt dabei bereits in der Vorsorge. Es braucht, wie schon angedeutet, keine besonderen Diäten. Einfache Änderungen der Essgewohnheiten und/oder der Nahrungszusammensetzung geben den Heilanstoß. Ein Darm, dessen Funktion wieder optimiert wurde, generiert fühlbares Wohlbefinden.

Daraus ist auch ersichtlich, dass wir bei bewusster Ernährung keine Nahrungsergänzungsmittel benötigen, sondern nur eine gezielte Dosisänderung an Energiegehalt und eine Änderung der Zusammenstellung unserer Mahlzeiten. Wieder gilt: Die Dosis ist das Wesentliche. Genießen ist der Auftrag! Genießen Sie öfter ein gemeinsames Mahl mit der Familie und Bekannten, ein gutes Glas Wein – und Ihre Lebensfreude wird zunehmen. Eingefahrene Essgewohnheiten zu ändern, ist nicht einfach, aber das körperliche Wohlgefühl stellt ein wertvolles Endergebnis dieses Prozesses dar.

Ein Hinweis für die Ernährung unserer Zeit könnte sein: „Essen ist Medizin" und „Gesundheit ist essbar". Und an Paracelsus denkend, stimmt wiederum die Aussage *„Alles ist Gift, und nichts ist Gift, allein die Dosis macht's!"*

Für mich war es in der ärztlichen Praxis immer wieder ein Phänomen, wie bestimmte Kopfschmerzen und Stimmungsschwankungen durch eine Änderung der Ernährungsmodalitäten positiv beeinflusst werden konnten. Genussvolles und bewusstes Essen ohne Diätquälereien verbunden mit Bewegung waren eine sichere Empfehlung zu mehr Wohlbefinden.

So naturbelassen wie möglich

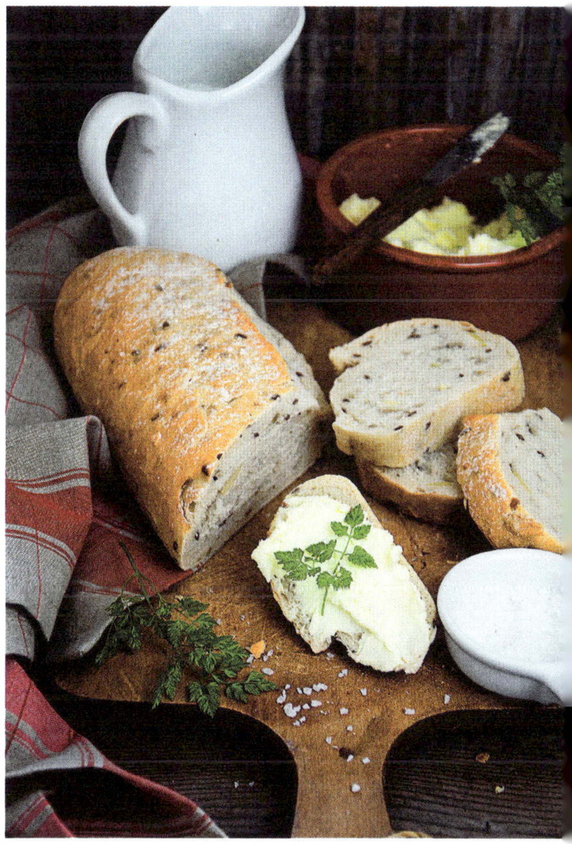

REDUKTIONSTAGE

Im Gegensatz zu früheren Zeiten leben wir – wie oben bereits erwähnt – in einem anhaltenden Überfluss von Nahrungsangeboten. Unser Verdauungstrakt befindet sich dadurch in einer Dauerbelastung. Fasten, der freiwillige Verzicht auf Nahrung, ist kaum noch gefragt – bei schlechtem Gewissen wegen beginnendem oder schon vorhandenem Übergewicht wird gelegentlich daran gedacht und irgendeine Diät versucht.

Mein Ziel ist es aber, Ihrem Körper, dem Darm und der Leber Entlastungstage anzubieten und Ihnen einen Weg zu empfehlen, von welchem ich sicher bin, dass er Sie an ein gutes Ziel führen wird. Wesentlich ist unter Umständen die Änderung der Lebenseinstellung und eine einfache Änderung der Lebensweise. „Einfach gut leben" mag ein Losungswort sein, welches Sie leiten kann. In diesem

Sinne darf ich auch auf *ServusTV* Empfehlungen aufzeigen und versuchen, Begeisterung für bewusste Lebenseinstellung weiterzugeben. Das Endergebnis ist ein Vorteil für den gesamten Organismus und sein Immunsystem.

Meine Empfehlung ist, einmal pro Woche (oder vorerst alle 10 bis 14 Tage) einen Reduktionstag einzuführen. Reduzieren bedeutet verkleinern, einschränken oder auf ein rechtes Maß zurückführen – das soll keine Drohung sein. Essen soll eine bewusste Aktion sein – oder wieder werden. Dazu wäre ein solcher Reduktionstag (oder auch Entlastungstag) mehr als angesagt.

An dieser Stelle müssen wir gedanklich nochmals auf das Zuviel zurückkommen. Die Verdauung beginnt schon beim Kauen und wird im Magen fortgesetzt. Bei zu großem Angebot wird der Inhalt noch nicht optimal vorbereitet in den Darm weitergeleitet und sollte hier weiter verstoffwechselt werden. Ein ständig überfüllter Darm kommt allerdings mit seiner Aufgabe der weiteren Zerlegung des ankommenden Nahrungsbreies aus dem Magen nicht zurecht – es kommt zu einer Veränderung in der Zusammensetzung der helfenden Darmbakterien. Diese Veränderung wird Fehlbesiedlung (Dysbiose) genannt. An einem Reduktionstag wird der Nachschub gezielt vermindert. So wird dem Verdauungstrakt, insbesondere unserer Leber, Erholung angeboten. Die Durchführung eines solchen Tages ist ganz einfach; das Wichtigste vorab ist Ihr persönliches Wollen. Versuchen Sie z. B. einen Kartoffeltag: morgens ein Joghurt mit etwas Obst, mittags eine Mahlzeit mit Kartoffelgröstl oder Bratkartoffeln, gewürzt mit Kräutern aus Ihrem Garten – mit ganz wenig Öl und ohne Salz zubereitet – und einen Salat; am Abend nochmals Kartoffeln in der Schale mit Kräutertopfen. Zwischendurch bei Hungergefühl ein Glas Wasser. An solchen Erholungstagen sollte viel Wasser getrunken werden. Eine Kanne Kräutertee, vielleicht mit etwas Zitrone oder Ingwer geschmacklich aufgebessert, sollte mit dem Wasser zusammen ein Angebot von etwa zwei Litern ergeben. Sie werden an solchen Reduktionstagen einen vermehrten Harnabgang bemerken. Die ideale Menge an Flüssigkeitsaufnahme, Wasser und Tee, können Sie an der Farbe des abgehenden Urins erkennen. Dieser sollte hell bis wasserklar sein, dann erfolgt eine sehr gute Spülung durch die Nieren. Ideal ist an solchen Tagen auch eine gezielte äußerliche Anwendung von Wasser, als Leberwickel oder durch bestimmte Güsse oder Wassertreten. Vielleicht genießen Sie auch ein erholsames Bad mit Kräuterzusätzen. Nehmen Sie sich

KLEIENBROTREZEPT NACH KNEIPP

„Man lässt in der Mühle den Weizen/Roggen mahlen mitsamt der Kleie. (Unter Kleie versteht man den Abfall, welcher beim Mahlen von Getreide anfällt. Dieses Produkt aus den Bestandteilen der Schale und dem Keimling bleibt beim Absieben des Mehles zurück.) *Die Müller tun dies nicht gerne und wer sich eine der extra hierzu bestehenden Schrotmaschinen kaufen kann, ist am besten dran. Von dem Kleienmehle nimmt man 1–4 Kilo (je nachdem man für wenige oder mehrere Personen zu backen hat) in eine Schüssel und macht mit heißem Wasser einen Teig an, der über die Nacht an einem mäßig warmen Orte stehen bleibt. Weder Sauerteig, noch Salz, noch anderes Gewürz darf an den Teig kommen. Am anderen Tage formt man aus dem Teige kleinere, länglich runde Laibchen oder Wecken, bringt sie in den wie zum Backen gewöhnlichen Brotes geheizten Backofen und lässt sie 1 ¼ bis 1 ½ Stunden in der Hitze. Sogleich beim Herausnehmen legt man das gebackene Brot auf 3–4 Minuten in siedend heißes Wasser und lässt es bis zur völligen Durchdringung Wasser einsaugen. Dann kommt es zur Trocknung nochmals kurze Zeit in den Ofen. Diese Manipulation habe ich von einem Trappisten erfahren …, dass diese Art des Backens die Beste sei."*

Der Geschmack, gibt auch Kneipp zu, sei zwar etwas gewöhnungsbedürftig, aber er beobachtete bei vielen Magen- und Verdauungsbeschwerden wertvolle Heilerfolge.

Bei vielen gesundheitsbewussten Menschen ist die häusliche Zubereitung verschiedenster Brote heutzutage eine besondere Form naturbelassener Ernährung. Erfahrungen und Rezepte werden ausgetauscht und der Genuss selbstgemachten Brotes vermag dessen Wert hervorzuheben. Zwar ist nicht in jedem Haushalt Brotbacken möglich, aber es gibt Gott sei Dank auch noch bodenständige Bäcker, welche herrliche Brote zubereiten und nicht aus konservierten Teiglingen eine Art Brot zum Verkauf anbieten. Selbst für die Gesundheit und Lebensfreude zu sorgen, ist in den fünf Säulen von Kneipp ideal verpackt und mit einfachsten Mitteln ohne besonderen Aufwand durchzuführen.

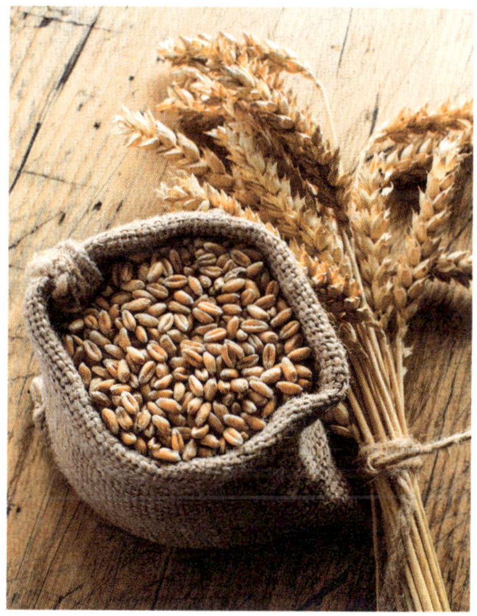

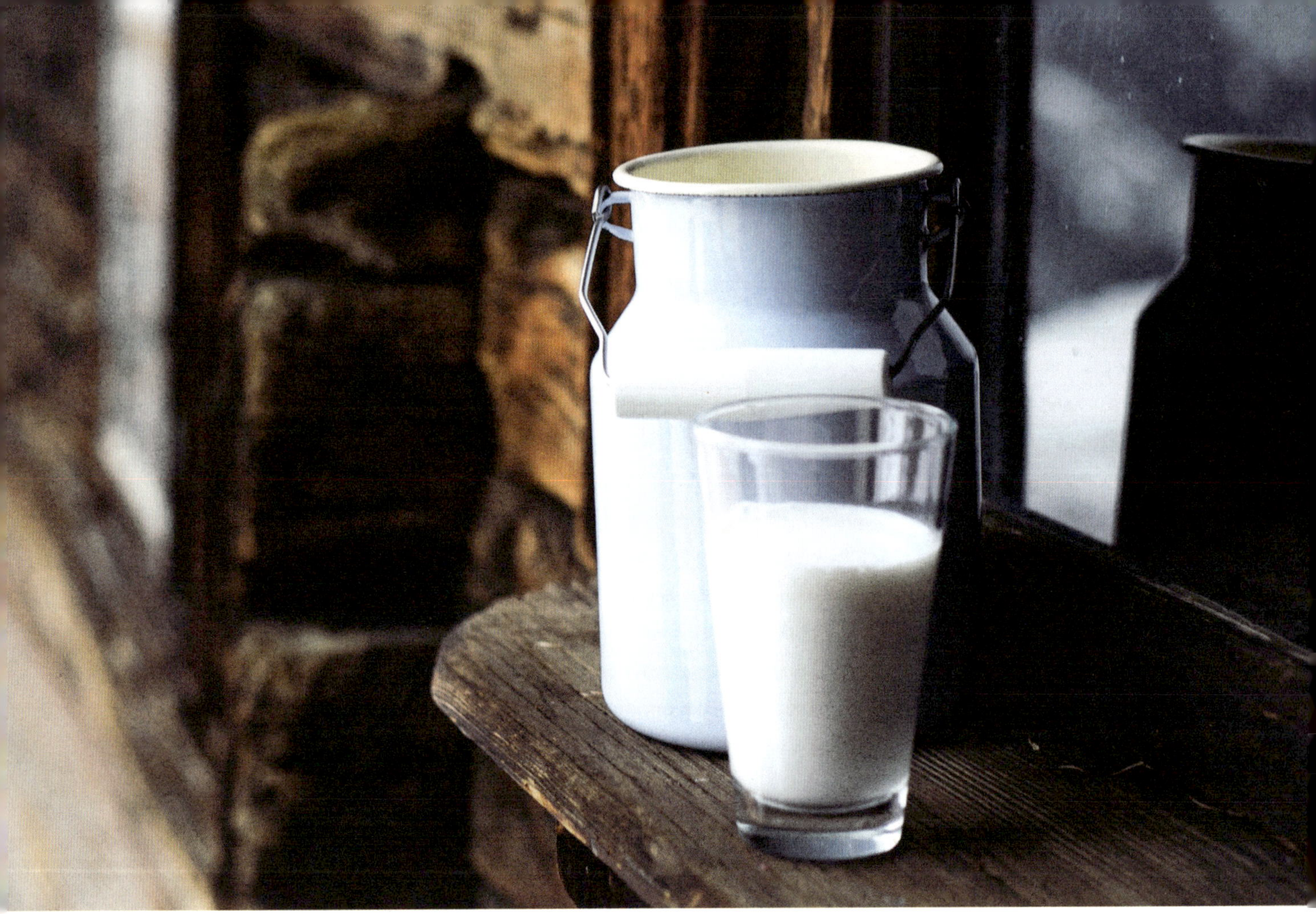

Ein wertvoller Energie- und Mineralstofflieferant: Milch

Zeit, um Ihrem vegetativen Nervensystem zusätzlich Erholung anzubieten. Möglicherweise stellt Bewegung im Rahmen einer kleinen Wanderung einen besonderen Wohlfühlfaktor für Sie dar. Somit hätten Sie die Möglichkeit, alle fünf Säulen der Kneippmedizin anzuwenden. Am nächsten Tag werden Sie sich mit Sicherheit sehr gut fühlen. Sollten Sie diese Reduktionstage regelmäßig durchführen, werden Sie sie nicht mehr missen wollen. Wie immer bei Kneipp gibt es nur wenig an Vorsätzen, diese sollten aber regelmäßig eingehalten werden – und Sie können dieses Wellnessprogramm dann bewusst ausbauen. Bei einer Veränderung der Lebens- und Essgewohnheiten verspüren viele Personen bei Nahrungsaufnahme wieder das Empfinden, „voll" und „satt" zu sein. Insgesamt entsteht eine andere Sicht auf Ernährung – und diese wollen wir ja auch erreichen.

Weitere Vorschläge zu solchen Erholungstagen: Planen Sie einen Obsttag oder einen Obst-Gemüse-Tag, einen Tag, an dem Reis das Hauptprogramm bestimmt, oder einen Haferflockentag. Denken Sie auch einmal an einen Sauerkrauttag, einen Milchtag oder einen Semmel-Milch-Tag. Mit Sicherheit fallen Ihnen noch andere Möglichkeiten – und einfache Rezepturen – ein. Wenn so ein Reduktionstag zu einem regelrechten Regenerationstag für Körper und Psyche geworden ist, können Sie versuchen, schon am Vorabend mit Teetrinken zu beginnen und eventuell mit Glaubersalz eine abführende Wirkung zu erzeugen. Eine solche Entleerung bringt dem Darm zusätzlich einen Gewinn. Vielleicht realisieren Sie diese Idee zusammen mit Angehörigen oder Freunden und können mit ihnen gemeinsam Rezepte austauschen – sei es von Teemischungen oder Nahrungszubereitungen – und möglicherweise für das kommende Wochenende einen gemeinsamen Ausflug mit feinem Abschluss in einem guten Gasthaus mit bodenständiger Kost planen. Denken Sie daran: so frisch, so saisonal und naturbelassen wie möglich. Wenn Sie das Gefühl haben, an diesen Reduktionstagen einen unangenehmen Mundgeruch auszuströmen, gurgeln Sie mit etwas Apfelessig in einem Glas Wasser, kauen ein Stückchen Zitrone oder ein Basilikum- oder Salbeiblatt. Sollten Sie jetzt überzeugt sein und vielleicht 30–40 Mal im Jahr einen dieser Erholungstage durchführen, so eröffnen Sie sich einen gewaltigen biologischen Vorteil, eine regelrechte Gesundheitsquelle. Dann könnte sich bei Ihnen möglicherweise einmal der Gedanke einstellen, tatsächlich richtig fasten zu wollen; über einige Tage wird Ihnen das sicher leicht gelingen. Fastentage sind weitere Maßnahmen zur Gesundheitsvorsorge und bewirken einen günstigen Abbau von Zellen im Körper, welche eine Neigung zur Entartung haben.

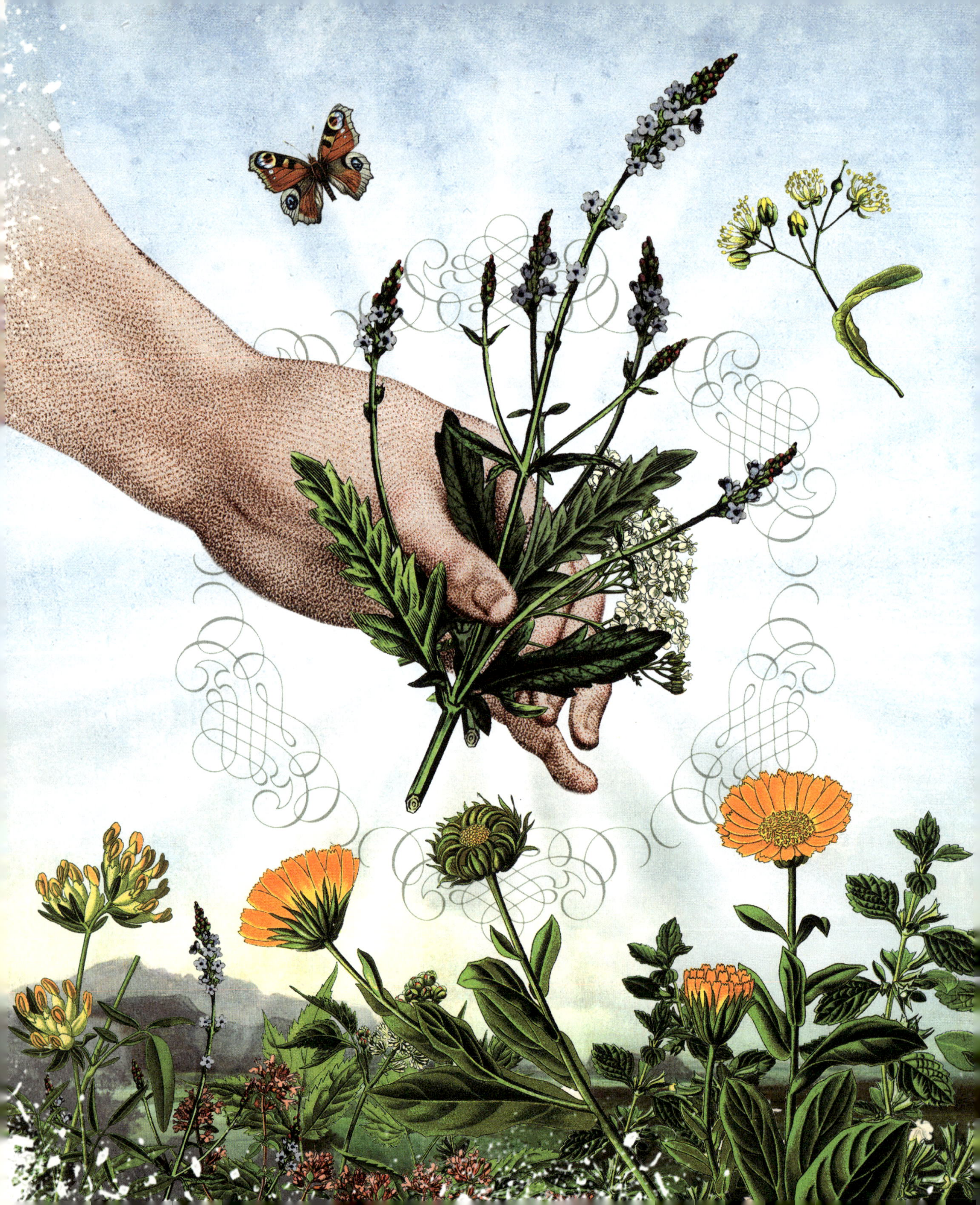

PFLANZEN HEILKUNDE

„DIE ERKENNTNIS UM DIE HEILKRAFT DER PFLANZEN IST DIE ERFAHRUNG UND DAS ERBE ALLER MENSCHEN.“

Paracelsus

Während meiner Internatszeit – ich besuchte das humanistische Gymnasium in St. Rupert am Kreuzberg bei Bischofshofen im Pongau – bekam ich zufällig ein Büchlein mit dem Titel *Die Kneipp-Kräuterkur* in die Hand. Als zwar nicht sehr fleißiger, aber naturkundlich interessierter Schüler habe ich mit Begeisterung darin gelesen. Diese geheimnisvolle Verbindung der seit Jahrtausenden erfolgten Anwendung von Pflanzen als Nahrungsmittel, als Heilmittel und auch als schädigende Drogen war für mich höchst spannend.

Pflanzen und die damit verbundene Volksheilkunde begannen mich wahrlich zu begeistern. Diese Darlegung medizinisch-therapeutisch-pharmakologischer Fragen war für mich ein Geheimnis, welchem ich näherkommen wollte. Warum und wozu bestehen die Pflanzen aus bestimmten Substanzen? Ein Urgrund dieser pflanzlichen Stoffe muss doch zu deren eigenem Leben und Nutzen sein. In keiner Weise wollte ich das Vorhandensein bestimmter Stoffe als gegebenes Wunder der Natur hinnehmen.

Zu Kneipps Lebzeiten gab es noch so gut wie keine chemischen Medikamente – die Hilfe kam aus der Natur. Seit es Menschen gibt, sind Pflanzen Nahrungs- und Heilmittel. Dieser wertvolle Erfahrungsschatz ist allen Kulturen und Kulturkreisen gemeinsam. Entsprechende Aufzeichnungen sind schon in Keilschriften und Hieroglyphen vorhanden. Die Klöster als große Kulturträger haben immense Verdienste auf dem Gebiet der Heilwissenschaft. Schriftkundige Gelehrte, welche besonders in Klöstern und an Fürstenhäusern zu finden waren, überlieferten dieses Wissen. Auf diese Weise wurden allerdings auch so manche (Abschreib-)Fehler weitergegeben.

Blätter, Blüten, Früchte, Wurzeln – unsere Nahrungs- und Heilmittel

Das Ziel von Sebastian Kneipp war es, nicht nur den höheren Kreisen zu helfen, sondern alle hilfesuchenden Personen mit Heilwissen zu versorgen.

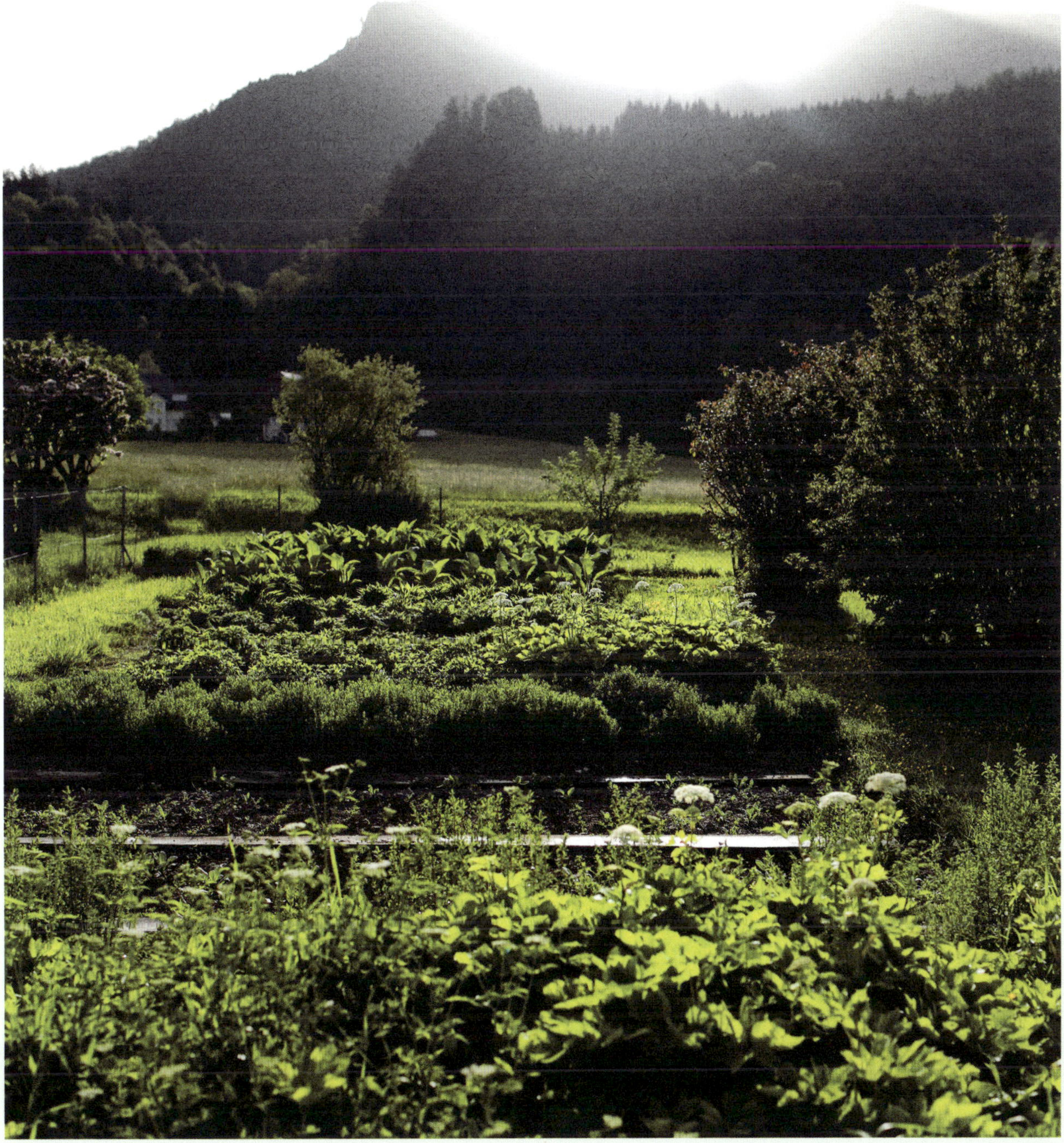

Offensichtlich aus den Grabenkämpfen mit aus dem ärztlichen Stande stammenden Personen heraus stellt Kneipp fest: *„Zu den Dingen, welche ich verabscheue und hasse, zählt die Geheimmittelei, die Krämerei mit Heilmitteln, welche als Geheimnis des Erfinders gelten."* Später schreibt er dann, was sein ganz besonderes Anliegen ist: *„Mein Büchlein ist ja in erster Linie für arme Kranke geschrieben, für welche ich auch, den Himmelslohn im Sinne habend, dieses opfervolle Handwerk treibe oder, wenn man will, Anderen ins Handwerk pfusche."*

LEBENSMITTEL VERSUS NAHRUNGSMITTEL

Hippokrates, der Freund ganzheitlicher Medizin, forderte: *„Eure Nahrung soll euer Heilmittel sein und euer Heilmittel soll eure Nahrung sein!"* Aus der Säftelehre ist diese Forderung verständlich abgeleitet, und auch für unsere Zeit ist diese Aussage von immenser Wichtigkeit, wenn wir bewusst leben wollen. Das gezielte Verwenden einzelner Gewürze oder von Gewürzkräutern bringt in unserem Verdauungssystem wertvolle Prozesse in Bewegung. Viele Kräuter und Gewürze erzeugen Speichelfluss – im Mund beginnt die Verdauung. Und womit können wir das Entstehen und Ausscheiden von weiteren Verdauungshilfen im gesamten Magen- und Darmbereich fördern? Denken Sie sich eine Wolke herrlichen Bratenduftes oder den Geruch einer Mehlspeise im Backrohr: Speichelfluss und emotionale Bewegungen Richtung Essplatz werden sich ganz automatisch einstellen.

Jegliche verzehrte Nahrung muss im Verdauungstrakt aufgeschlüsselt werden, damit sie für den Körper verwertbar wird. Somit ist es wichtig, dass wir hochwertige Lebens- und nicht nur Nahrungsmittel aufnehmen. Kaufen Sie Lebensmittel von hoher Qualität und setzen Sie Ihr Haushaltsgeld auf diese Weise sinnvoll ein.

HILDEGARD VON BINGEN UND KNEIPP? EINE OFT GESTELLTE FRAGE

Bei meinen Vorträgen wird oft nach dem Zusammenhang von Kneipp- und Hildegardmedizin gefragt. Sie war Ordensfrau und Äbtissin, Kneipp ein Pfarrer. Dies hat geschichtliche und auch geschäftliche Hintergründe, die ich kurz erläutern will. Von Hildegard, einer unglaublich gescheiten und sprachkundigen Frau, existieren lediglich fragmentierte Aufzeichnungen. Bei den meisten angeblichen Originalhandschriften handelt es sich jedoch lediglich um Abschriften. Diese beziehen sich inhaltlich in vielen Zügen auf die alte Klostermedizin oder auf Heilwissen aus Griechenland und Ägypten, wo die Wurzel der europäischen Medizinwissenschaft liegt. Somit sind in den Überlieferungen von Hildegard viele von jüngeren Autoren hinzugefügte Empfehlungen und Erklärungen enthalten. Dieses Erfahrungswissen wurde später von dem Salzburger Arzt Gottfried Hertzka gesichtet und bearbeitet. Zusammen mit dem Apotheker Max Breindl entwickelte Hertzka entsprechende Empfehlungen medizinischer Art und den Geschäftszweig der Hildegardmedizin. Ob die Urheberin heutzutage die Vermarktung ihrer „Hildegardmedizin" unterstützen würde, lässt bei mir große Zweifel aufkommen. Kneipp dagegen hat das Wissen seiner Zeit nicht nur gesammelt, sondern sogar verfeinert. Von den Unterlagen Hildegards hatte er keine Kenntnis.

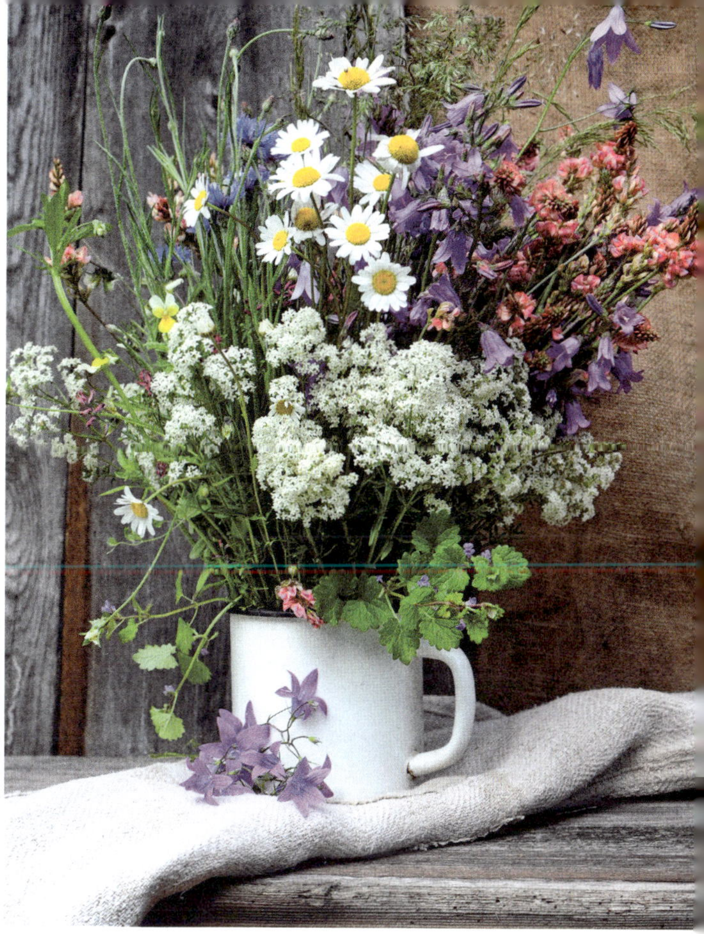

Eine Mischung für's Gemüt

DIE APOTHEKE DES WASSERDOKTORS: REGIONALE HEILKRÄUTER

Die Fürsorge für Körper und Seele war nach der Völkerwanderungszeit und der Gründung des abendländischen Mönchtums durch Benedikt von Nursia durchwegs eine klösterliche Aufgabe. In seiner *„Regula Benedicti"* fordert er: *„Die Sorge für die Kranken muss vor und über allen Pflichten stehen."* Hier liegt die Wurzel der Klosterheilkunde. Der sogenannte Bamberger Codex, das *„Lorscher Arzneibuch"*, ist ein Handbuch für den heilkundigen Mönch. Gegen Angriffe einzelner Theologen wider die ärztliche Tätigkeit von Mönchen verteidigt der Autor anhand von Bibelstellen die Pflicht, körperlich kranken Menschen zu helfen. Er empfiehlt eindringlich, den Menschen mit den von Gott geschaffenen Heilmitteln Hilfe angedeihen zu lassen. Zudem wird besonders auf heimische Pflanzen hingewiesen, welche kostengünstiger sind als orientalische. Zusätzlich ist es ein Anliegen des Verfassers, auch den armen Menschen Heilkunst zu ermöglichen, nicht nur einer wohlhabenden Klientel.

Auch für Kneipp war es ein großes Bedürfnis, der einfachen Bevölkerung die in der Region vorhandenen und bekannten Mittel als Heilmittel anzuempfehlen. Entsprechende Anweisungen sind in seinem Buch *Meine Wasserkur* im Abschnitt *„Apotheke"* aufgeführt.

Die Erfahrungen mit einzelnen Heilpflanzen, die Kneipp weitergibt, – also die Erfahrungsmedizin seiner Zeit – möchte ich mit der modernen Phytotherapie vergleichen und Sie für Zusammenhänge zwischen wahrgenommener Wirkung und wissenschaftlich bestätigten Mechanismen sensibilisieren.

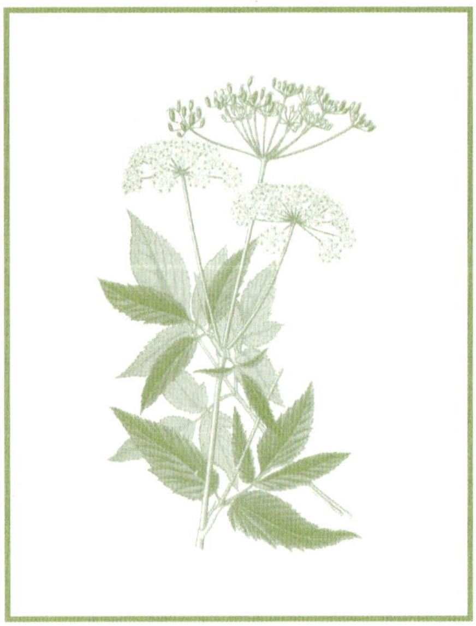

In unserem Kosmos ist alles miteinander verbunden. Wir sind eingebunden in die Natur und in ihre Gesetze. Aus der Tatsache, dass wir die Natur brauchen, aber die Natur nicht unbedingt uns, möchte ich den Denkanstoß geben, sich wieder mit den Geheimnissen der Natur auseinanderzusetzen. Es soll für uns sicht- und fühlbar werden, dass wir die Gaben der Erde – ob Wasser, Pflanze oder Tier – in einer bestimmten Ehrfurcht annehmen. Aus dieser Annahme sollen Achtung und Dankbarkeit entstehen, welche wir erleben und mit Begeisterung weitergeben. Vieles können wir schon aus Büchern oder anderen Medien erfahren. Mein Ziel ist es aber, Sie zum Erleben und eigenen Erfahren hinzuführen. Daraus soll auch eine Verantwortung der Natur gegenüber entstehen, die Überzeugung und zugleich erlebte Freude ist. Im Bereich der Pflanzenwelt besteht die Möglichkeit, diesen Zugang intensiv zu erleben und auszubauen.

Die aktuelle Pflanzenheilkunde ist eine moderne naturwissenschaftliche Therapieempfehlung, die symptombezogen oder auch ursächlich bei milden, in gewissen Fällen auch bei akuten oder komplementär bei chronischen Krankheiten anwendbar ist. Die hier beschriebenen Heilpflanzen könnten eine Option für Ihre pflanzliche Hausapotheke sein. Es ist ein kleines Fundament der Kräuterheilkunde, auf dem sie später auch aufbauen können.

Vielleicht ist folgende Aussage von Kneipp die passende Losung: *„Mit jedem Schritt und Tritt, welchen wir in der Natur machen, begegnen wir immer wieder neuen Pflanzen, die für uns höchst nützlich und heilbringend sind."*

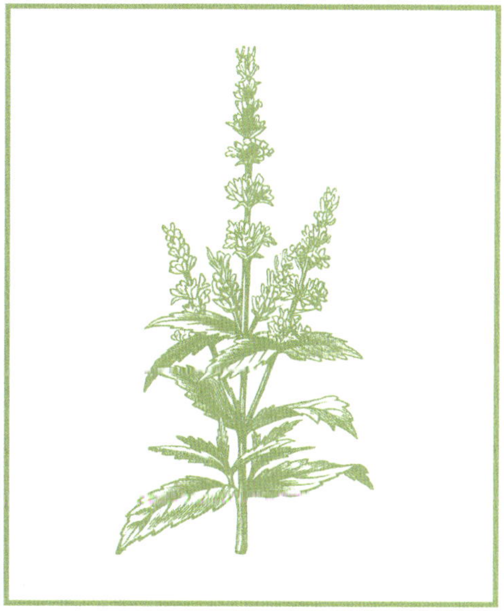

VORWEG: RISIKEN UND NEBENWIRKUNGEN

Es gibt, so musste ich immer wieder beobachten, fanatische Anwender der Pflanzenheilkunde, die jedes Antibiotikum verdammen und überzogene oder unverantwortliche Anwendungsempfehlungen geben. Ich war oft schockiert, wenn mir Patienten in meiner Praxis erzählten, welche verantwortungslosen und oftmals gefährlichen Ratschläge naturverbundene BeraterInnen gegeben hatten. Lang anhaltende Lungenentzündungen mit Krankenhausaufenthalten oder fatale Harnwegsinfekte mit Folgeschäden waren das Ergebnis. Sebastian Kneipp oder Hildegard von Bingen hätten den Wissensstand der modernen Medizin gewiss angenommen und mit Sicherheit keine gesundheitlichen Schäden verursacht.

Aus der Tradition und Erfahrung der Pflanzenheilkunde wissen wir außerdem, dass jede Wirksubstanz gewisse Symptome beeinflussen, heilen, aber auch Nebenwirkungen erzeugen kann. Dabei spielt die Erfahrung eine bedeutende Rolle, und es stellt sich die Frage nach der Dosis. Ein biologisches Gesetz besagt: Die Heilwirkung der bestimmten Dosis einer Arznei wird in ihr Gegenteil umgekehrt, wenn das Arzneimittel in hoher Dosis oder über lange Zeit eingenommen wird. Bei bestimmungsgemäßer Verwendung kommen negative Nebenwirkungen aber nur selten zustande. Betrachten wir die vier Phasen der Arzneiwirkung. Phase 1) sehr niedrige Dosis: Wir erfahren keinerlei Wirkung; Phase 2) niedrige Dosis: Die Heilwirkung setzt ein, wir befinden uns leicht über der Schwellendosis. Nun beginnt die sogenannte therapeutische Breite – die Wirkung liegt zwischen Schwellendosis und Maximaldosis. Phase 3) hohe Dosis: Wo vorher eine heilende Wirkung war, tritt jetzt eine schwache Giftwirkung auf; es zeigen sich pathologische Symptome; Phase 4) sehr hohe Dosis: Es kommt zu nicht wiedergutzumachenden Zellschäden. Seien Sie also

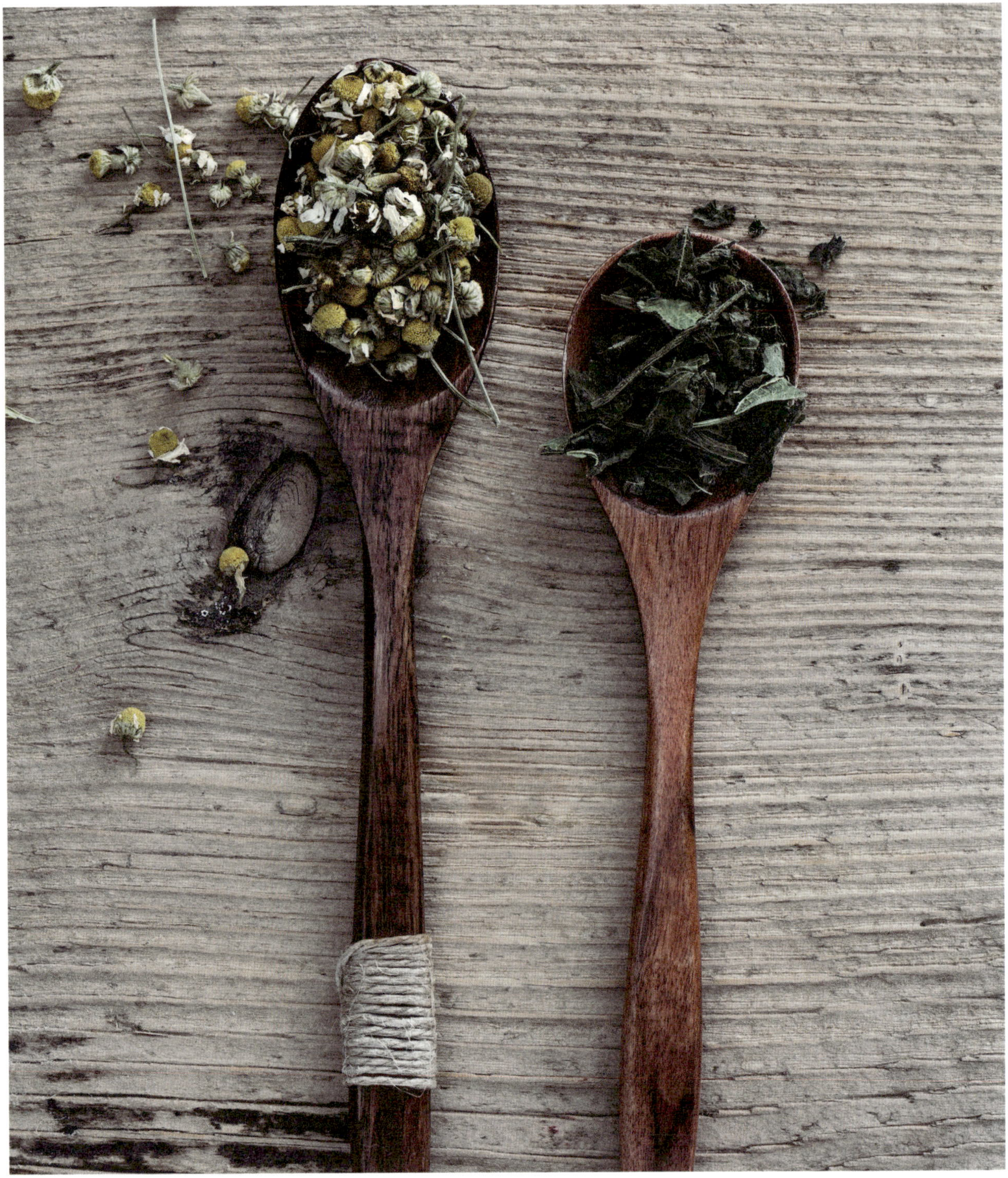

gewissenhaft im Umgang mit den Heilmitteln aus der Natur – und scheuen Sie sich nicht vor dem Gang zum Arzt oder Heilpraktiker.

ZU DEN EINZELNEN HEILKRÄUTERN UND HEILPFLANZEN

Ein Anliegen gleich noch einmal zu Beginn dieses Kapitels: Ist Ihnen ein Krankheitsbild bei sich selbst oder bei einer Person, die Sie betreuen möchten, nicht ganz klar, sprechen Sie mit Ihrem Arzt. Es soll Nutzen und kein Schaden entstehen!

Bei den Rezepturen werden Empfehlungen angeführt, die nicht von mir erfunden wurden, sondern es handelt sich dabei um überlieferte Zubereitungen, die durch deren Inhalt und/oder Geschmack eine entsprechende Wirkung hatten. Freilich habe auch ich experimentiert und nach meinen Empfindungen und Erfahrungen so manche Mischung zusammengestellt. In gleicher Weise können natürlich auch Sie sich Teemischungen ganz nach Ihrer Intuition und Geschmacksempfindung zusammenstellen. Ich würde Ihnen empfehlen, nicht zu viele Pflanzen oder Kräuter in einer Mischung zu verwenden, dabei aber immer an die ergänzende oder sich verstärkende Wirkung einzelner Heilkräuter zu denken. Der Geschmackssinn sollte ausschlaggebend sein, doch manche Pflanze für einen Gesundheitstee wird eben einfach bitter schmecken. Falls notwendig, können Sie mit Honig nachsüßen.

Die Dosis macht´s

In der freien Natur haben Sie viele Möglichkeiten, das ganze Jahr über Pflanzen zu ernten. Wenn Sie einige Blumentöpfe mit Teekräutern im Garten oder auf dem Balkon haben, ist die Chance gegeben, sich Tees mit frischen Kräutern aufzugießen. Und auch wenn Sie nicht krank sind: Tee entspannt, entschleunigt und ist eben – neben Medizin – auch Genussmittel.

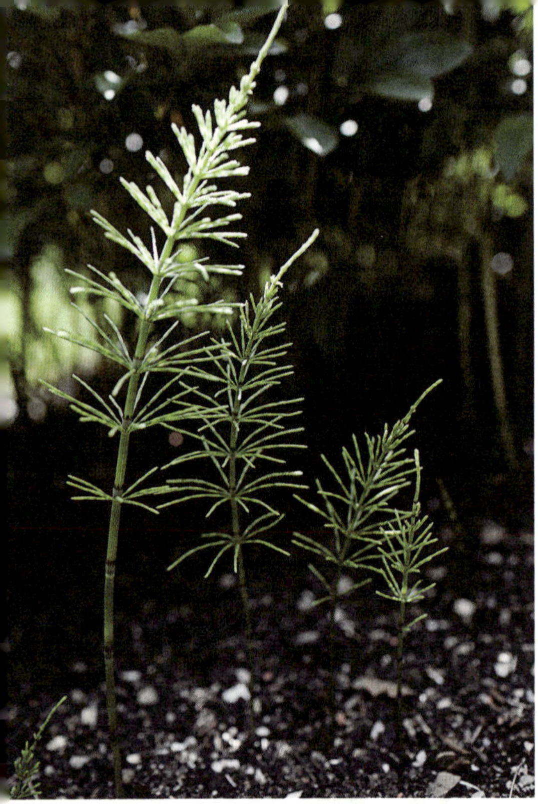

Ackerschachtelhalm (Zinnkraut)

Als Heilpflanze war der Schachtelhalm *(Equisetum arvense)* schon in den ältesten Schriften der Antike bekannt und wurde bei Husten und Blutungen verschiedenster Art empfohlen. In der Hausapotheke von Kneipp wird der Ackerschachtelhalm besonders bei Erkrankungen der Harnorgane und zur Reinigung und Heilung von Lunge und Bronchien empfohlen: *„Die vielseitige und vorzügliche Wirkungskraft dieses Heilkrautes kann nicht genug empfohlen werden. Es reinigt nicht bloß die Geschirre, weshalb es bei allen Hausfrauen als treffliches Putzmittel gilt, es reinigt und heilt auch innere und äußere Gebrechen des menschlichen Körpers."* Auf mich hat der Schachtelhalm insofern immer einen beachtlichen Eindruck gemacht, da er in der Vorzeit ein hoher Baum war und ein Großteil der Steinkohlenflöze aus Riesenfarnen, Schachtelhalmbäumen, Bärlappgewächsen und Moosen bestehen. Der Schachtelhalm hat einen Kieselsäuregehalt von über 90 Prozent. Kieselsäure hat einen besonderen Bezug zum menschlichen Bindegewebe und zu unseren schnell wachsenden Zellen von Haut, Nägeln und Haaren. An deren Veränderung lässt sich für einen ganzheitlich arbeitenden Arzt so manches erkennen, z. B. ein Elastizitätsverlust der Haut oder die Splissigkeit der Haare. Dadurch sind dann entsprechende therapeutische Ansätze gegeben.

Der Ackerschachtelhalm sollte im Frühjahr geerntet werden, weil sein Kieselsäuregehalt dann am größten ist. Für Bäder können Sie auch noch zu späterer Zeit der Vegetationsperiode Büschel sammeln und trocknen. Durch die im Schachtelhalm enthaltenen Flavonoide (Farbstoffe) und seifenähnlichen Substanzen (Saponine) ist eine entwässernde Wirkung gegeben, ohne dass der Elektrolythaushalt gestört wird. Seine krampflösende Eigenschaft wird zudem in Teemischungen genutzt. In der bäuerlichen Tradition wurde Schachtelhalmtee bei Blutergüssen und/oder Hautverletzungen zur Abschwellung des Gewebes und zur rascheren Heilung von Hautdefekten innerlich wie äußerlich angewendet. Kneipp schreibt in seiner Apotheke: „... *Mannigfaltiger sind die Dienstleistungen des Zinnkrautes nach Innen! Sein Tee, der nie schaden kann, reinigt den Magen. Man nehme von Zeit zu Zeit 1 Tasse (nicht täglich). Er lindert die Schmerzen bei Gries- und Steinleiden und bringt vor Allem den Leidenden Hilfe, die Beschwerden haben im Wassermachen. Bei Blutungen, Blutbrechen zählt er mit zu den ersten und besten Teen."* Heutzutage sind Schachtelhalm-Anwendungen immer noch hilfreich. Bei schlecht heilenden Wunden und bei Wundliegen durch Bettlägerigkeit (Dekubitus) werden Zubereitungen in Form von Waschungen oder Umschlägen als reinigende und heilanstoßende Hilfe angewandt.

REZEPTTIPP:

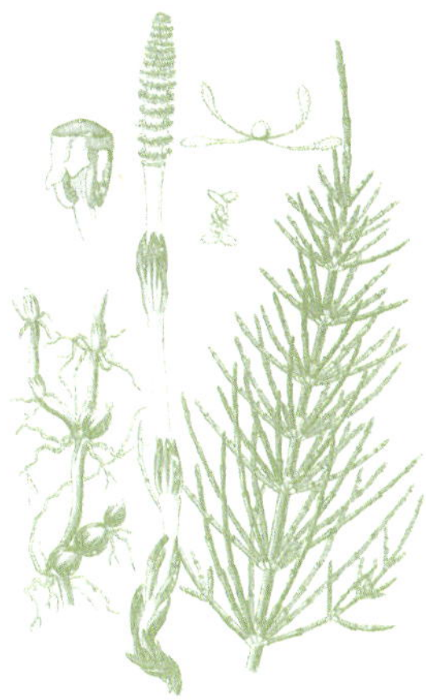

Für einen **Ackerschachtelhalmumschlag** etwa eine Handvoll getrocknetes Schachtelhalmkraut eine halbe Stunde in zwei Litern Wasser kochen, um so viel Kieselsäure wie möglich herauszuziehen. Der Tee wird zum Waschen der entzündlichen Hautstellen verwendet oder aber Sie legen eine mit Tee getränkte Kompresse auf. Um die Heilwirkung zu verstärken, ist die ergänzende Zugabe weiterer desinfizierender, abtrocknender, juckreizstillender oder entzündungshemmender Tees sehr hilfreich: Salbeitee, Thymian-Quendel-, Stiefmütterchen-, Kamillen-Mutterkraut-, Eichenrinden- oder schwarzer Tee. Bei Schweißfüßen sind derartige Teemischungen, 2–3 Mal pro Woche angewendet, ebenfalls eine gute Hilfe. Auch zeitweises Barfußgehen oder Tautreten beeinflusst die Reaktionen der Schweißdrüsen in den Füßen positiv. Kneipp beschreibt das in nahezu elegischer Sprache: *„Man sollte nicht glauben, wie vorteilhaft, wie erfrischend, kräftigend und abhärtend diese frische Luft auf so entblößte, dem Wollstrumpfzwange entrissene und einige Minuten der goldenen Freiheit sich freuende Füße wirkt. Probatum est!"*

Eine für 10–20 Tage mehrmals im Jahr durchgeführte **Schachtelhalmkur** zur Pflege des Bindegewebes und der Haut ist eine weitere Option zur Steigerung unseres Wohlbefindens. Geben Sie fünf Teelöffel Schachtelhalm in einen halben Liter kaltes Wasser, um die Kieselsäure zu lockern, und lassen Sie alles etwa eine halbe Stunde köcheln. Davon trinken Sie 2–3 Tassen täglich. Auf die weitere Verwendung von Schachtelhalm in Teemischungen gehe ich im Abschnitt über die Brennnessel ein.

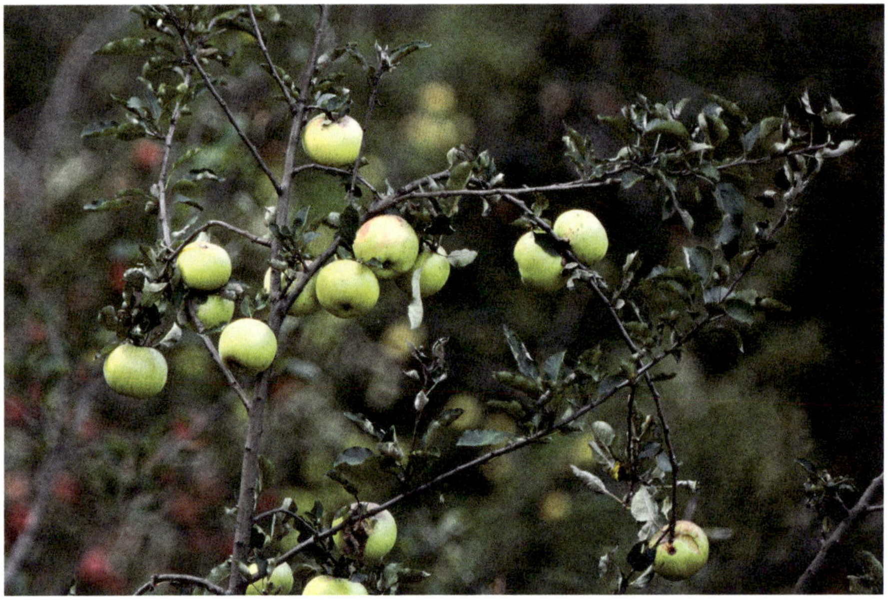

Apfel: eine Apotheke in Fruchtform

Der Apfel *(Malus domestica)* ist eine Frucht, die wegen all ihrer Inhaltsstoffe ganzjährig in Verwendung sein sollte. Die Freude über die Pracht ihrer Blüte ist schon im Frühling gegeben – und denken Sie erst an die wunderbare Frucht im Herbst! Kneipp hat den Apfel im Rahmen seiner Ernährungsempfehlungen sehr geschätzt: *„Bekannt ist ja auch oder dürfte es sein, dass z. B. in den Schalen der Äpfel, Birnen mehr Kraft steckt als in dem Fleisch der Früchte selbst."* Im Repertoire für wertvolle Ernährung ist der tägliche Apfel eine regelrechte Apotheke in Fruchtform und wird als Mittel zur Stuhlregulierung eingesetzt. Als Mus wirkt er verdauungsfördernd, in geriebener Form stopfend. Bei älteren Personen kann Apfelmus oder Apfelkompott vorbeugend gegen ein Flüssigkeitsdefizit wirken. Durch die im Apfel enthaltenen im Darm nicht abbaubaren Ballaststoffe (Pektine) kommt es zu einer Verminderung von Cholesterin, weil zum Abbauversuch dieses Ballaststoffes Gallensäuren benötigt werden, die wiederum aus dem Cholesterin im Blut aufgebaut werden. Als Elektrolytersatz bei sportlichen Aktivitäten wirkt mit Wasser verdünnter Apfelsaft optimal. Oder denken Sie an einen herrlichen Apfelstrudel, vielleicht mit Schlag, und eine gute Tasse Kaffee – mit etwas Bewegung im Anschluss.

REZEPTTIPP:

In der Apfelschale, die Sie bis zum Rascheln trocknen, befinden sich die wertvollen Vitamine, Mineralstoffe und viele weitere Helfer für unsere Gesundheit.

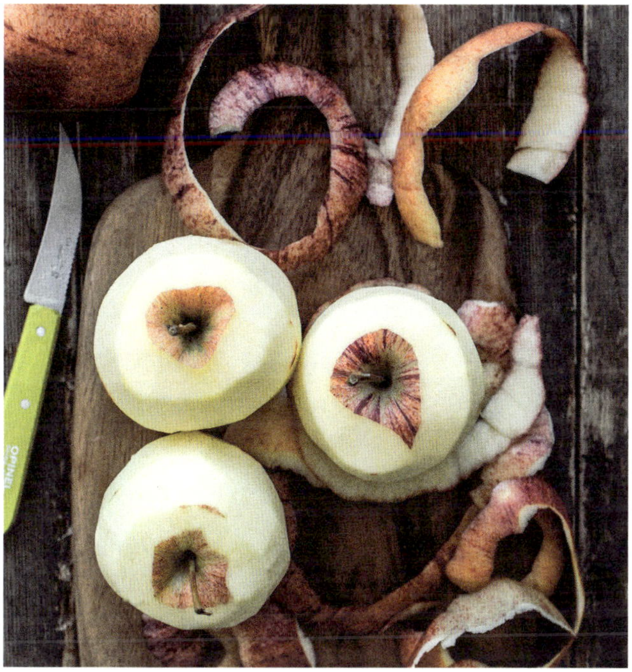

In einem Liter kalten Wassers 3–5 Esslöffel Apfelschale zum Kochen bringen und einige Minuten kochen lassen. Nach Geschmack Zitrone, Honig oder braunen Zucker dazugeben – fertig ist der **Apfelschalentee**, welchen Sie warm oder kalt genießen können.

Je nach Jahreszeit und Fantasie können Sie diesen Tee mit anderen Tees wie Lindenblüten, Holunder, Minze oder Melisse vermengen und Ihre persönliche Lieblingsmischung mixen. Gewürznelken oder etwas Ingwer dazu – so haben Sie immer wieder eine interessante Geschmackskomponente. Empfehlenswert ist auch der Apfelessig, welcher naturtrüb die höchste Qualität aufzeigt. Ebenso wie Apfelschalen können Sie auch die Schalen von Birnen verwenden.
Ein altes Hausmittel gegen rheumatische Beschwerden ist der täglich wechselnde Genuss von Brennnessel-Löwenzahn- und Apfelschalen-Birkenblätter-Tee.

Brennnessel

Eine der ersten Pflanzen im Frühling ist die Brennnessel *(Urtica dioica)*. Kneipp schreibt, *„Sie ist die verachtetste unter den Pflanzen“*, – und sie ist wohl jedem von uns bekannt. Aus der Sicht der Säftelehre wurde beobachtet: *„Brennnessel, frisch oder gedörrt und zu Tee verwendet, löst die Verschleimungen in Brust und Lunge …; der Tee aus Kraut oder Wurzeln räumt überhaupt mit faulen Säften im Inneren gründlich auf.“* So wird Brennnesseltee als Entschlackungstee, als harntreibender Tee oder als Zugabe bei Teemischungen zur ergänzenden Behandlung bei rheumatischen Beschwerden empfohlen.

Auch heute noch geißeln sich manche Menschen mit frischem Brennnesselkraut, um ihre Gelenkbeschwerden zu lindern. Die dabei auf der Haut entstehenden Quaddeln erzeugen eine kräftige Durchblutung der behandelten Region. *„Die Furcht vor der ungewohnten Rute wird bald der Freude über deren vorzügliche Heilwirksamkeit weichen!“*, berichtet Kneipp. Erfahrene Anwender pflanzlicher Produkte erzeugen aus den Blättern oder Wurzeln der Brennnessel eine Tinktur. Diese kann bei Gelenkbeschwerden äußerlich angewendet werden; andere Pflanzenliebhaber verwenden diese Tinktur wegen ihrer durchblutungsfördernden Wirkung bei Haarausfall.

Die leicht abführende Wirkung im Darm und die wassertreibende und durchspülende im Harntrakt sind Hilfsangebote für den Körper. Die reinigende und zugleich das Abwehrsystem stärkende Wirkung vermögen wir auch in Suppen, Spinat und anderen kulinarischen Zubereitungen zu genießen. Die mineralischen Inhaltsstoffe und der Vitamingehalt der Brennnessel sind enorme Kraftspender, welche als Aufbaumittel verwendet werden können. In Honig gerührte Brennnesselsamen gelten als stärkendes Haus- und Potenzmittel.

Rezeptempfehlung für einen Frühlingstee zum Entschlacken: Zwei Teile Brennnesselkraut und je ein Teil Birkenblätter, Löwenzahnkraut und -wurzel sowie Ackerschachtelhalm vermischen; drei gehäufte Teelöffel dieser Mischung mit einem halben Liter kochenden Wassers übergießen und eine Viertelstunde ziehen lassen. Über einen Zeitraum von etwa 14 Tagen drei Tassen täglich trinken.

Im Rahmen einer Spültherapie bei Harnwegsinfekten oder Nierengries ist auf reichlich Flüssigkeitszufuhr zu achten. Bei allen Teeanwendungen als

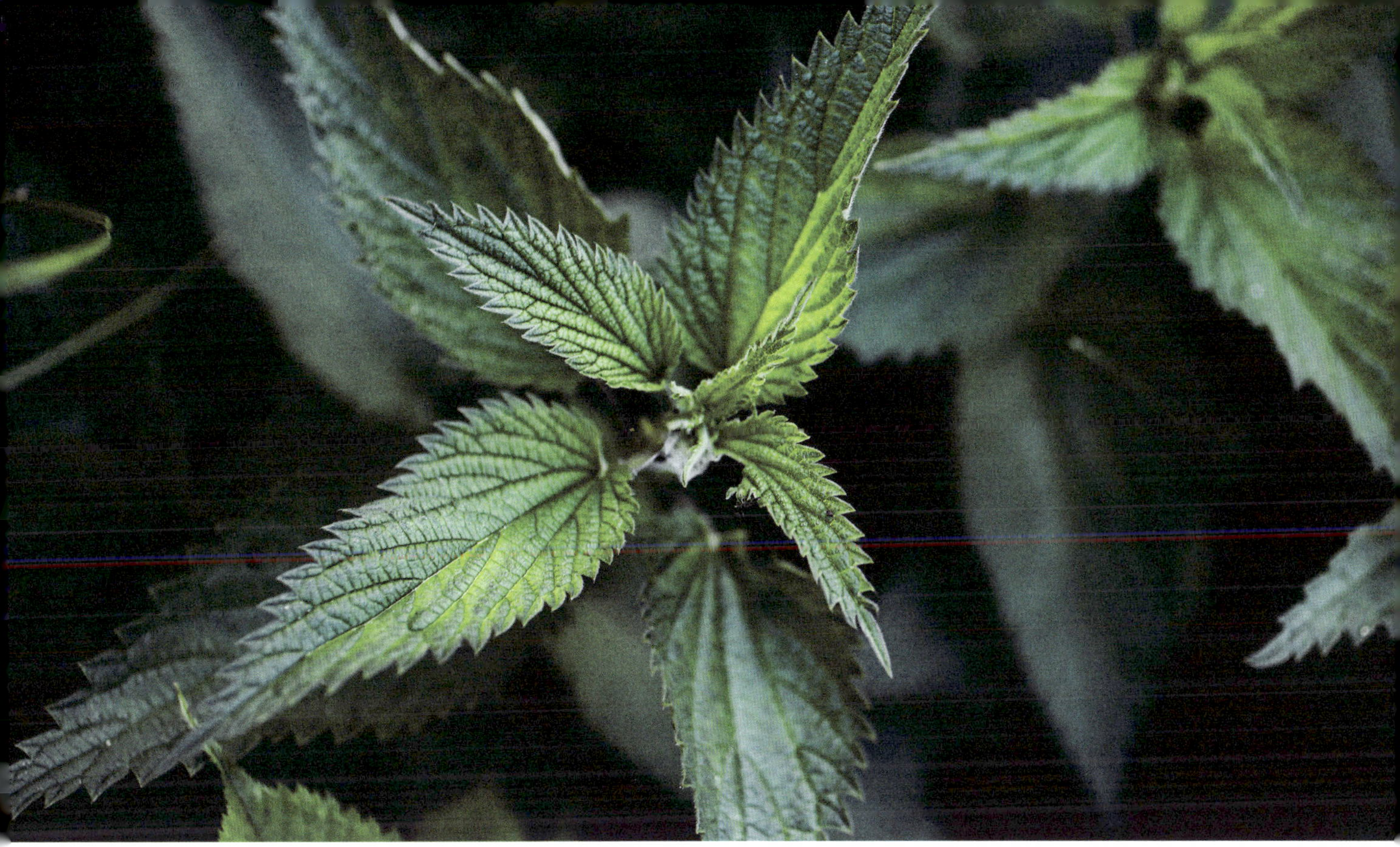

Spültherapie ist eine Gewichtskontrolle empfehlenswert, damit eventuelle Probleme bei der Nierenfunktion oder Herzleistung nicht übersehen werden. Diese Kontrolle sollte täglich nach dem morgendlichen Toilettengang erfolgen. Kommt es zu einer Zunahme des Körpergewichtes, ist ein ärztliches Gespräch erforderlich.

Beobachten Sie den Patienten, achten Sie z. B. auf eine Schwellung der Beine als Hinweis auf einen Ausscheidungsmangel oder auf die Zunahme des Hustenreizes als Hinweis auf eine vermehrte Blutfülle im Lungengewebe.

Achtung: Schwangere sollten Brennnesseltee meiden. Die entwässernde Kraft der Brennnessel könnte zu einer allzu starken Entwässerung und Elektrolytveränderung der Mutter führen und dadurch eine nachteilige Wirkung auf das Kind haben. Bei starker Flüssigkeitseinlagerung während der Schwangerschaft immer den Blutdruck kontrollieren und den Harn auf Eiweiß untersuchen lassen.

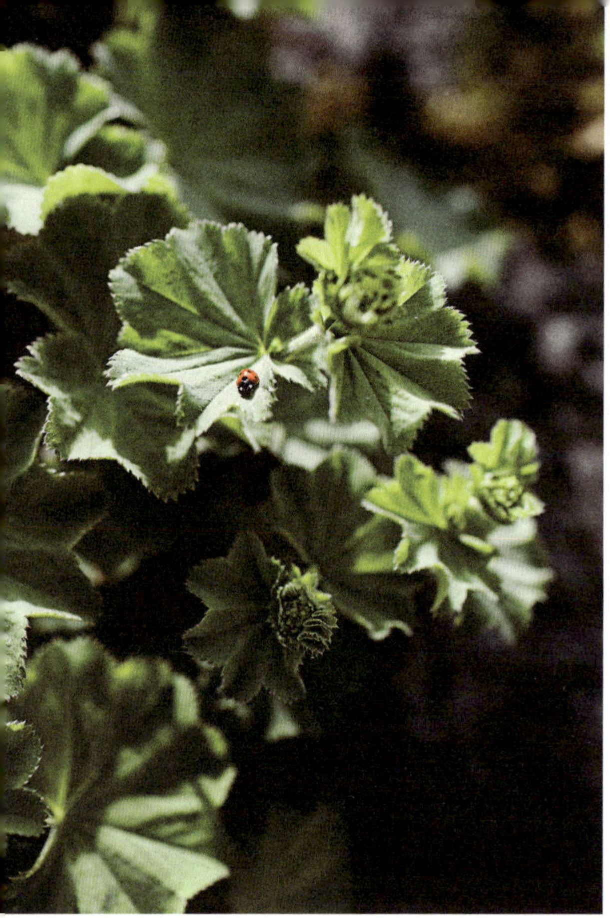

Frauenmantel

Erstaunlich scheint mir die Tatsache, dass in der ursprünglichen *„Apotheke"* von Kneipp der Frauenmantel *(Alchemilla vulgaris)* nicht angeführt ist. Die Pflanze ist in unserem Kulturkreis als Frauenheilmittel von besonderer Bedeutung. Die Blüten sind klein, die Blätter anmutig und, laut Signaturenlehre, in der Gebärde der Empfangenden geöffnet. Alchemisten nannten das in den Blättern sich sammelnde Wasser Himmelswasser. Die im Blatt liegenden Tropfen kommen aus den Poren des Blattes. Die Alchemisten sammelten diese Tropfen für chemische Experimente. Dieses Geschehen ist im lateinischen Namen *Alchemilla* festgehalten. In den überlieferten Empfehlungen der mittelalterlichen Gesundheitsbücher wird die frauenspezifische Bedeutung dieser Heilpflanze ausführlich beschrieben. Als volksmedizinischer Therapieansatz sind wegen der blutstillenden und zusammenziehenden Wirkung von Frauenmantel **Teemischungen** bei verstärkter oder unregelmäßiger Regelblutung in Verwendung. Gerbstoffe, welche verdichtend auf Zelloberflächen und Gefäßwände wirken, sind die Hauptakteure des Wirkgeschehens.

Dem medizinischen Standard unserer Zeit entsprechend ist eine frauenärztliche Abklärung bei unklaren gynäkologischen Blutungen eine Selbstverständlichkeit. Der Organismus kann dann mit natürlichen Heilmitteln betreut werden und wir dürfen das Wissen aus der Pflanzenheilkunde beruhigt anwenden. Die desinfizierende und adstringierende Wirkung des Frauenmantels verbunden mit Schachtelhalm und Taubnessel wird in **Sitzbädern** bei Entzündungen im Scheidenbereich empfohlen.

REZEPTTIPP:

Ein einfaches **Teerezept** aus Hebammenüberlieferung bei vermehrter oder verstärkter vaginaler Blutung ist folgendes:

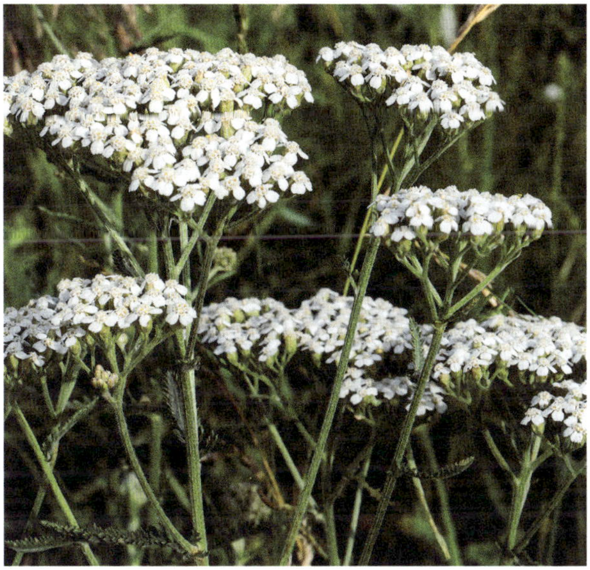

- Frauenmantelkraut, Ackerschachtelhalmkraut, Schafgarbenkraut und Hirtentäschelkraut zu gleichen Teilen mischen. Etwa drei Teelöffel der Mischung mit einem halben Liter Wasser etliche Stunden kalt ansetzen, dann kurz aufkochen und ziehen lassen; über einen Zeitraum von 1–4 Wochen 2–4 Tassen täglich trinken.

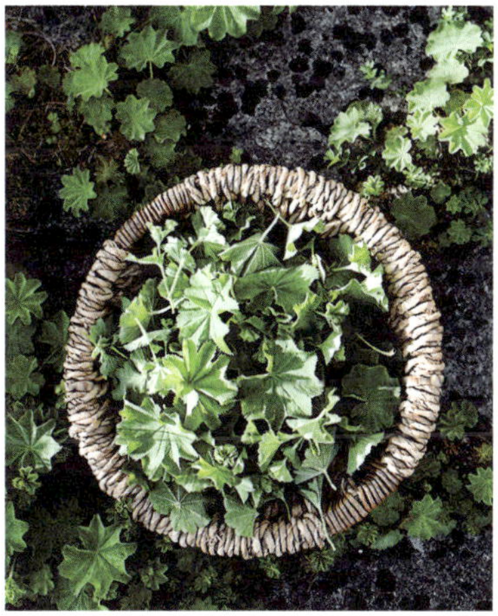

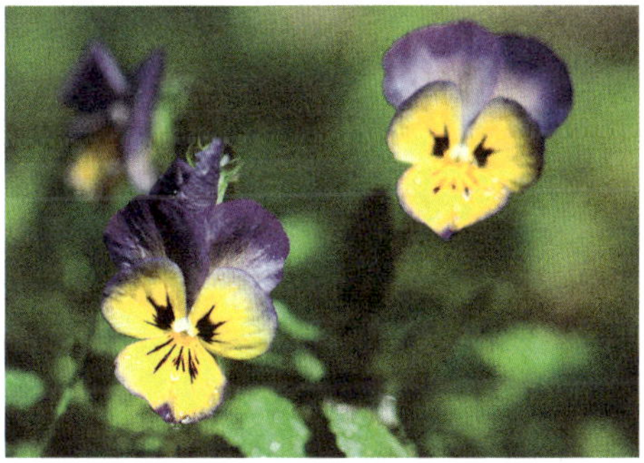

- Ein weiteres Rezept bei Beschwerden in der Menopause: Ackerschachtelhalm, Frauenmantel, Schafgarbe, Melisse und Rosmarin zu gleichen Teilen mischen. Etwa drei Teelöffel der Mischung mit einem halben Liter kochenden Wassers übergießen und fünf Minuten ziehen lassen; über eine Zeitspanne von etwa drei Wochen hinweg 1–3 Tassen täglich konsumieren.

- Zur Hautpflege bei Pickeln und unreiner Haut gibt es folgende Empfehlung: Mit Tee von Frauenmantel und kleinblättrigem Stiefmütterchen (zu gleichen Teilen) waschen oder einen mit dem Tee getränkten Waschlappen auflegen und etwa eine Viertelstunde einwirken lassen.

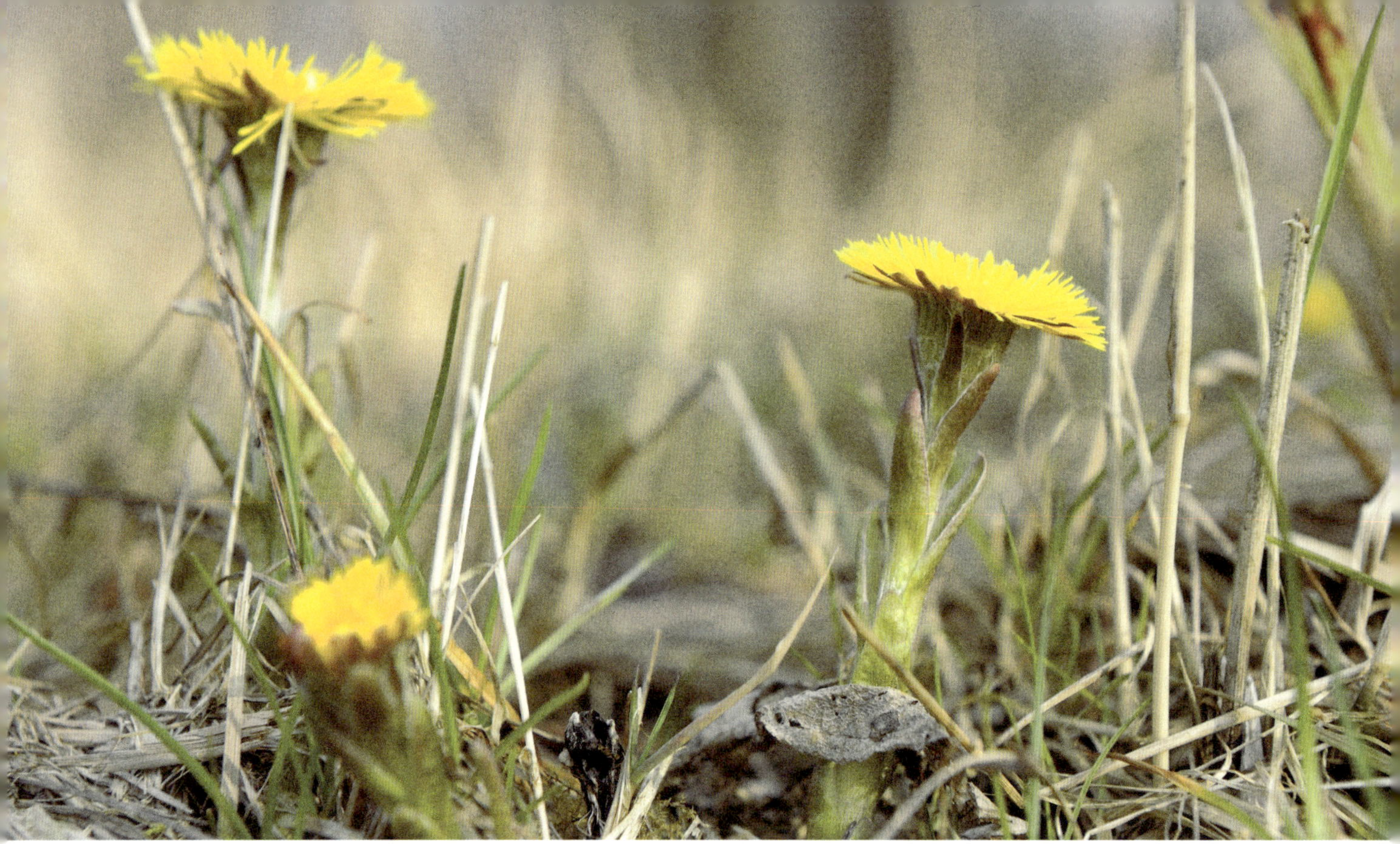

Huflattich

Unmittelbar nach dem Verschwinden des Schnees erfreuen uns an sonnigen Weg- und Waldrändern schon die gelben Blütenköpfchen dieses Korbblütlers. Für den Gebrauch als **Tee** nutzen wir die Blätter. Die Blüten weisen eine schädliche Substanz (Alkaloid) auf, weswegen sie nicht verwendet werden sollten. Ernten Sie die knapp handtellergroßen Blätter im Frühjahr. Es ist wichtig, auf die fachgerechte Trocknung der Blätter zu achten, da Restfeuchtigkeit zur Schimmelbildung beiträgt und verschimmelter Huflattich nicht zu gebrauchen ist. Schon der lateinische Name des Huflattichs (*Tussilago farfara*) weist auf seine hustenbeeinflussende Kraft hin. Nach Beschreibungen in verschiedensten Kräuterbüchern dürfte Huflattich eines der ältesten Heil- und Hustenmittel sein. Bei der Beschreibung der Heilmittel seiner Zeit notiert Kneipp: „*Wer aber diese Pflanze kennt, wird sie hochschätzen und als vorzügliches Hausmittel behandeln. Zum Reinigen der Brust und zum Säubern der Lungen ist es sehr ratsam, Lattichtee zu trinken. Engbrüstigkeit* *und Husten kann recht leicht durch diese eine Pflanze behoben werden."* Die Heilhilfe des Huflattichs ist durch den hohen Gehalt an Schleimstoffen, welche durch die Teezubereitung freigesetzt werden, erklärbar. Der Schleimfilm legt sich über die entzündlichen Zellen der Bronchien, lindert den Hustenreiz und bewirkt dennoch ein leichteres Abhusten und eine Verflüssigung des entzündlichen Sekretes der Bronchien. In Kombination mit krampflösenden Heilkräutern wie Thymian, Spitzwegerich oder Königskerzenblüten wird quälender, schmerzender Husten gelindert und geheilt. Um das Heilkräuterorchester zu vervollkommnen, können auch die Seifenstoffe (Saponine) der Schlüsselblumenwurzel genützt werden, um eine zusätzliche schleimlösende Wirkung zu erzeugen. Hier sehen Sie, wie die therapeutische Wirkung durch gezielte Kombination verschiedener Wirkeigenschaften einzelner Kräuter verstärkt werden kann. Die Wirksamkeit des Huflattichs auf die Schleimhäute wird ebenso bei entzündlichen Erkrankungen im Mundraum und im Magen-Darm-Bereich ausgenützt. Auch bei offenen Füßen werden die Blätter des Huflattichs mit Erfolg angewendet. Kneipp empfiehlt: *„Ganz besonders wirksam zeigen sich die Blätter bei offenen Füßen, wenn die Stellen blau und schwarz, stark entzündet sind ..."* Für **Huflattichtee** werden die getrockneten Blätter verwendet: Einen gehäuften Teelöffel mit einem Viertelliter kochenden Wassers übergießen und zehn Minuten ziehen lassen. Täglich 2–3 Tassen trinken. Zur Verflüssigung von zähem Schleim zu gleichen Teilen Huflattichkraut, Thymiankraut, Spitzwegerich und Schlüsselblumenwurzel mischen. Zwei gehäufte Teelöffel mit kochendem Wasser übergießen und gut 20 Minuten ziehen lassen. Davon ebenfalls 2–3 Tassen täglich konsumieren.

Johanniskraut

Sonnenkraft wird in allen Pflanzen als ein Endprodukt der Photosynthese gespeichert. Besonders wenn die gelbe Blüte sich zur Zeit der Sommersonnenwende zeigt, hat das Johanniskraut *(Hypericum perforatum)* eine besondere Wichtigkeit. Nicht verwunderlich ist daher seine Bedeutung als Kultpflanze bei entsprechenden Ritualen. Auch Arnika und Ringelblume sind besondere Pflanzen der Sonne. Die Erfahrung der ihnen innewohnenden Heilkräfte kennen die Menschen offensichtlich aus Urzeiten. Die Verehrung, welche diesen Sonnenboten im Rahmen von Kulthandlungen entgegengebracht wurde, wurde durch die Christianisierung umgedeutet. Dämonenabwehr ist dieser Pflanze eigen, so die Meinung der mittelalterlichen Ärzte. Krankheiten wurden doch auf das Wirken von Göttern und Dämonen zurückgeführt. Paracelsus hat sich in seinen medizinischen Schriften ausführlich mit dem Johanniskraut beschäftigt. Das Faszinierende an seinen Empfehlungen ist für mich die Feststellung, Johanniskraut habe die Kraft, Phantasmata zu vertreiben. Darunter versteht Paracelsus *„Krankheiten ohne Corpus und ohne Substanz"*. Dieser Zustand wird wohl einiges mit Formen der Trübsinnigkeit und der Depression, wie wir das Krankheitsbild heute beschreiben, gemein haben.

Bei Stimmungsschwankungen, Mutlosigkeit und häufig daraus folgenden Schlafstörungen ist Johanniskraut alleine und in Mischungen mit Melissenblättern und Passionsblumenkraut ein hilfreiches Mittel: Johanniskraut, Melisse und Passionsblume zu gleichen Teilen mischen. Zwei gehäufte Teelöffel mit einem Viertelliter kochenden Wassers übergießen und ziehen lassen. 1–3 Tassen täglich konsumieren. Wie bei allen pflanzlichen Heilmitteln ist eine Anwendung über längere Zeit erforderlich. Johanniskraut gibt es auch in **Tablettenform**. Als Nervenmittel ist es innerlich und äußerlich eine Heilhilfe, welche in keiner Hausapotheke fehlen sollte. Eine gewisse Vorsicht ist jedoch bei starker Sonneneinstrahlung geboten. Es ist möglich, dass die Haut

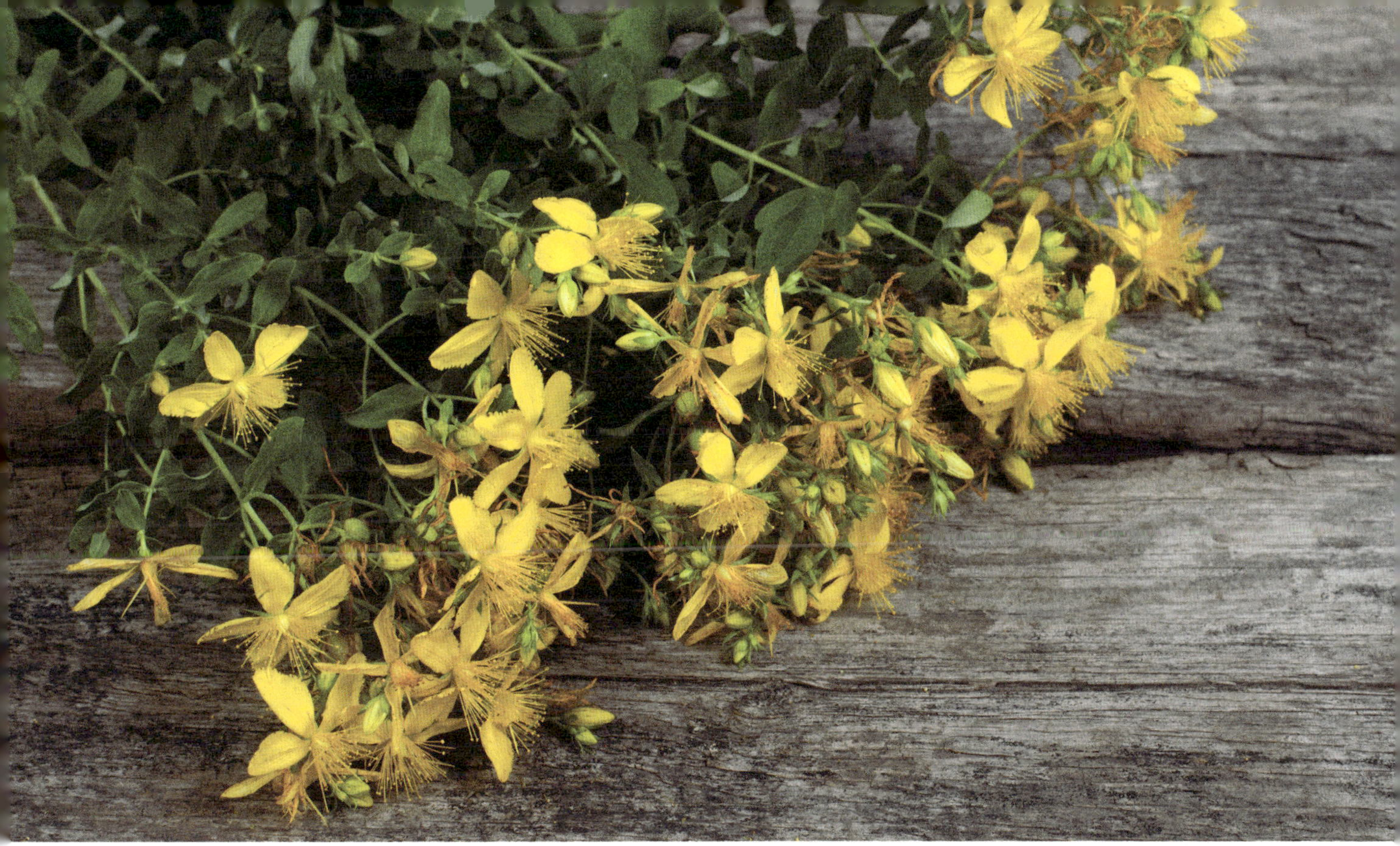

überempfindlich reagiert. Verwenden Sie **Johanniskrautöl** daher nicht als Sonnenschutz. Bei Muskel- und Gelenkschmerzen ist das reine Johanniskrautöl aber ein hervorragender Helfer.

Dieses Öl können Sie leicht selbst zubereiten: Johanniskrautblüten in einem Mörser zerreiben, dann mit Oliven- oder Sonnenblumenöl in ein Gefäß geben. Etwa eine Woche offen und in der Wärme gären lassen. Diesen Ansatz verschließen und in die Sonne stellen, bis ein leuchtend rotgefärbter Inhalt entsteht. Abfiltern und nochmals für etwa eine Woche stehen lassen. Am Boden setzt sich Wasser ab. Das Öl in eine dunkle Flasche abfüllen und bei Bedarf anwenden. Beim sogenannten Trockenschröpfen empfehle ich dieses Öl gleichzeitig als Gleitmittel und Therapeutikum.

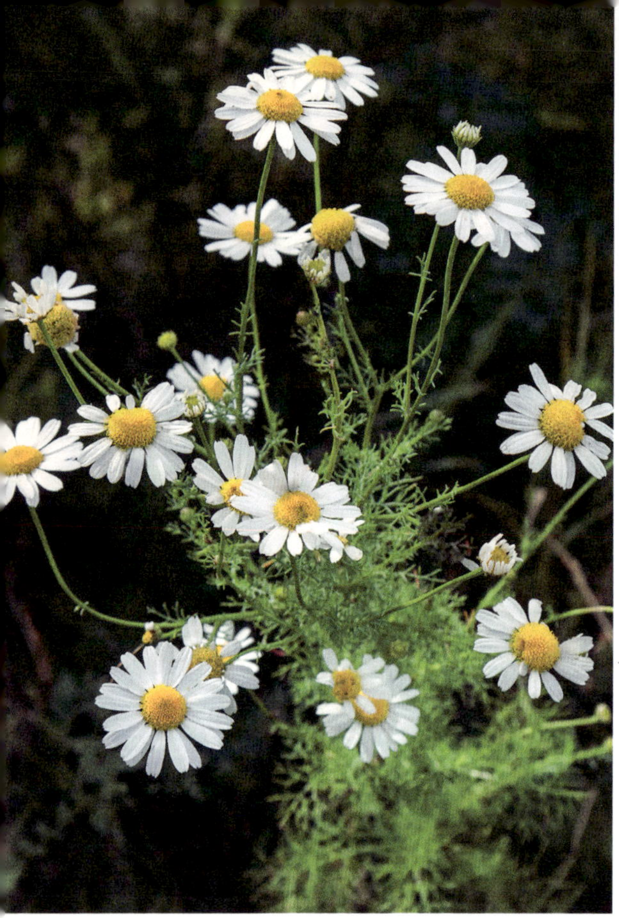

Kamille

Die Kamille *(Matricaria recutita)* wird für nahezu alle Krankheitsbilder verwendet und hat diesbezüglich eine Geschichte bis ins Altertum. Welche Art der Kamille dabei verwendet wurde, ist nicht sicher bekannt. In einem mittelalterlichen Arzneibuch ist folgende Empfehlung enthalten: *„Es ist bei allen Menschen kein bräuchlicher Kraut in der Arznei als eben Chamillenblumen, denn sie werden beinahe zu allen Pesten (Krankheiten) gebraucht."* Die Kamille wirkt tatsächlich auf allen körperlichen Ebenen – bei Schmerzen und Entzündungen im Magen- und Darmbereich, bei krankhaftem Geschehen der Atmungsorgane oder Nasennebenhöhlen sowie bei Hautinfektionen. Eine sogenannte Rollkur mit **Kamillentee** vermag bei Reizmagen und Magengeschwüren Linderung zu bringen. Die Vorstellung im Hinblick auf eine Rollkur ist folgende: Die aufgenommene Flüssigkeit soll alle Magenwände erreichen. Zu diesem Zweck dreht und windet man den Körper etliche Minuten lang.

Die Kamille galt schon immer als Frauenmittel. Wegen ihrer positiven Wirkung auf Wunden wird von Hebammen nach Geburten gerne Kamillentee als Spüllösung verwendet. Die Wirkkraft der ätherischen Öle kommt hier besonders zur Wirkung ebenso wie die krampflösende, beruhigende, desinfizierende Kraft der weiteren Wirkstoffe. Da die Kamille auch gerne bei Säuglingen und Kleinkindern angewendet wird, um bei Bauchbeschwerden Abhilfe zu schaffen, möchte ich Ihnen folgenden Rat geben: Ist das Kind in einer Stimmung, in der ihm nichts recht ist – wenn Sie es auf Ihren Arm nehmen, schreit es; wenn Sie es hinlegen, protestiert es –, dann geben Sie ihm bitte keine Kamille. In derartigen Fällen ist Kamille ein Mittel, um die Unruhe noch zu verstärken. Immer wieder konnte ich Schreikindern allein durch das Absetzen von Kamillentee helfen. Fenchelsamentee, gemischt mit Anis- oder Kümmeltee, konnte in vielen Fällen Beruhigung bringen. Bei Stillenden ist die letztgenannte Teemischung milchbildend, für den Säugling beruhigend und krampflösend.

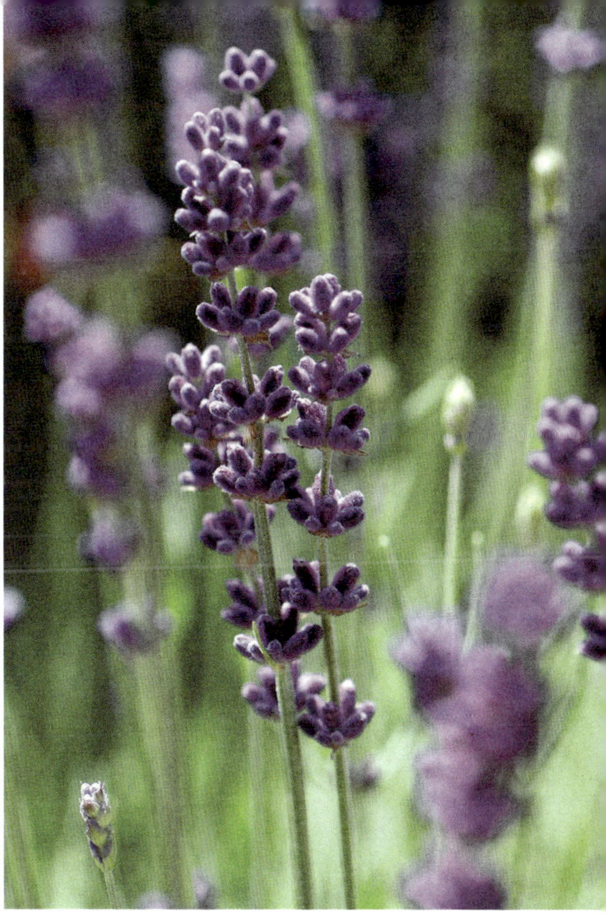

Lavendel

Der Echte Lavendel *(Lavendula officinalis)* gelangte aus dem westlichen Mittelmeerraum, wo er ganze Landstriche bedeckt, zu uns in den Alpenraum. Der Duft hat die wunderbare Eigenschaft, harmonisierend zu wirken. Da liegt es auf der Hand, Lavendel bei Unruhezuständen mit Schlafstörungen anzuwenden. Die ätherischen Öle des Lavendels wirken besonders auf unser vegetatives Nervensystem. Um seine krampflösende Wirkung bestmöglich zu nutzen, wird Lavendel innerlich wie äußerlich eingesetzt. Ein beruhigendes und zugleich stärkendes **Bad** erzeugt seine Wirkung durch dieses ätherische Öl, ebenso wird die desinfizierende Wirkung bei verschiedenen Hauterkrankungen genützt. Ein **Lavendelpölsterchen** kann den Schlaf deutlich verbessern und vertreibt trübe Gedanken ebenso wie die Motten im Kleiderkasten. Lavendelspiritus lindert Nervenschmerzen. Ein Tipp: Wenden Sie bei Gelenkschmerzen Lavendelspiritus im Wechsel mit Johanniskrautöl an.

Kneipp schreibt in seiner *„Apotheke“*: *„Lavendelöl ist in jeder Apotheke leicht zu kaufen. Es darf unter den Hausmitteln nicht fehlen. Bei Gemütsleidenden habe ich dasselbe sehr oft mit bestem Erfolge verwendet ...; täglich zweimal fünf Tropfen auf Zucker eingenommen ... hilft es bei Appetitlosigkeit* (nervöser Magen)*, Blähungen, Congestionen* (Migräne)*, Schwindel ...“*

Bei einem Sonnenbrand sind zehn Tropfen **Lavendelöl** auf 100 Milliliter Leinöl ein wirksamer Feuerlöscher.

Lavendel, der leider nicht winterhart ist, ist eine echte Zierde im Garten, insbesondere in Kombination mit Rosen. Auch auf dem Balkon bringen einige Töpfe dieses Halbstrauches eine emotionale Aufheiterung. Als **Tee** verwenden wir die Blüten unmittelbar vor dem Aufblühen.

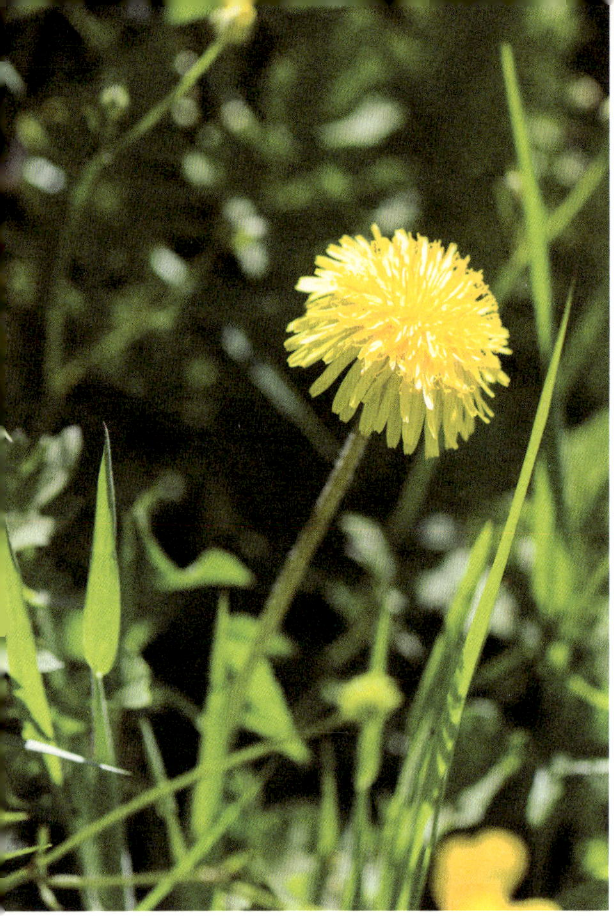

Löwenzahn

Jedes Frühjahr wird der Löwenzahn *(Taraxacum officinale)* mit Sehnsucht erwartet. Heute können wir zwar das ganze Jahr über **Löwenzahnsalat** kaufen, doch die Qualität leidet. In der *„Apotheke"* von Kneipp wird der Löwenzahn nicht angeführt. Möglicherweise war er so häufig in Verwendung, dass dies nicht nötig war, oder aber der Grund liegt darin, dass der Löwenzahn in mittelalterlichen Kräuterbüchern nicht beschrieben wurde. Sein Vitamingehalt und seine Bitterstoffe sind als Nahrungs- und Heilmittel von besonderem Wert.

Bei Gesundheitsbewussten werden die Inhalte der Löwenzahnapotheke besonders genützt. Die entgiftende Wirkung für die Leber durch die Anregung der Produktion von Gallefluss ist wertvoll, die entwässernde Wirkung über die Niere ebenso. Die wiederum leicht abführenden Bitterstoffe erzeugen zudem eine vermehrte Saftabsonderung an den Magendrüsen und erhöhen so die Darmtätigkeit. Auch Ablagerungen an den Gelenken, so die Erfahrung, können durch eine mehrwöchige Anwendung mobilisiert werden. Daher auch meine Empfehlung, bei rheumatischen Beschwerden Löwenzahn anzuwenden. Hier werden besonders das Kraut und die Wurzel empfohlen. Das Endergebnis nach einer **Löwenzahnkur mit Saft** als Fertigprodukt oder durch den Tee über einen Zeitraum von eineinhalb Monaten war immer wieder die Meldung *„Ich fühle mich leicht und locker."* Offensichtlich mistet Löwenzahn bei konsequenter Anwendung tatsächlich aus und erzeugt Wohlbefinden.

REZEPTTIPP:

Ein **Teerezept** für eine Frühlingskur zur Entschlackung: Löwenzahnwurzel und -kraut, Brennnessel, Schachtelhalm und eventuell Birkenblätter zu gleichen Teilen mischen.

Zwei gehäufte Teelöffel mit einem Viertelliter kochenden Wassers übergießen und zehn Minuten ziehen lassen. Über drei Wochen hinweg täglich zwei Tassen trinken.

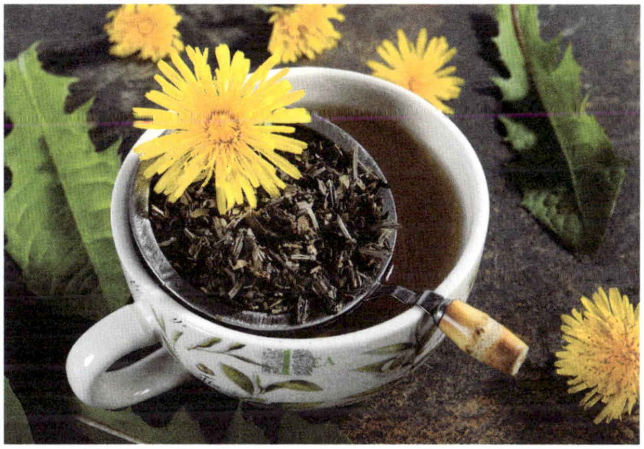

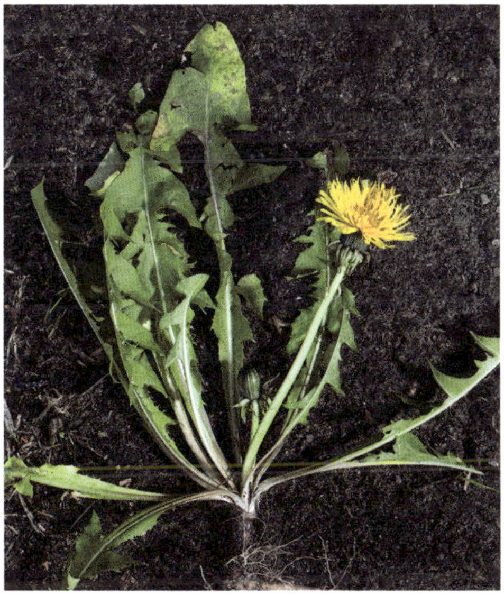

Als Lebertee Löwenzahnwurzel und -kraut, Schafgarbenkraut, Pfefferminzblätter und Kamillenblüten zu gleichen Teilen mischen. Zwei gehäufte Teelöffel mit einem Viertelliter kochenden Wassers übergießen und ziehen lassen; 1–3 Tassen einige Zeit vor dem Essen trinken. Bei entsprechender Ruhe kann ergänzend ein Leberwickel angewendet werden.

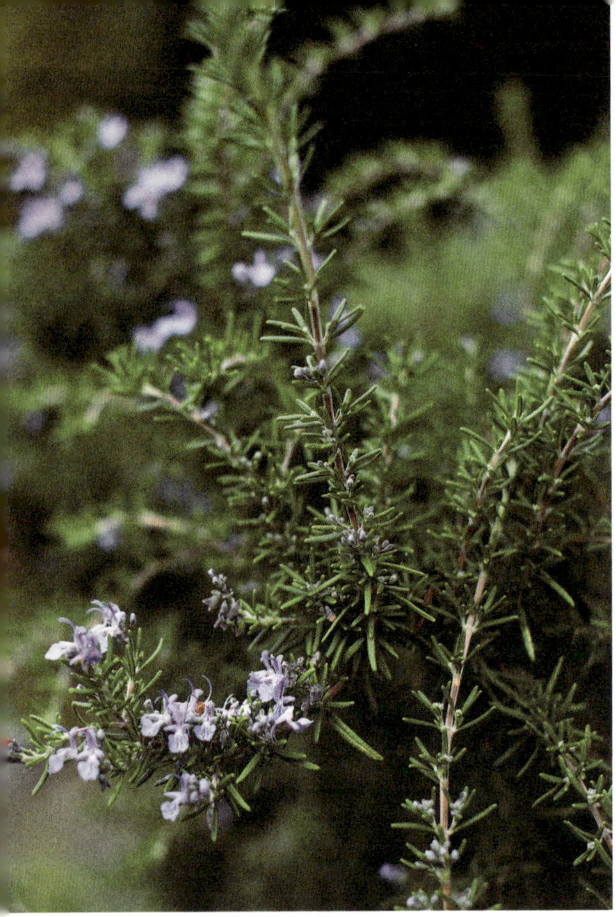

Rosmarin

Der Rosmarinstrauch *(Rosmarinus officinalis)* hat seit der Antike einen besonderen Bezug zu Liebe, Treue und Erotik. Die ätherischen Öle und weitere Inhaltsstoffe erzeugen eine stärkende Wirkung auf unser Kreislauf- und Nervensystem. Krampflösend, antibakteriell und pilzhemmend wirken seine Inhaltsstoffe innerlich wie äußerlich. Vom **Rosmarinwein** (Herzwein) bis zu verschiedenen äußerlich anwendbaren Produkten kennen wir die Hilfe des Rosmarinstrauches. Auch in der Küche ist er kein Unbekannter. Seine Zweige mit der Hand abzustreifen und daran zu riechen, ist ein Mittel zum Beruhigen manch aufgebrachter Stimmung.

„Ein Sträußchen von Rosmarin darf am Hochzeitstage keinem Gaste fehlen! Eine Schande wäre es nicht minder, wenn dem Sammler für die Hausapotheke dieses würzige Kräutchen entginge.“ So empfiehlt Kneipp, Rosmarin *„gegen Herzgebrechen“* und als *„vorzügliches Magenmittel“* anzuwenden.

Rosmarinwein als ergänzendes Herzmedikament vermag organisch wie psychisch so manches zu bewegen. Ein Esslöffel nach den Mahlzeiten ist eine empfehlenswerte, anregende Altersmedizin, welche leicht selbst hergestellt werden kann: 50 Gramm Rosmarinblätter in einen Liter Weißwein oder Likörwein geben; diesen Ansatz eine Woche stehen lassen, dann filtrieren und portionsweise genießen.

Bei Muskelschmerzen oder rheumatischen Beschwerden bringen **Rosmarinbäder** häufig Erleichterung. 50 Gramm Rosmarinblätter in einem Liter Wasser aufkochen, etwa eine Stunde ziehen lassen und den Sud dem Badewasser zugießen. Dieses Bad wirkt auch kreislaufanregend. Achten Sie im Anschluss darauf, wie gut oder schlecht Sie schlafen, und richten Sie die Badezeit für ein Rosmarinbad danach aus. Besonders entspannend für Muskulatur und Gemüt ist ein Wechsel von Rosmarin- und Heublumenbad.

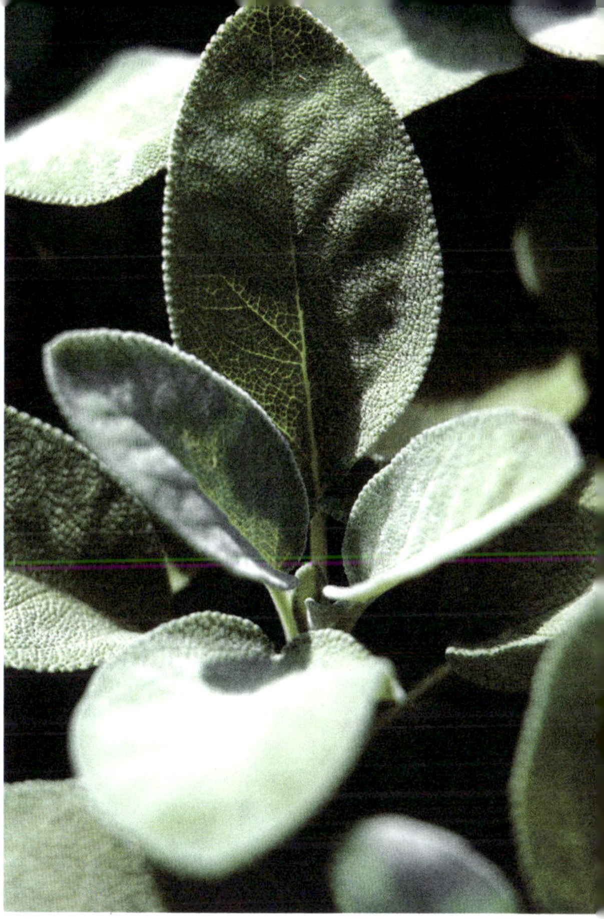

Salbei

In seiner *„Apotheke“* schreibt Kneipp: *„Wer ein Gärtchen beim Hause hat, wird, wenn er es neu anlegt, den Salbeistock nicht vergessen!“* Als Zierpflanze ist er Schmuck, als Heilpflanze bringt der Echte Salbei *(Salvia officinalis)* durch seine Inhaltsstoffe eine gegen das Wachstum von Bakterien und Pilzen vorhandene Kraft zur Anwendung; auch die Vermehrung von Viren wird gestoppt. Dies alles bestätigt die moderne Forschung zur Pflanzenheilkunde. Ein alter Spruch besagt: *„Wer auf Salbei baut, den Tod kaum schaut.“* Somit ist auch der Erfahrungsschatz des Kräuterpfarrers gültig: *„Alte eiternde Wunden, mit Absud von Salbei ausgewaschen oder* überbunden, *heilen sicher und schnell. Verschleimungen in Gaumen, Hals und Magen entfernt Thee von Salbei ... Reinigt Leber und Nieren.“* Besonders empfehlenswert sind auch **Mundspülungen:** Gurgeln erzeugt im Mund- und Rachenraum eine rasche Linderung. Wirkungsvoll ist Salbei zudem bei übersteigerter Schweißbildung in den Wechseljahren.

Bei Fußpilz habe ich erfolgreich Salbeiabsud abwechselnd mit Eichenlaubabsud als Fußbad empfohlen. Tee aus Salbeiblättern soll nicht länger als ein bis zwei Wochen angewendet werden. Einer der Wirkstoffe im ätherischen Öl des Salbeis, das Thujon, kann bei Überdosierung und zu langer Anwendung Schwindelgefühl und Hitzeempfindungen mit starkem Herzklopfen erzeugen. Thujon ist ein Nervengift, welches in hoher Dosis, insbesondere in alkoholischen Lösungen, zu Halluzinationen führen kann. Diese Eigenheit wird bei der Zubereitung von Absinth, einem hochprozentig alkoholischen Getränk aus Wermut und anderen Kräutern genützt. Schwangeren wird daher empfohlen, auf die innere Anwendung von Salbei (z. B. als Tee) zu verzichten.

Als Gewürz zu Fleisch, Eintöpfen und Fisch wird Salbei sehr geschätzt, zumal er in der Volksheilkunde auch bei Verdauungsproblemen empfohlen wird. Das Kauen von Salbeiblättern pflegt das Zahnfleisch und wirkt im Wechsel mit Basilikum auch gegen Mundgeruch.

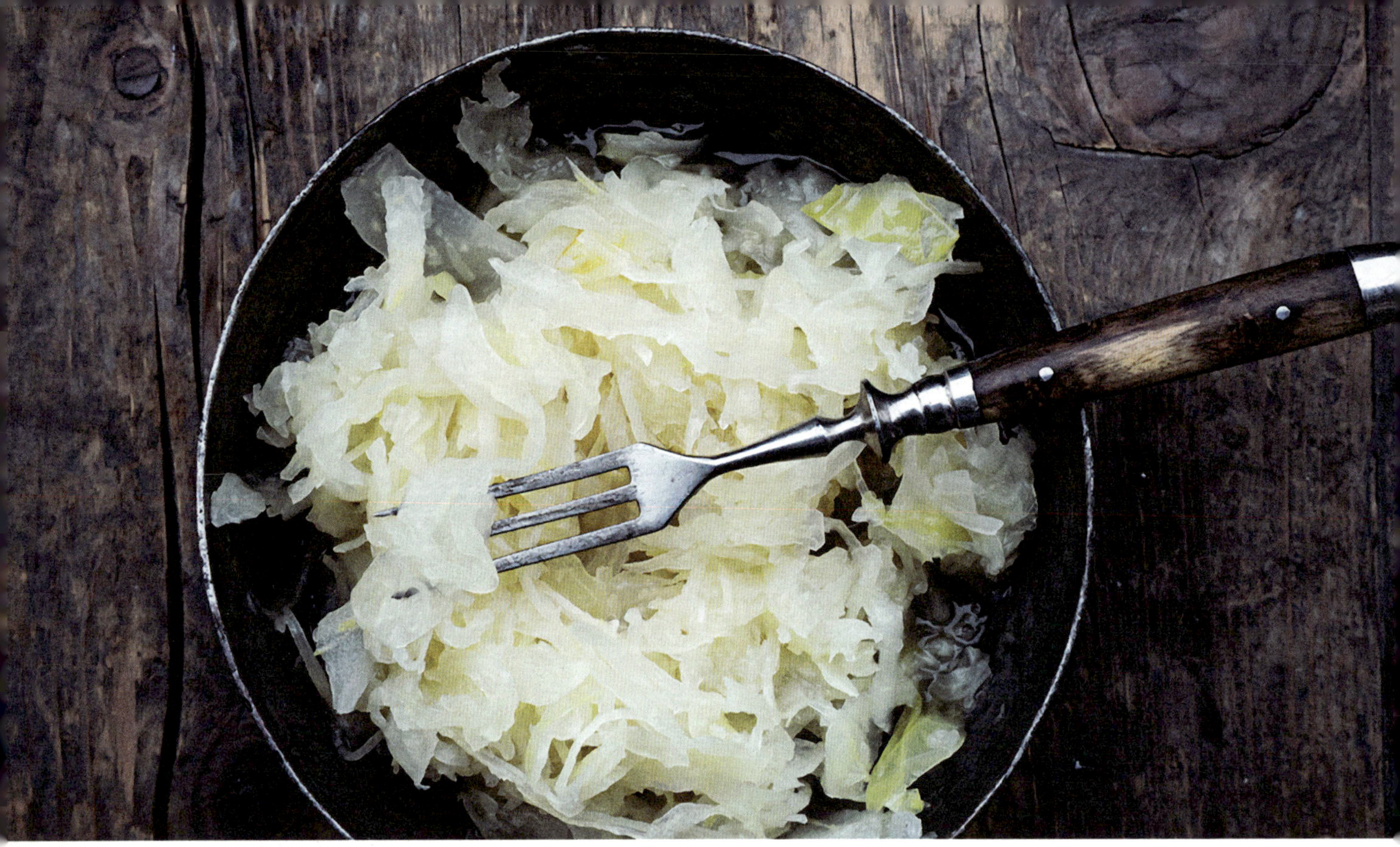

Kraut und Kohl

Seit Jahrtausenden zählen die verschiedensten Kohlarten zu den Grundnahrungsmitteln. Wenn im Herbst andere Pflanzen schon längst durch Frost zerstört werden, gedeihen Kohlarten noch in Eiseskälte. Zum Schutz der Kohlpflanzen entstehen verschiedenste Stoffe, welche, für uns als Nahrung aufgenommen, ihre heilbringende und nährende Wirkung erzeugen. In unserer Volksmedizin ist diese wohltuende Wirkung beobachtet, erprobt und weiterempfohlen worden. Zur Heilung äußerer und innerer Geschwüre wird diesem Gemüse große Kraft zugesprochen. Von der aktuellen Ernährungsmedizin bis hin zur modernen Kochkunst wird die Verwendung der Naturapotheke von Kohl und Co. propagiert.

„Dieses bekannte Hausmittel möge auch unter den Heilmitteln seine wohlverdiente Stelle finden!“ Davon war Kneipp zutiefst überzeugt. Als ein nahezu in jedem Haushalt vorhandenes, milchsauer vergorenes Nahrungsmittel wird es roh oder gekocht verwendet. Sauerkraut, der geschnittene

und vergorene Kohl, ist ein wertvolles Genussmittel und ein hervorragender Vitaminspender. Wenn es nicht pasteurisiert ist, sozusagen frisch aus dem Krautfass kommt, sind die darin enthaltenen Milchsäurebakterien ein Gesundbrunnen für den Darm. Ist es dagegen gekocht oder pasteurisiert, sind die Milchsäurebakterien vernichtet. Bei Verdauungsstörungen oder Antibiotikagabe vermögen Milchsäurebakterien die Darmbesiedlung ungemein vorteilhaft zu beeinflussen. Täglich mehrmals einen guten Teelöffel Sauerkraut gut kauen und runterschlucken.

Als delikate Vorbeugemedizin zu beginnender Winterzeit empfehle ich **Sauerkraut als Salat**: Sauerkraut, Zwiebelwürfel, eingeweichte Rosinen und Ananaswürfel mischen und etwas durchziehen lassen. Ein Vitamin- und Mineralstofflieferant bester Qualität! Ich gieße noch etwas Kernöl darüber.

Eine Anwendung des **Kohlblattes** möchte ich Ihnen besonders ans Herz legen. Dieses Hausmittel hilft als Auflage bei schmerzenden Muskelpartien, insbesondere aber bei entzündeten und geschwollenen Gelenken. Entfernen Sie einzelne Krautblätter von einem Kopf Krauskohl und schneiden Sie den Strunk heraus. Die Blätter walzen Sie kräftig mit einer Flasche oder dem Nudelwalker, bis der Pflanzensaft deutlich sichtbar austritt. Anschließend waschen Sie die betroffenen Hautbereiche mit lauwarmem Wasser und legen die Blätter ein- oder mehrschichtig auf die entsprechenden Gelenke oder Muskelpartien. Befestigen Sie die Blätter mit einer breiten Binde. Bei größeren Flächen legen Sie die Blätter wie bei einem Wickel auf. Kochen Sie die Blätter vorher keinesfalls! Diese Anwendung an den Gelenken ist ein- bis zweimal täglich empfehlenswert. Die giftbeladenen Blätter im Müll oder Ofen entsorgen, aber nicht auf den Kompost geben oder gar an Tiere verfüttern! Nach einer Anwendung von mehreren Tagen bis Wochen ist eine wunderbare Erleichterung zu erfahren. Neu wird das Gelenk natürlich nicht mehr, aber die Schmerzsymptomatik wird doch beträchtlich verringert.

Beim Kapitel Kohl in der Küche könnte ich in ausuferndes Schwärmen kommen – die Rezeptvielfalt ist beträchtlich. Eine pensionierte Schuldirektorin hat mich und meine Familie gelegentlich zu **Kohlschnitzeln** eingeladen, ein Gericht, das Magen und Gemüt gleichermaßen verwöhnt, ebenso wie ein schmackhafter **Eintopf**, eine **Krautsuppe** oder ein **Innviertler Stockkraut**!

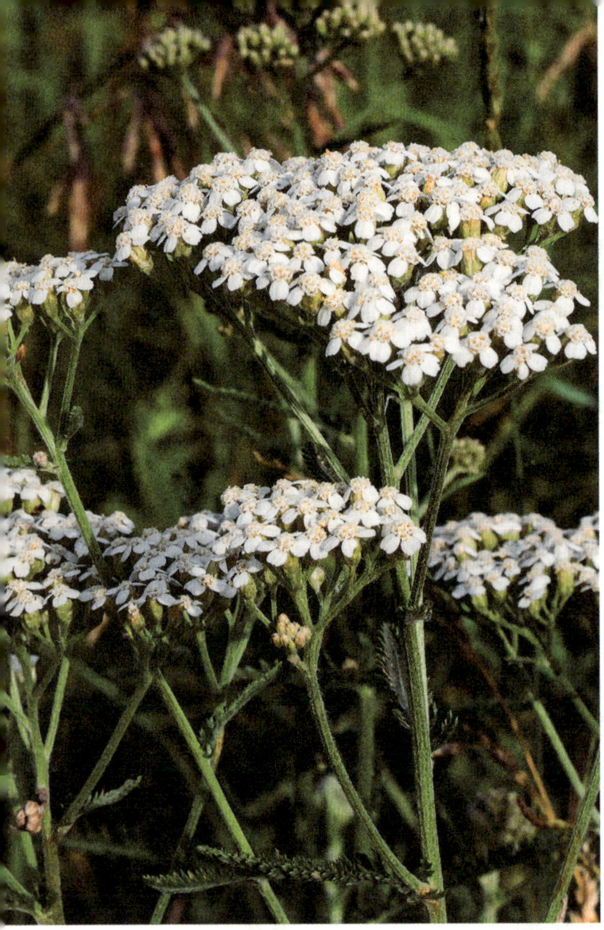

Schafgarbe

An Wiesen und Ackerrändern ist immer wieder die Schafgarbe *(Achillea millefolium)* zu finden und daher für die eigene Teesammlung leicht zu ernten. Diese Heilpflanze wird in alten Schriften auch als *„Augenbraue der Venus“* bezeichnet. Göttinnen geweihte Pflanzen sind in ihrer Wirkkraft besondere Frauenheilkräuter. Kneipp schreibt: *„Viel Unheil bliebe den Frauen erspart, würden sie ab und zu einmal nach der Schafgarbe greifen.“* Frische oder alte Wunden werden in der alten Volksmedizin mit **Schafgarbentee** gereinigt und durch entsprechende Auflagen behandelt. Auch bei gestörten Blutungsqualitäten aus der Gebärmutter wird die Schafgarbe verwendet. Es macht Sinn, gerade um die Zeit der beginnenden Menopause Schafgarbe und Johanniskraut einzusetzen. Bei Regelschmerzen ist die alleinige Anwendung von Schafgarbe wegen seiner krampflösenden Wirkung hilfreich; in Kombination mit Kamillenblüten, Mutterkraut, Frauenmantelkraut, Pfefferminzblättern, Johanniskraut und Fenchelsamen sind angenehm wirkende Teezubereitungen möglich. Schafgarbe wird auch als **Räucherwerk** empfohlen, da es angeblich das visionäre Denken anregt. Schafgarbe und Rosmarin sollen darüber hinaus alte psychische Wunden heilen und die Lebensenergie anfachen.

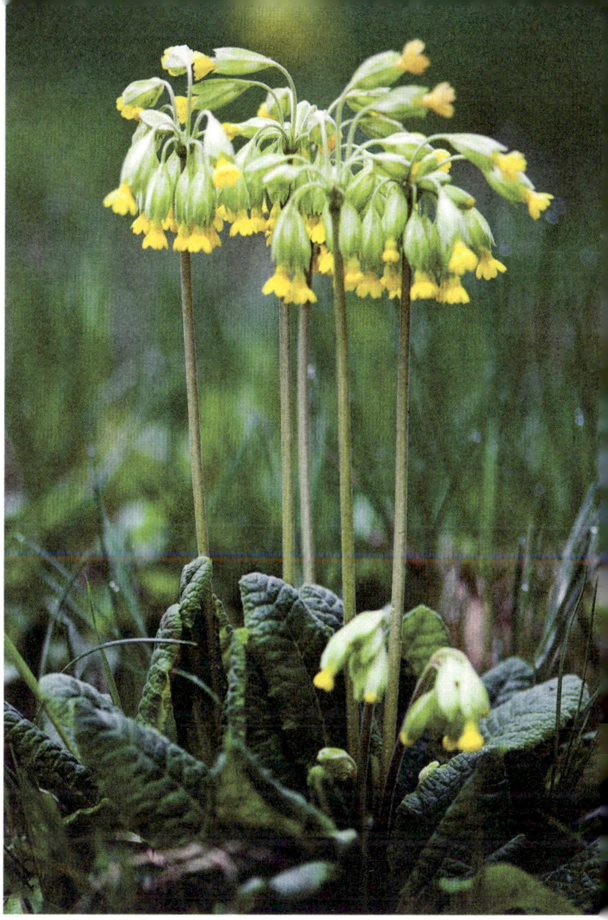

Schlüsselblume

Sonne hat nicht nur am Himmel Kraft. Auch das Gelb in verschiedenen Blüten zeigt uns die gespeicherte Sonnenenergie und symbolisiert Heilkraft. *„Nur die dunkelgelbe Sch. hat Wert für die Hausapotheke. Wer Anlage hat zur Gliedersucht … trinke längere Zeit hindurch täglich 1 Tasse Schlüsselblumentee. Die heftigen Schmerzen werden sich lösen und allmählich ganz verschwinden"*, ist die Empfehlung von Kneipp. Im Volksglauben wurde die Einnahme einiger Blüten der Schlüsselblume *(Primula veris)* als Schutz gegen Fieber und die Dämonen der Melancholie empfohlen. Die Sonne und die Farbe Gelb sind in der Signaturenlehre ein Hinweis auf Kraft zur Heilung von dunklen Zuständen – oder von Depression, wie man heute sagen würde. In diesem Zusammenhang wurde auch empfohlen, andere gelbe Blüten wie die der Königskerze oder des Huflattichs auf Suppen zu streuen.

Im Herbst geerntete **Schlüsselblumenwurzeln** und die Blütenstände im Frühling werden besonders zur Therapie von Husten oder anhaltenden Reizungen der Bronchien verwendet. Die schleimlösende Wirkung erzeugt ein leichteres Abhusten des Sekrets. In Verbindung mit anderen Heilpflanzen wie Spitzwegerich, Anissamen, Fenchelsamen und Thymian schafft eine solche Teemischung je nach Beschwerdebild Linderung.

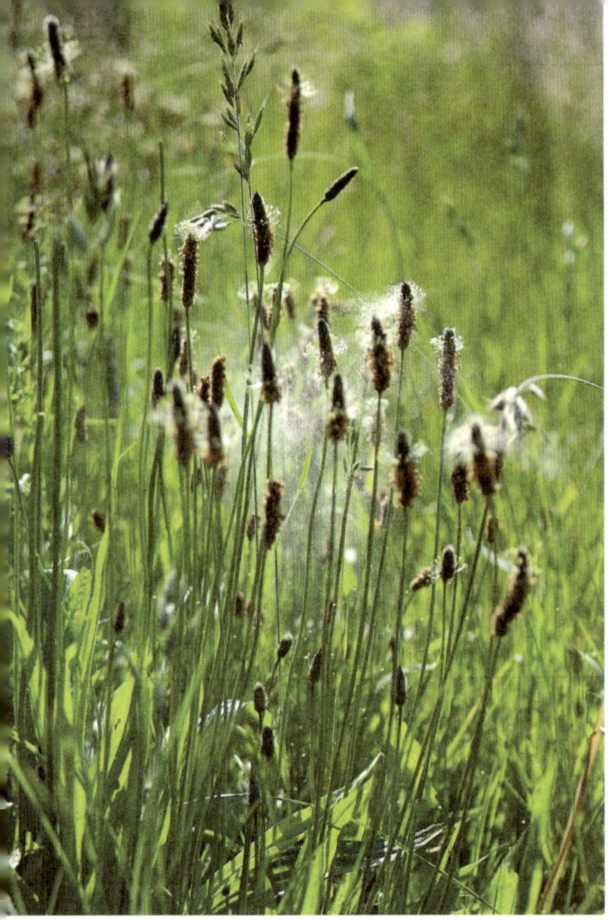

Spitzwegerich

Auf Wiesen und Wegrändern, nahezu auf allen naturbelassenen Grünflächen ist diese Pflanze mit ihrer schönen Blattrosette anzutreffen. Als Heilpflanze wird der Spitzwegerich (*Plantago lanceolata*) schon seit Jahrhunderten bei Blutungen und entzündlichen Wunden verwendet. Eine Empfehlung möchte ich Ihnen mitgeben: Wegen seines Gerbstoffgehaltes und einer Vielzahl anderer Substanzen ist er als Akutmedizin bei Insektenstichen äußerst wirksam. Zerquetschen oder zerkauen Sie ein Blatt und legen oder binden Sie diesen Brei unter einem Stofftupfer oder weiteren Wegerichblättern auf die Stichstelle. Der Schmerz und der Juckreiz lassen rasch nach und es tritt so gut wie keine Schwellung auf. Die Wirkung auf die zarten Gefäße wird von manchen Wanderern genützt, wenn Wegerichblätter – es gibt den Großen und Mittleren Wegerich *(Plantago major / media)* – auf die Fußsohlen aufgelegt werden, um Reizzustände zu lindern. In der Volksmedizin wird bei entzündlichen und eiterbelegten Hautdefekten wie Schrunden zur Reinigung und Heilung folgende Rezeptur verwendet: Spitzwegerichblätter werden etliche Stunden in kaltes Wasser gelegt, um die Wirkstoffe auszuziehen, und dann etwa eine Viertelstunde gekocht und abgeseiht. Die so gewonnene Flüssigkeit wird verwendet. Hier handelt es sich um eine Form der Zubereitung, die in der Fachsprache *Mazerationsdekokt* genannt wird.

Bei Reizzuständen der Bronchien und der Lunge hilft ein **Hustentee**. Er wirkt schleimlösend und entzündungshemmend. Ein Rezeptvorschlag: Spitzwegerich- sowie Thymiankraut und Huflattichblätter zu gleichen Teilen mischen, zwei gehäufte Teelöffel mit einem Viertelliter kochenden Wassers übergießen und zehn Minuten ziehen lassen. 1–3 Tassen davon trinken. Als krampflösende Komponente können noch zerstoßener Fenchel oder Anis dazu gemischt werden.

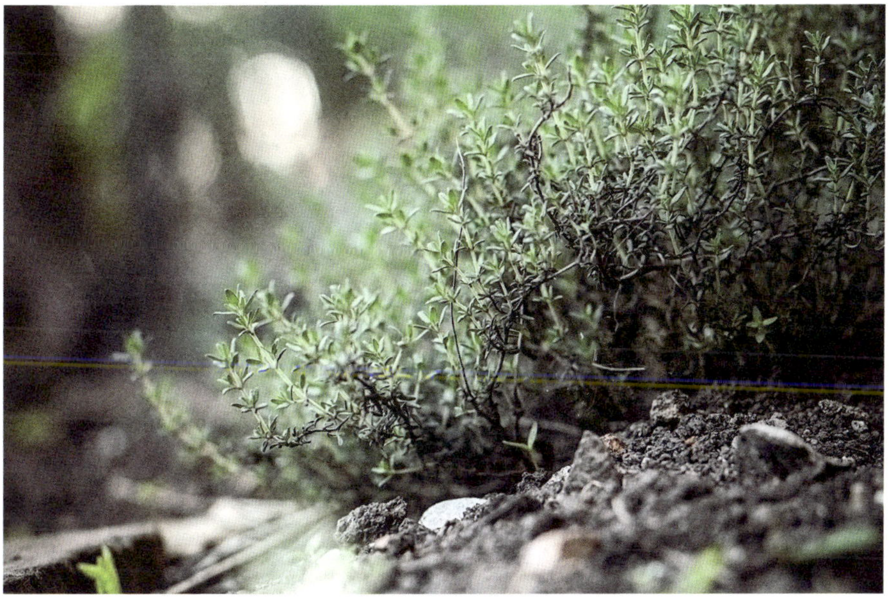

Thymian

Ein kleines Kraut, welches dank seiner Inhaltsstoffe vielerlei Kräfte in sich birgt, dazu in einem Blumentopf am Balkon oder im Garten sehr dekorativ aussieht und für Insekten ein wohlriechendes Nahrungsmittel darstellt. Durch seinen hohen Gehalt an ätherischen Ölen ist Thymian *(Thymus vulgaris)* ein pflanzenheilkundlicher Alleskönner. Die desinfizierende und krampflösende Wirkung steht im Vordergrund; daher wird Thymian besonders bei Verdauungsstörungen gerne in **Teezubereitungen** verwendet. Auch zur Hautpflege und Wundheilung dient er, zumal durch den Umbau von Bestandteilen des ätherischen Öls eine entzündungshemmende, abschwellende Wirksubstanz entsteht. Albertus Magnus, ein Dominikanermönch und großartiger Wissenschaftler seiner Zeit – er starb 1280 –, beschrieb als Erster in unserem Kulturkreis den Echten Thymian. Als desinfizierende und krampflösende Hustenmedizin wird Thymian in verschiedenen Literaturangaben des Mittelalters beschrieben. Der Echte Thymian hatte wegen seiner keimtötenden Wirkung schon bei den Ägyptern eine große Bedeutung und wurde im Rahmen von Einbalsamierungen und Räucherritualen verwendet. Ich bin davon überzeugt, dass in unseren Regionen der Quendel *(Thymus serpyllum)*, auch Feldthymian genannt, schon sehr früh zu Kultzwecken und als Heilmittel verwendet wurde. In der ländlichen Bevölkerung wurden Thymianzubereitungen zur Hautpflege und zur Behandlung von entzündlichen Hautirritationen besonders geschätzt. Eine Zubereitung mit Alkohol wird unter dem Namen Thymianspiritus bei Muskelschmerzen und Quetschungen verwendet. **Thymianöl** (1 ml), welches durch Destillation gewonnen wurde, kann mit Jojobaöl oder Olivenöl auf 100 ml ergänzt ebenso bei den angeführten Beschwerden angewendet werden.

REZEPTTIPP:

Thymianbäder entlasten das vegetative Nervensystem sowie die Muskulatur und helfen bei beginnenden Infekten mit Hustenreiz. Als Zubereitung bei einsetzenden Infekten im Bronchialbereich wirkt folgende Empfehlung aus unserer Teeapotheke:

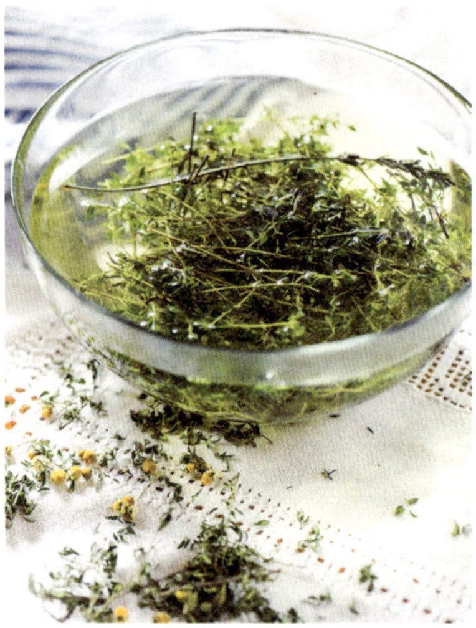

- Einen Teelöffel Thymiankraut mit einem Viertelliter kochenden Wassers übergießen, ziehen lassen, nach Wunsch mit Honig süßen und 1–3 Tassen in kleinen Schlucken trinken. Diesen **Tee** können Sie auch abwechselnd mit Salbeitee als Spül- und Gurgelmittel bei Irritationen im Mundraum verwenden. Um die Wirkkraft eines Hustentees aus Thymian zu verstärken, können Sie folgende Mischung zubereiten: Thymiankraut, Kamillenblüten, Spitzwegerich und Lindenblüten zu gleichen Teilen mischen, zwei gehäufte Teelöffel mit einem Viertelliter kochenden Wassers übergießen, ziehen lassen und 2–3 Tassen genießen.

- Denken Sie daran, dass Thymian auch in der Küche, insbesondere bei der Zubereitung von Fisch, Fleisch, Wildbret und Eintöpfen Geschmack bringt und verdauungsfördernde Wirkung hat. Wenn jemand Kräuter liebt, ist Thymian als Topfpflanze ein nettes Mitbringsel für den Balkon oder Küchenkräutergarten. Die Feinschmecker unter den Kräuterliebhabern bereiten **Thymianessig oder -öl** zu.

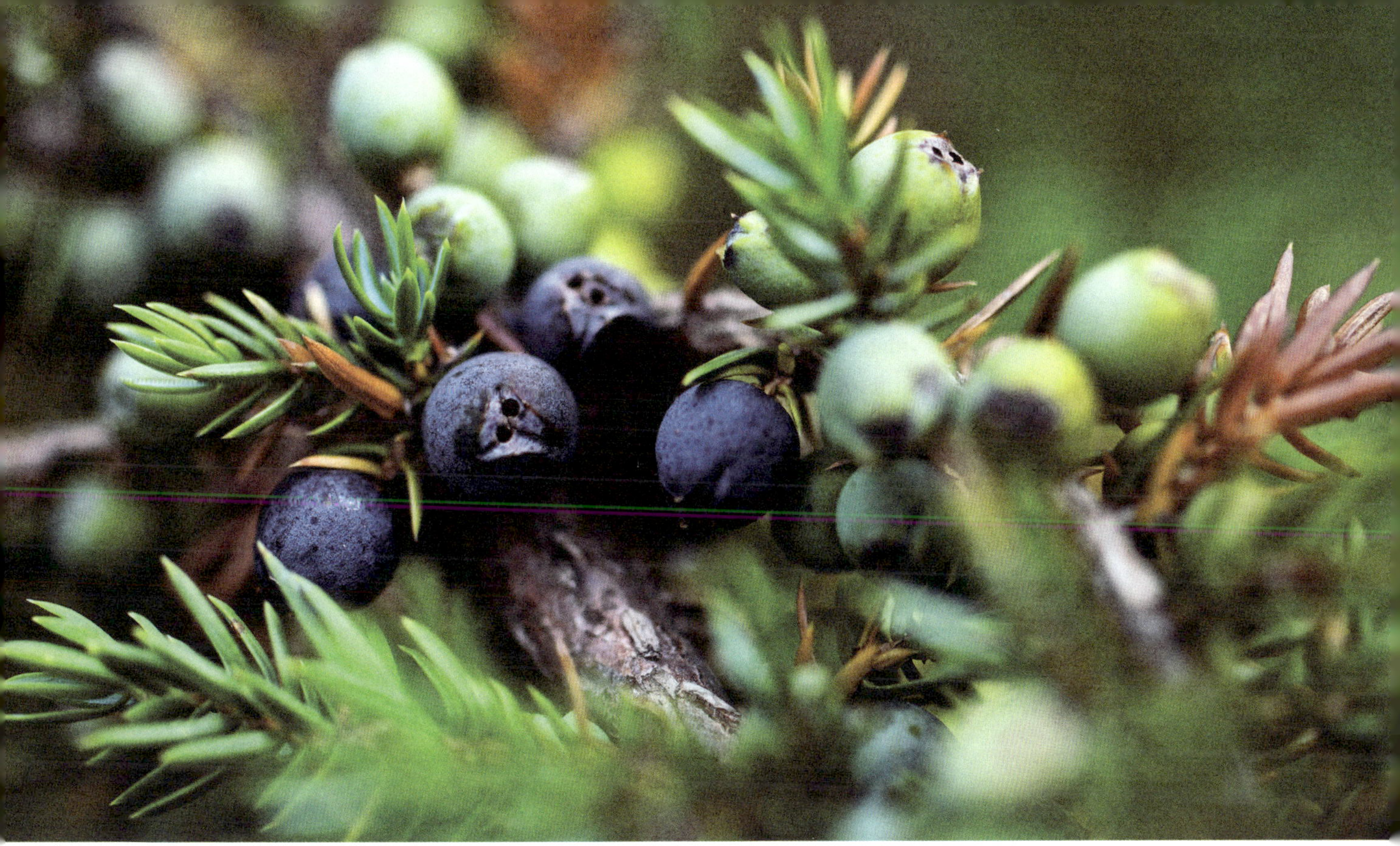

Wacholderbeere

„Die Wacholderbeere, wer kennt sie nicht?", fragt Kneipp. In der Volksmedizin seiner Zeit hat der Wacholder *(Juniperus communis)* einen besonderen Stellenwert. In seiner *„Apotheke"* beschreibt er auch seine persönliche Einstellung zum Räuchern. *„Ich bin kein Freund des sogenannten ‚Ausräucherns', da ich nicht begreife, wie man da von frischer Luft reden kann. Wenn es aber gilt, einen Raum, worin ansteckende Kranke, Tote lagen, zu desinfizieren, das ist ansteckungsunfähig zu machen oder zur Zeit ansteckender Krankheiten durch große Räucherfeuer die Luft zu reinigen, dann lobe ich mir stets solchen Wacholderdampf. Der räumt mit allen Pilzen, und wie die fliegenden Anstecker und Krankheitsverbreiter heißen, gründlich auf."*

„Ähnliche Wirkung übt der Wacholder im Inneren des menschlichen Organismus aus. Die Beere räuchert gleichsam den Mund und den Magen und feit gegen Ansteckung." Personen, welche schwerkranke Menschen pflegen und bei *„Tag und bei Nacht dadurch der Ansteckungsgefahr preisgegeben*

sind", sollten seiner Ansicht nach stets Wacholderbeeren kauen. *„Sie verbrennen gleichsam die schädlichen Miasmen, Ausdünstungen u. s. w., wenn diese durch Mund oder Nase eindringen wollen."* Unter Miasmen verstand man Dämpfe und Gerüche, welche Krankheiten übertragen – Bakterien waren zu jener Zeit ja noch nicht bekannt. Möglicherweise stellt die Empfehlung, zu Beginn der Grippezeit Wacholderbeeren zu kauen, eine alte Überlieferung solcher Gedanken dar.

Die wassertreibende Kraft der Beere wird bei Blasenleiden und bei Entzündungen in den ableitenden Harnwegen hilfreich sein und die heilende und reinigende Wirkung in einem **Blasentee** verstärken. Als reinigende Maßnahme oder bei Personen, welche an *„schwachen Magen leiden"*, empfiehlt Kneipp folgende Kur: *„Den ersten Tag sollen Sie mit 4 Beeren beginnen, den zweiten Tag mit 5 Beeren fortsetzen ... und so mit Tagen und Beeren bis auf 12 Tage und 15 Beeren auf- und dann wieder heruntersteigen, beim Absteigen jeden Tag eine Beere auslassend."* Als Tee bei Harnwegsinfekt empfiehlt sich folgende Zubereitung: Zerstoßene Wacholderbeeren, Brennnesselblätter, Birkenblätter und Schachtelhalm zu gleichen Teilen mischen, zwei gehäufte Teelöffel der Mischung mit einem Viertelliter kochenden Wassers übergießen und zehn Minuten ziehen lassen. Zwei Tassen täglich trinken.

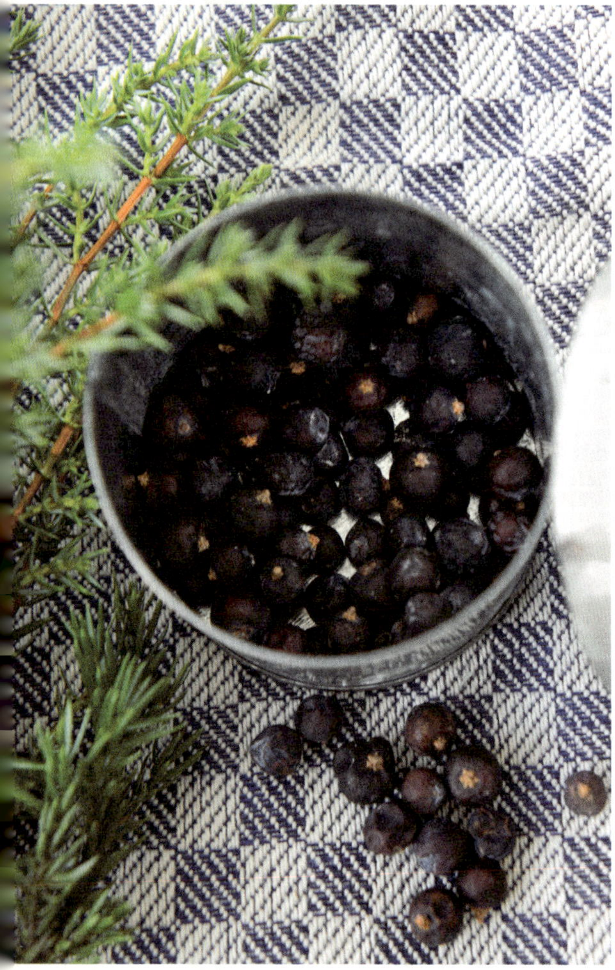

Zwiebel, Knoblauch und Bärlauch

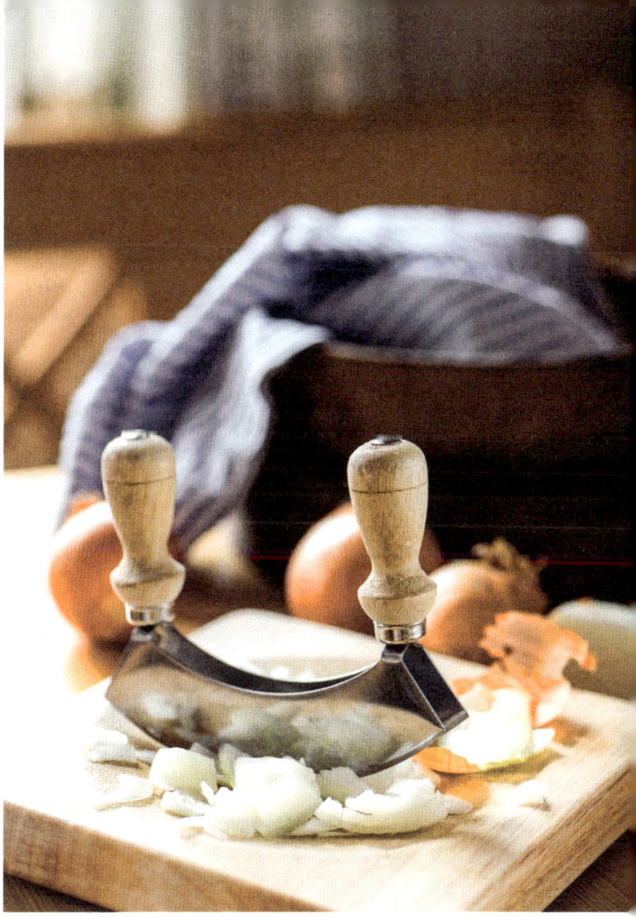

Bärlauch *(Allium ursinum)* und Knoblauch *(Allium sativum)* sind appetitanregende sowie den Magen-Darm-Trakt und das Blut reinigende Naturprodukte. In manchen Kräuterbüchern wird die heilende Wirkung des Bärlauchs über die des Knoblauchs gestellt. Messungen in der wissenschaftlichen Drogenkunde (Pharmakognosie) bestätigen nur etwa ein Drittel an schwefelhaltigen Verbindungen. Die antibakterielle und pilzhemmende Wirkung erzeugt eine entgiftende Wirkung für den Darm und die Leber, und auch an den Gefäßwänden ist ein positiver Effekt zu erwarten. Da der Bärlauch nicht ganzjährig zur Verfügung steht und in bestimmten Regionen gar nicht wächst, können wir uns gut mit der Kraft derselben Wirkstoffe in den wohl ältesten Kulturpflanzen, dem Knoblauch und der Zwiebel *(Allium cepa)*, behelfen.

Interessanterweise wird die Zwiebel in der *„Apotheke"* von Kneipp nicht erwähnt. Sie war jedoch in der Volksmedizin schon immer in Verwendung. Der lateinische Familienname *Allium* weist schon auf viele Gemeinsamkeiten in der Wirkkraft hin. Die schwefelhaltige Aminosäure ist der tragende Wirkstoff, der im Organismus seine Heilkräfte entwickelt. In ägyptischen Papyrusschriften wird berichtet, dass Knoblauch zu den täglichen Mahlzeiten der Pyramidenarbeiter gehörte, große Mengen an Geld dafür ausgegeben wurden und gestreikt wurde, als die Knoblauchrationen zu gering waren. Gegen krankheitserregende Darmbakterien zu wirken, die Durchblutung der Gefäße durch eine geringere Verklumpung von Blutplättchen positiv zu beeinflussen oder die entzündungshemmende Wirkung bei Erkrankungen wie Atemwegsinfekten ist nur ein Teil der allumfassenden Heilwirkung dieser Zwiebelgewächse. Faszinierend ist auch die Feststellung eines ägyptischen Heilers, welcher schrieb: *„Verzehre ich zur Jahreszeit des Windes die Zwiebel, so leide ich zur Jahreszeit des Regens keine Leibschmerzen."* Eines ist klar: Je frischer und unverfälschter diese Nahrungs- und Lebensmittel sind, desto wertvoller und wirksamer sind die Wirkstoffe, welche wir aufnehmen können. Volksmedizin und Wissenschaft stimmen in vielen Aspekten in der Beurteilung der Kräfte dieser Pflanzen überein. Der Volksmund meint: *„Esst Knoblauch und Bibernell, so sterbet ihr nicht so schnell!“*

Unter Umständen ist allerdings die Geruchsbelastung für die Umgebung zu beachten. In griechischen Schriften wird die Zwiebel auch *„stinkende Rose“* genannt. Sicherlich kennen Sie die Feststellung: *„Ein Apfel täglich hält den Doktor fern, ... und roher Knoblauch/Zwiebel hält alle anderen fern.“*

Auch bei einem Insektenstich kann eine Zwiebel hilfreich sein: Schneiden Sie sie in zwei Hälften und reiben Sie damit die Stichstelle und deren Umgebung ein. Oder Sie zerquetschen einige Scheiben und binden diese unter einem Tupfer an der Stichstelle fest. Bald lässt der Schmerz nach und es wird fast keine Schwellung auftreten.

Bei akuter, schmerzhafter Ohrentzündung zerschneiden oder hacken Sie eine Zwiebel, geben die Stücke in ein Säckchen (oder einen Socken), erwärmen dieses und legen es etwa eine halbe Stunde auf das betroffene Ohr. Wenden Sie das Ganze mehrmals an. Rasch wird Erleichterung eintreten. Die ätherischen Wirkstoffe der Zwiebel bringen zusätzlich Heilinformation an die Schleimhäute im Nasen-Rachen-Raum und fördern neben der bakterienwachstumshemmenden Kraft durch vermehrte Sekretion und krampflösende Wirkung den Heilungsprozess. Bei Bronchitis und beginnenden entzündlichen Prozessen im HNO-Bereich ist eine Brustauflage hilfreich gegen zähen Schleim und wird das Abhusten erleichtern. Ein **Halswickel** mit gehackten Zwiebeln, verbunden mit einem in der Temperatur ansteigenden Fußbad, ist ein Garant für rascheres Gesunden.

SELBST TÄTIG WERDEN: KRÄUTER ANBAUEN

Eines meiner Grundanliegen im Zusammenhang mit Kräutern besteht darin, Sie zum Handeln zu bewegen. Durch einige Küchenkräuter, die Sie selbst ziehen oder weiterverwenden, kann eine Grundbegeisterung entstehen und Sie unter Umständen zu wahren Kräutergärtnern werden lassen. Auch Kinder begeistern sich für Selbstgezogenes und können so eine Beziehung zur Natur in ihren Produkten herstellen. Kinder sind diesbezüglich sehr empfänglich. Gerade in der heutigen Zeit ist ein „Zurück zur Natur“ für Körper, Geist und Seele wichtig. Gehen Sie mit gutem Beispiel voran!

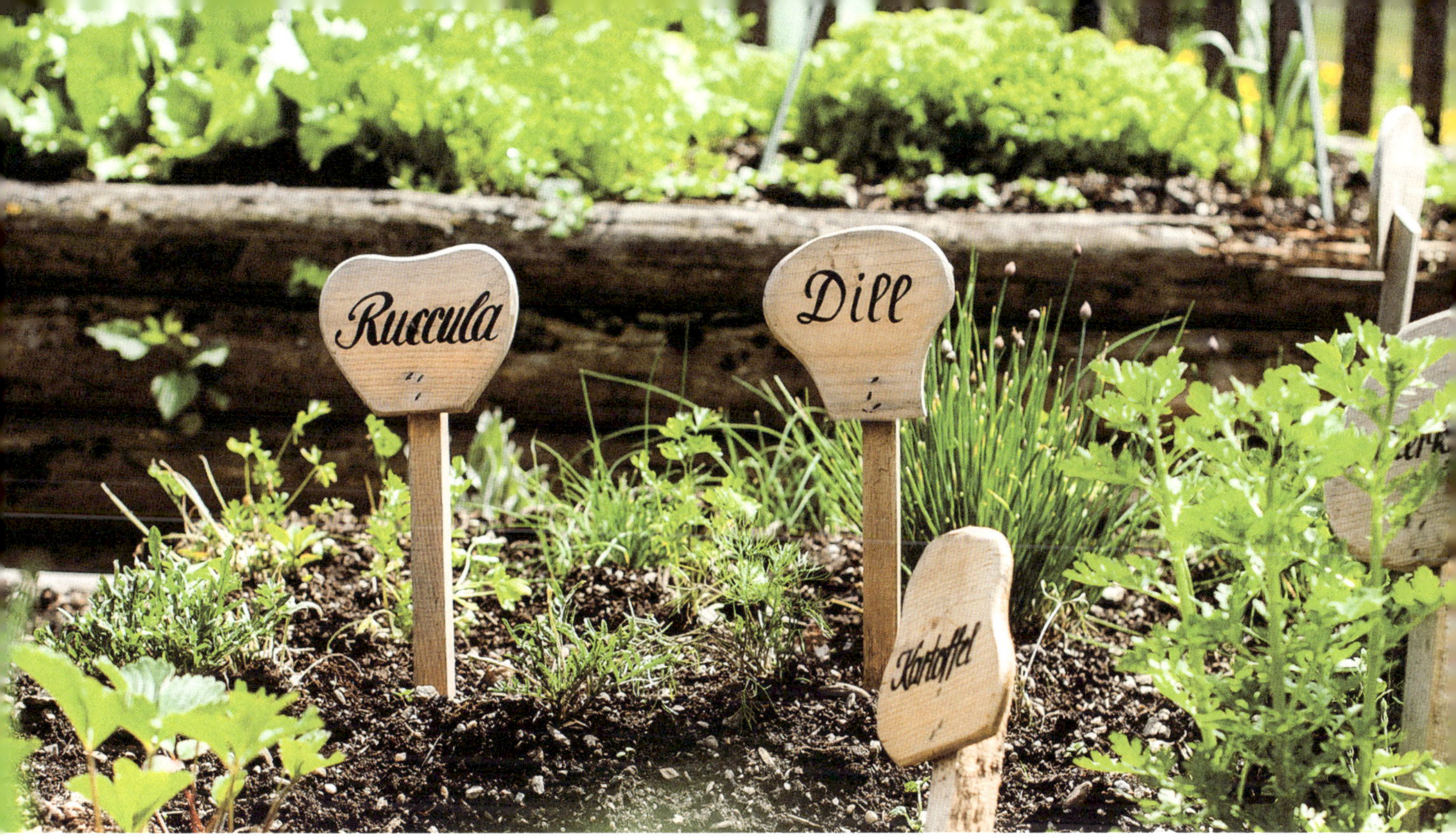

Eventuell beginnen auch Sie, die Natur mit anderen Augen zu sehen, wenn Sie sich entschließen, selbst Heilkräuter zu züchten und/oder zu ernten. Gewürzkräuter wie Kresse, Salbei, Schnittlauch oder Basilikum können Sie auf dem Balkon oder am Fensterbrett selber ziehen. Das Beste: Sie sind Nahrungs- und Heilmittel zugleich. Wenn Sie das Glück haben, einen kleinen Garten zu besitzen, ergeben sich weitere Möglichkeiten. In der freien Natur Heilkräuter zu sammeln, kann sich zu einer echten Leidenschaft entwickeln. Wenn Sie Ihre erste Teemischung zusammengestellt haben, werden Sie die Freude an dieser neuen Beziehung zur Natur spüren.

Zurück zu Kneipps Gedankengängen zur Pflanzenkunde: *„Nicht bloß was zu Erhaltung des Lebens, zu des Leibes täglichen Brot notwendig ist, lässt Gott uns wachsen. Er, der in unendlicher Weisheit Alles nach Maß, Zahl und Gewicht geschaffen, lässt in väterlicher Liebe zahllos auch diejenigen Kräutchen aus der Erde hervorschießen, welche dem Menschen in kranken Tagen Trost, seinem in Schmerzen sich windenden Körper Linderung und Heilung verschaffen.“*

Phytopharmaka, also pflanzliche Heilmittel, sind keine Arzneimittel der Akut- oder Notfallmedizin. Sie sind nicht für die alleinige Behandlung von schweren Erkrankungen oder Stoffwechselkrankheiten geeignet. In diesen Fällen können wir glücklicherweise den Segen der modernen Medizin nützen und pflanzliche Produkte ergänzend anwenden.

Sauberkeit ist wesentlich für optimale Zubereitung und Lagerung von Kräutern

Pflanzeninhaltsstoffe können beträchtliche positive, aber auch negative Wirkungen erzeugen. Wir brauchen nur an den Fingerhut, den Eisenhut oder die Tollkirsche zu denken. Das Sammeln und Verwenden von Heilpflanzen ist daher mit einem gewissen Verantwortungsgefühl zu verbinden. Pflanzliche Produkte wirken auf verschiedenen Ebenen, symptomatisch wie auch kausal, und somit ist wegen der therapeutischen Breite entsprechende Erfahrung vonnöten. Symptomatisch bedeutet, dass ein Krankheitszeichen einer Befindlichkeitsstörung behandelt wird, aber nicht deren Ursache; kausal hingegen nennt man das Beheben der Ursache einer Erkrankung. Pflanzliche Mittel können somit bei Krankheitsgefühl zur alleinigen Therapie oder aber als ergänzende, komplementäre Heilhilfe verwendet werden.

WARNHINWEIS

Bitte ernten und verwenden Sie nur Pflanzen und Heilkräuter, die Sie mit Sicherheit kennen. Sauberkeit bei Ernte, Aufbereitung und Lagerung sind die Voraussetzungen für entsprechende Qualität! Gelegentlich besteht bei einzelnen Personen eine Allergie, die beachtet werden muss, damit keine unnötige Belastung oder Gefahr für den Körper erzeugt wird. Kontaktallergien können sich durch unangenehme Haut- oder Schleimhautreaktionen bemerkbar machen. Akute, extrem verlaufende Reaktionen treten bei der Anwendung von Heil- oder Gewürzpflanzen zwar äußerst selten auf, können im Falle eines allergischen Schocks jedoch lebensbedrohend sein.

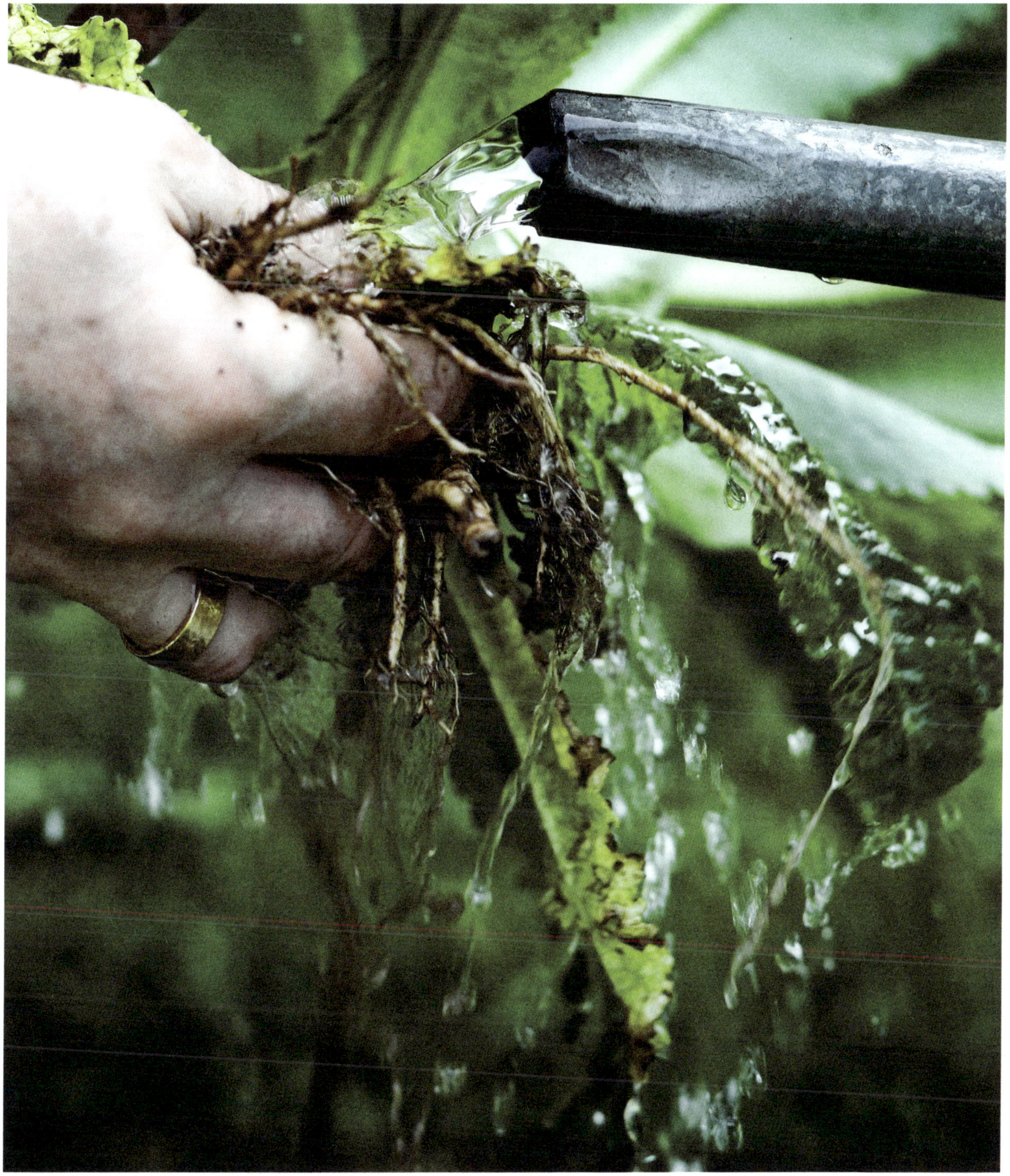

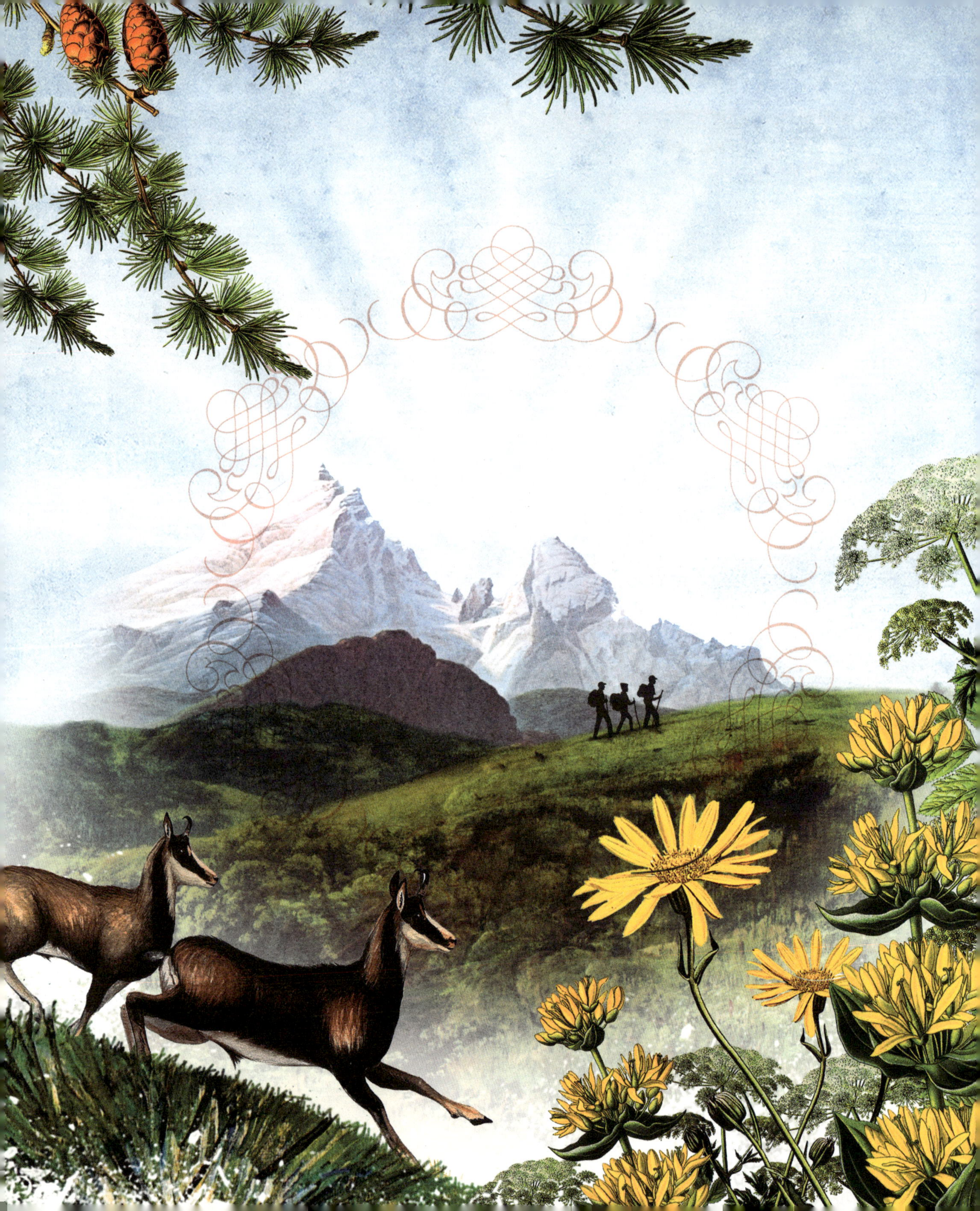

BEWEGUNG

*„LUFT UND BEWEGUNG
SIND DIE EIGENTLICHEN
SANITÄTSRÄTE."*

Theodor Fontane

Eine weitere Säule in der Kneipp'schen Lehre ist die Bewegung. Als notwendige Begleitung von wassertherapeutischen Anwendungen wurde von Anfang an auch die Bewegung gefordert. Der erwünschte Effekt ist die Wiedererwärmung des ganzen Körpers, der zuvor durch eine kalte Wasserapplikation einen Abkühlungseffekt erfahren hat. So wird der Regulationsprozess gestartet. *„Dagegen verordnen wir strenge, dass der Angekleidete nach jeder Wasseranwendung sich Bewegung mache (geschehe es durch Arbeit oder Spazierengehen), welche so lange daure, bis alle Teile des Körpers vollkommen trocken und normal warm sind."* Tatsächlich stellt sich nach kalter Wasseranwendung und Bewegung ein angenehmes, warmes Körpergefühl ein.

Kneipp hat Bewegung im therapeutischen Bereich aber auch ergänzend zu den Wasseranwendungen empfohlen – aus der Beobachtung, dass die Hilfesuchenden sich dadurch körperlich und psychisch wohler fühlten. Kneipp hat manche Klienten sogar zum Holzspalten eingespannt. Seine Grundeinstellung der Bewegung gegenüber war folgende: *„Um gesund zu bleiben, muss sich der Mensch bewegen, schwitzen und soll das Wasser in seiner mildesten Form gebrauchen."*

Nach der Pause geht's wieder los

Was an physiologischem Geschehen im Körper abläuft, war zu Zeiten des Bewegungspredigers Sebastian Kneipp noch nicht bekannt; die beobachteten Ergebnisse waren jedoch signifikant. Auch für Kinder wurde Bewegung als besonders wichtig angesehen und von Kneipp sehr empfohlen. So stellt er dezidiert fest: *„... Als Vorbereitung für ihr künftiges Leben sollten Ausdauer, Widerstandsfähigkeit und Kraft aufgebaut werden. Die Kinder sollten aber nicht ohne Aufsicht sein."* Zu der Zeit, als Kneipp seine Ideen verbreitete, propagierte auch der Turnvater Friedrich Ludwig Jahn seine Visionen. Welch

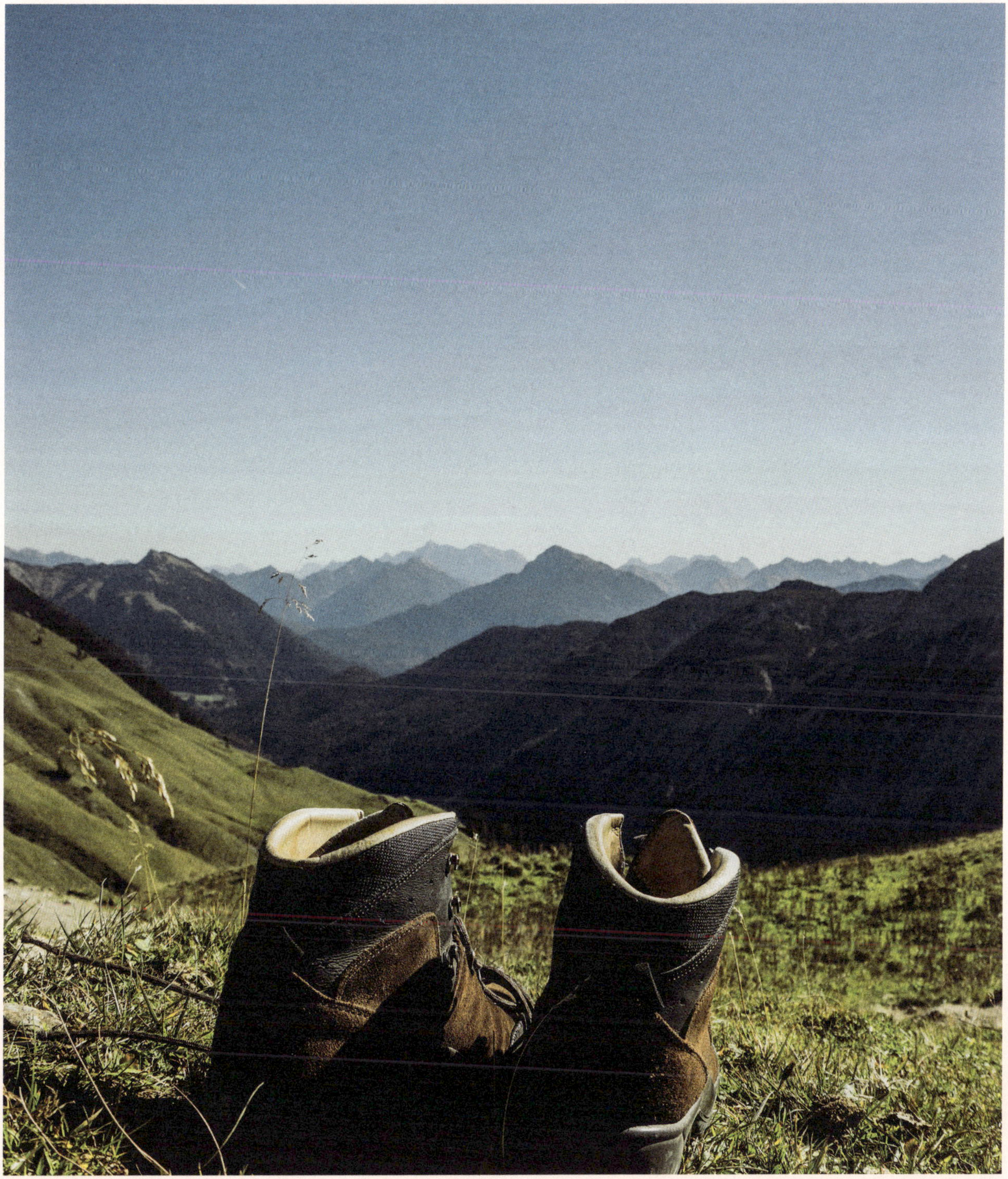

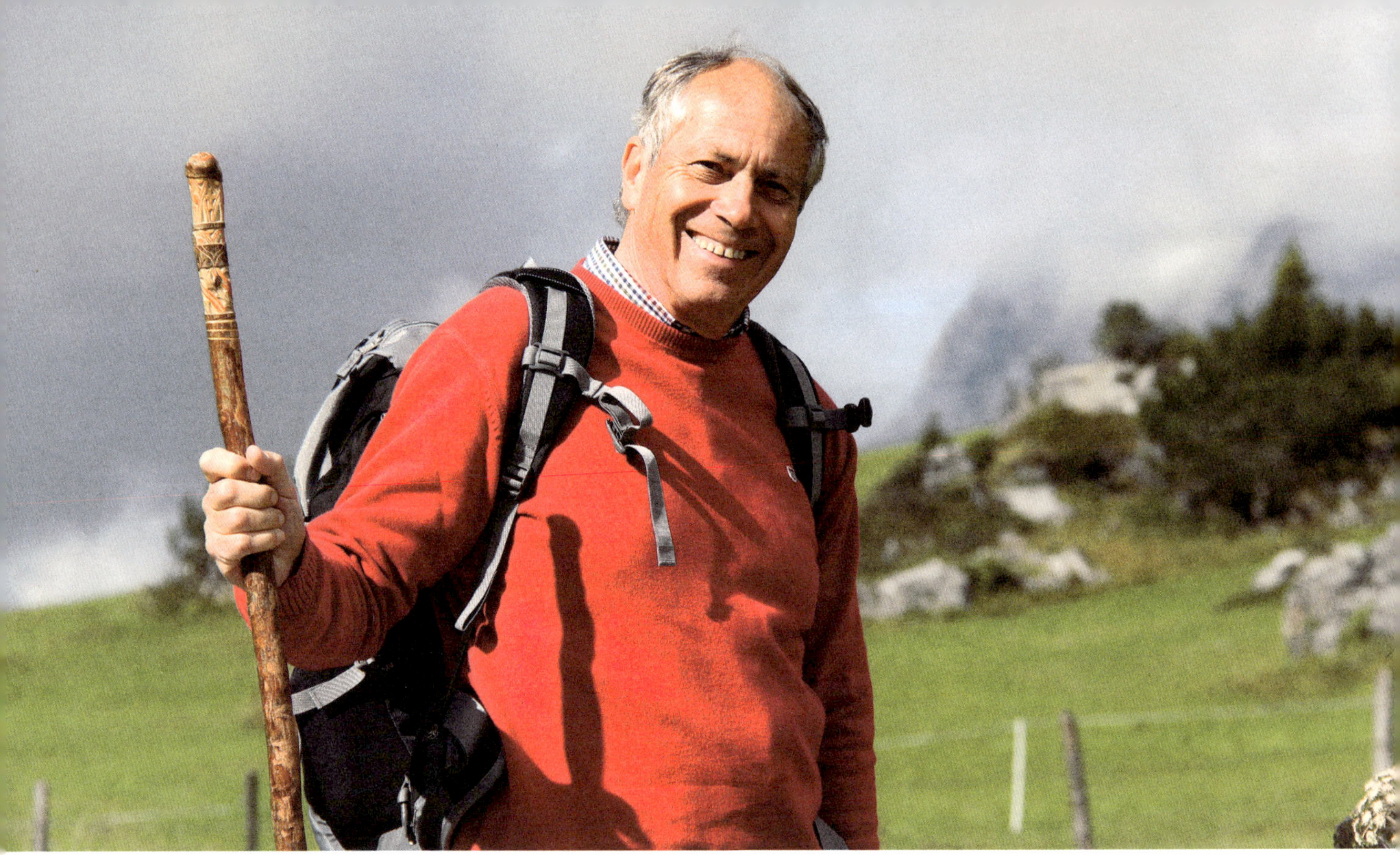

Der Bergstock, mein treuer Begleiter

ein hochwertiges Bewegungs- und Gesundheitsprogramm wäre entwickelt worden, hätten Kneipp und Jahn zusammengearbeitet.

BEWEGUNG IST LEBEN UND SICH REGEN BRINGT SEGEN

Der Ausspruch „Bewegung ist Leben“ soll Programm für uns sein! Passende Formen von Bewegung sind in jedem Alter durchführbar. Vom Säuglings- bis ins Pensionsalter gibt es stimmige Muster und Vorschläge. Wie bei allen aufbauenden oder krafterhaltenden Tätigkeiten ist allerdings eine regelmäßige Durchführung erforderlich. Das Tun, ein gezieltes Handeln, ist die Straße zum Erfolg. Kneipp meinte: *„Wenn eine Maschine lange der Witterung ausgesetzt ist und nicht verwandt wird, so wird sie bald ihre Dienste versagen, sie wird zuletzt gebrechlich werden und zerfallen, ohne dass man sie gebrauchen kann. Gerade so ergeht es dem Körper.“*

In meiner ärztlichen Praxis war eine meiner Grundbeobachtungen: Frauen und Männer, die durch berufsbedingte körperliche Herausforderung im Training waren, konnten sich bei Erkrankungen rascher erholen und nach einem Unfallgeschehen erfolgreicher rehabilitieren. Diese Vorteile waren vor allem bei Menschen zu beobachten, die regelmäßig Sport trieben. Sich gelegentlich am Wochenende zu betätigen und dabei falsche Belastungen zu setzen, bringt dagegen keinen Nutzen, sondern möglicherweise eher Schaden. Manche fatale Herz- und Kreislaufschwierigkeiten zeigten sich bei solchen Wochenendsportlern. Das Endergebnis waren oft Erschöpfung, Muskel- und Gelenkprobleme, in Einzelfällen sogar schwere körperliche Zusammenbrüche bis hin zum Herzinfarkt. In diesem Falle kann man durchaus behaupten, Sport sei gefährlich, sogar lebensgefährlich.

Das gängige Sprichwort „*Sich regen bringt Segen*" beinhaltet einen wahren Kern. Dies zeigt sich am Muskelaufbau, an der Struktur der Gelenke und an deren Bändern. Wie schnell reduziert sich die Qualität eines Muskels, wenn eine Extremität wegen einer Verletzung nicht bewegt werden kann. Daher ist es das Anliegen von Therapeuten und Betroffenen, sobald als möglich Aktivitäten zu setzen, um kein wesentliches Defizit entstehen zu lassen. Ein trainiertes Muskelkorsett, insbesondere das der Rücken- und Bauchmuskeln, ist für unsere Körperhaltung von eminenter Bedeutung. Wie viele der Schmerzen aus dem Wirbelsäulenbereich entstehen durch eine Vernachlässigung der Muskulatur aufgrund von Bewegungsmangel und daraus folgender Muskelschwäche. Es ist nicht nötig, die Muskulatur eines Spitzenathleten aufzubauen; ein gewisses Kapital an Muskelmasse oder -straffheit ist jedoch im wahrsten Sinne des Wortes eine Stütze. Beobachten Sie, wie schadlos sich ein zu Sturz gekommener Sportler halten kann oder wie schnell sich Athleten wieder regenerieren. Straffe Muskulatur erzeugt auch kompakte Gelenke bzw. Gelenkkapseln. Bewegte Gelenke sind in ihrer Umgebung besser durchblutet, woraus ein wesentlicher Vorteil für die Knorpelschicht und die Bildung sowie den Abtransport der Gelenkflüssigkeit (Gelenkschmiere) entsteht. Be- und Entlastung bearbeitet den Knorpel – wir rosten nicht.

Oft ist bei der Beratung von Menschen mit Gelenk- oder Muskelschmerzen die Bewegung ein Streitpunkt. Folgendes Krisenmanagement ist zu bewältigen: a) Der Patient verspürt Schmerzen und will sich schonen oder gar nicht bewegen – durch Nichtbewegung entsteht jedoch keine Heilwirkung bzw. Durchblutung und zugleich kaum Ernährung des Knorpels. Die Beweglichkeit nimmt ab, die Schmerzen nehmen zu. Somit entsteht ein Teufelskreis. b) Der Patient hat Muskelschmerzen, Bewegung und Training werden reduziert, die Muskelmasse nimmt ab, daher steht weniger Kraft zur Verfügung. Neuerlich entsteht eine absolut nachteilige Situation. Konnte der zu Beratende jedoch davon überzeugt werden, wie wesentlich Bewegung ist, und beginnt unter fachmännischer Anweisung mit einer der Situation entsprechenden Bewegung, stellt sich Erfolg ein. Schließlich empfindet der Patient eine Besserung und freut sich ebenso wie der Behandelnde. Neuerlich ein Beispiel für Wirkung und erwünschte Nebenwirkung!

Regelmäßige Ruderschläge bringen die rechte Bewegung

TUE WENIG, DIES ABER REGELMÄSSIG

Da Inaktivität eindeutig Nachteile für unser körperliches und geistiges Wohlbefinden erzeugt, ist es nur logisch, wenn ich Ihnen entsprechende Bewegung verordne. Das Ausmaß für die Trainingsintensität und -zeit liegt ganz bei Ihnen. Hilfreich und empfehlenswert mag der Rat Ihres Arztes, eines Orthopäden oder eines Physiotherapeuten sein. Mit der Sportmedizin vertraute Fachleute werden Ihnen den optimalen Ablauf von Bewegungsmustern sagen können. Auch hier ist der Hinweis von Kneipp ein Erfahrungswert von eminenter Wichtigkeit. Sein Tipp an die Ratsuchenden war: *„Tue vielleicht wenig, dies aber regelmäßig."* Er beobachtete bei seinen übergewichtigen Patienten den Zusammenhang zwischen Aktivität und Ernährung. Der Heilerfolg bei seinen übergewichtigen Patienten wird Kneipp rechtgegeben haben – und daraus entstand schließlich seine Empfehlung.

Bewegung trainiert nicht nur die Muskulatur des Stützapparates, sondern auch die Gefäßwände. Mit der forcierten Bewegung des Blutes in den Gefäßen kommt es zu einer positiven Nebenwirkung. Durch die Scherkräfte an den Wänden der Adern aufgrund der Vermehrung des Blutflusses entsteht Stickstoffmonoxid, das ein bedeutender Botenstoff für die Regulierung der Gefäßweite ist. Das Stickstoffmonoxid bewirkt eine vermehrte Durchblutung in der Muskulatur, insbesondere an den Herzgefäßen. Durch regelmäßige Bewegung haben wir also ein probates Vorsorgemittel. Eine optimale Gefäßwandbewegung, die optimale Durchblutung bei entsprechend körperlicher Anforderung ist

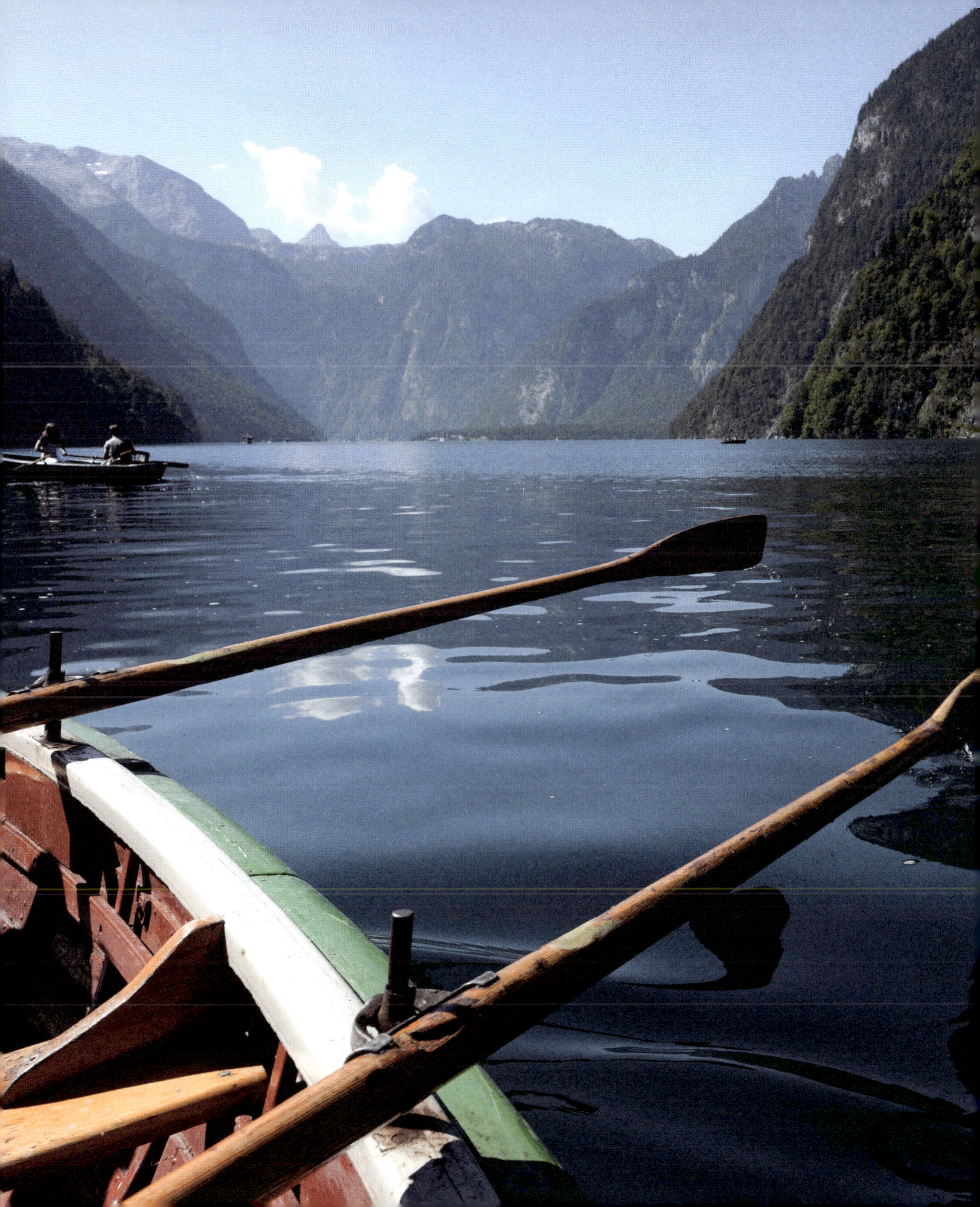

erlebte Lebensqualität. Weitere körpereigene Substanzen wirken entzündungshemmend an den Gefäßwänden und vermindern in hohem Maße das Risiko für Arteriosklerose (Herzinfarkt, Schlaganfall). Die Unterversorgung durch Gefäße, die nicht funktionstüchtig sind, verursacht Schaden – von der kleinen Zehe bis zum Gehirn. Beachten Sie: Der Mensch ist so alt wie seine Gefäße!

Nebenbei hat Stickstoffmonoxid die spezielle immunologische Fähigkeit, gegen virale und bakterielle Infekte zu wirken. Eine Tatsache, die wir ernst nehmen sollten, aus Verantwortung unserer Lebensqualität gegenüber.

Mein Merkspruch, der bei vielen Bewegungsmuffeln immer wieder Wirkung erzeugte, war: *„Durch Sitzen rund, bei Bewegen g'sund!"* Univ.-Prof. Dr. Anton Wicker von der PMU Salzburg empfiehlt bei seinen Vorträgen: *„Trabe bis zum Grabe, turne bis zur Urne."*

BEWEGUNG UND GEWICHT

Der Zusammenhang von Bewegung und (Über-)Gewicht wurde bereits im Rahmen der Kneipp'schen Säule Ernährung angedeutet. In Hinblick auf den Aspekt „Bewegung" kann hierzu aber noch einiges nachgetragen werden. Unterstützend bei einer Gewichtsreduktion kann die Arbeit der Mitochondrien sein. Diese „Kraftwerke der Zellen" sind besonders in den Muskelzellen vorhanden. Ihre Funktion wird durch regelmäßiges aerobisches oder Krafttraining verbessert. Doch nicht nur ihre Tätigkeit wird gesteigert, sondern auch ihre Anzahl. Mitochondrien verbrauchen Energie – und dies auch noch einige Zeit später, wenn wir uns bereits im Ruhezustand befinden. Der Stoffwechsel wird gesteigert, und neuerlich werden in unserem Körper, wenn die Bewegung richtig dosiert ist, Botenstoffe mobilisiert, die eine positive Wirkung im Organismus erzeugen.

Professor Friedrich Hoppichler aus Salzburg berichtet in einer Arbeit über Aktivitätsverhalten, deren Grundlagen Studien der Universität Maryland (USA) sind, von folgendem spannenden Ergebnis: *„Aktive Menschen mit krankhafter Fettleibigkeit (BMI >30kg/m²) sind im Durchschnitt 3,1 Jahre später gestorben als Normalgewichtige, welche sich nicht bewegten. Inaktive Fettleibige starben um 7,2 Jahre früher als aktive Schlanke."* Diese Zahlen aus einer eher trockenen Statistik könnten ein Ansporn sein, Bewegung doch ernst zu nehmen – Ihrer Gesundheit zuliebe.

BEWEGUNG: GESUNDER STRESS UND GLÜCKLICHMACHER

Der angenehmste, da ganzjährig zu benutzende Fitnessraum ist die freie Natur. Wo die Möglichkeit gegeben ist hinauszugehen, dürfen wir diese paradiesischen Zustände als Trainingsterrain gebrauchen. Bei Bewegung im Freien sind wir außerdem dem Sonnenlicht ausgesetzt. Sonnenlicht ist ein Energielieferant und bewirkt die Bildung von Vitamin D, welches sich positiv auf unsere Knochen auswirkt. Knochenaufbau und -umbau wird von diesem Vitamin beeinflusst. In Kombination mit Bewegung ist Vitamin D eines der Vorbeugemittel gegen Osteoporose. Entsprechende eiweiß- und kalziumreiche Ernährung liefert die weitere materielle Grundsubstanz für den Knochen- und Muskelaufbau. Zugkräfte an den Sehnenansätzen durch Belastung der Muskulatur senden an die Knochen das Signal zu deren Festigkeit durch Umbau und Aufbau. Bewegung stößt somit eine gesundheitsfördernde Kettenreaktion an – es liegt an uns, diese Chancen auch zu nützen.

Die Temperaturreize in der freien Natur spornen die notwendigen Regulierungsmaßnahmen zwischen Kern- und Oberflächentemperatur an und stimulieren dadurch wiederum unser Immungeschehen. Das ist gesunder Stress, der dem Körper hilft.

Und noch etwas: Bewegung, insbesondere regelmäßiges Gehen, bringt unseren Geist bzw. unser Gedächtnis im Alter – und wohl auch schon vorher – auf eine höhere Ebene. Eine wissenschaftliche Veröffentlichung des Neurologen Prof. Kirk Erickson von der Universität Pittsburgh befasste sich mit Gedächtnisverlust im Alter. Das Forscherteam beobachtete über einen Zeitraum von 13 Jahren 300 Senioren, die nicht an Demenz litten. Forschungsgrundlage war die These *„Die Größe des Hirns nimmt im fortgeschrittenen Alter ab und es kann dadurch zu Gedächtnisproblemen kommen."* Es sollte erforscht werden, welche Arten von Fitnesstraining Demenzerkrankungen vorbeugen können. Das staunenswerte und aussagekräftige Ergebnis war: Die ausdauerndsten Spaziergeher konnten das Risiko für Gedächtnisschwund über die Jahre hinweg halbieren. Nach 9 Jahren wurden die Hirnvermessungen wiederholt und es konnte festgestellt werden, dass jene Geher, welche 10–16 km wöchentlich unterwegs waren, mehr graue Hirnsubstanz aufwiesen als Personen, welche nie derartige Strecken zurücklegten.

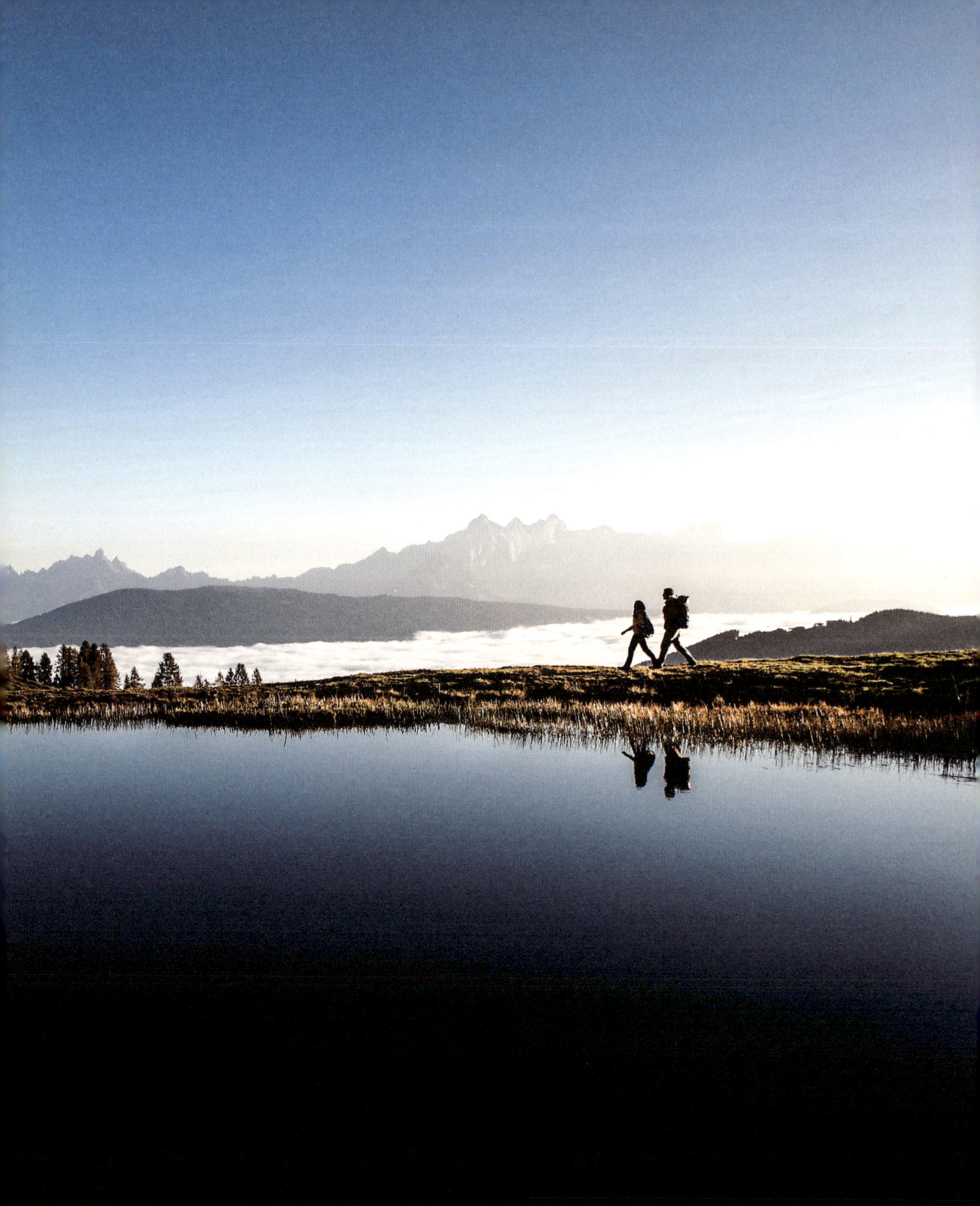

Der Rückschluss dieser Forschung war laut Erickson: *„Wenn regelmäßiges Fitnesstraining in den mittleren Lebensjahren tatsächlich zum Erhalt der Hirnmasse, der Denkprozesse und des Gedächtnisses im späteren Alter beitragen kann, wäre das ein weiterer Grund, Menschen ein Leben lang zu regelmäßiger Bewegung anzuhalten."*

Lassen Sie mich in diesem Zusammenhang nochmals auf Kinder und deren körperliche und geistige Entwicklung zurückkommen. Der angeführte Erhalt der Hirnmasse kann uns auch an eine bessere Entwicklung des Gehirns, insbesondere der Verbindungsbahnen im Gehirn (Synapsen), denken lassen. Daher glaube ich, dass das Bewegungsmuster und die Bewegungsmöglichkeit der Kinder von eminenter Bedeutung sind. Zum emotionalen Ausgleich, zum Erzeugen aufhellender Botenstoffe bei gegebenem und auch notwendigem Lerndruck scheint mir tägliche gezielte Bewegung von größtem Wert zu sein. Ich bin überzeugt, dass sich dann Konzentration und Stimmung – Aufnahmebereitschaft für die Lerninhalte – verbessern. Hier, davon möchte ich die Entscheidungsträger überzeugen, erfolgt eine sinnvolle Investition in die Gesundheit. Eine meiner Standardaussagen bei Vorträgen zum Thema Gesundheit ist, dass wir nicht früh genug damit beginnen können, Begeisterung für Bewegung und bewusste Ernährung zu wecken. Schauerlich ist für mich der Gedanke, dass Kinderlärm Menschen stört und Kinder sich daher vielleicht nicht mehr so oft im Freien bewegen dürfen. Benimmregeln und entsprechende Rücksichtnahme sollten das Fundament des gegenseitigen Verstehens sein!

Terrainkur für's Auge und Gemüt

Die erwünschte und wissenschaftlich bestätigte Nebenwirkung, die durch regelmäßiges Tun entsteht, ist umfassend und, dem Kneippdomino entsprechend, ein Trumpf für unser Wohlbefinden. Das Endergebnis sind ein dank Aktivität frischer Geist, ein durch Bewegung gut funktionierender Stoffwechsel verbunden mit genüsslich gesunder Ernährung sowie ein wertvolles Gefäßtraining für den ganzen Körper und seine Organe. Die WHO empfiehlt täglich 30 Minuten moderate Bewegung – ist Kneipp nicht topaktuell?

BEWEGUNG ALS ANTIDEPRESSIVUM

Bewegung ist als Stimmungsaufheller ideal und meiner Erfahrung nach ein hochwirksames Therapeutikum. Oft hatte ich mit Klienten zu tun, welche über ein tiefes körperliches und seelisches Missempfinden klagten. Aufgrund von Todesfällen in der Familie oder aus anderen für den Betroffenen einschneidenden Geschehnissen entwickelte sich ein misslicher seelischer und häufig auch schlechter körperlicher Zustand. Meine Beobachtung, dass Patienten, welche körperlich anstrengende Arbeit leisten mussten, effektiver auf Medikamente reagierten, gab mir zu denken. So war meine Idee, der Patient und ich sollten hinaus aus der Praxis, wir müssten uns etwas bewegen. Daher vereinbarte ich eine gemeinsame Wanderung oder Bergtour. Dabei hatten wir Zeit zu ausführlichen Gesprächen oder wir sind schweigend gegangen. Das Endergebnis war in vielen Fällen erfolgreich und ich konnte manche Patienten für regelmäßige sportliche Aktivitäten begeistern. Die Botenstoffe, die hier durch die Bewegung mobilisiert wurden, dürften tatsächlich Heilwirkung gehabt haben.

Körperliche Betätigung und geistige Tätigkeit, als Fitnesstraining für unsere Ganglien, erzeugen offensichtlich Lebensfreude. Aktivität bedeutet Handeln, Training und regelmäßiges Tun. Oft vermag eine Gemeinschaft, eine gesellige Partnerschaft derartige Tätigkeiten zu unterstützen. Regelmäßige und gemeinsame Wanderungen bringen einen gesundheitlichen Erfolg, und gemeinsam unterwegs zu sein, zu reden und kleine Abenteuer zu erleben ist in jedem Fall Herzensmedizin. Kräftigung, Wohlbefinden und eine signifikante Immunantwort sind zusätzliche „Zuckerl" für unsere Gesundheit.

Zur Erinnerung, wie wertvoll die Ideen von Kneipp sind: *„Glücklich der Mensch, der es versteht und sich bemüht, das Notwendige, Nützliche und Heilsame mehr und mehr sich anzueignen."* Im Rahmen meiner Vorträge über eine gesunde Lebensweise ist es mir ein immenses Anliegen, auf den hohen Vorsorgewert der Bewegung hinzuweisen. Insbesondere die Jugend muss animiert werden, sportlich aktiv zu sein. Alle werden älter und mit der Zunahme der Jahre wird die Medizin der Bewegung einen immer höheren Stellenwert einräumen. Dies sollte tief in unserem Bewusstsein verankert werden. Ich sehe auch ein zunehmendes Bewegungsdefizit bei Menschen mittleren Alters. Hier ist ein gravierendes Problem vorhanden. Fröhliche Bewegung, dem Typ entsprechend, sollte uns Freude und Ziel sein. Wie gesagt: Bewegung in Gemeinschaft fällt oft leichter. Vielleicht wollen Sie Teil eines Vereins werden (Kneipp-Aktiv-Clubs, Sportvereine, Seniorentreffs und Fitnessstudios,

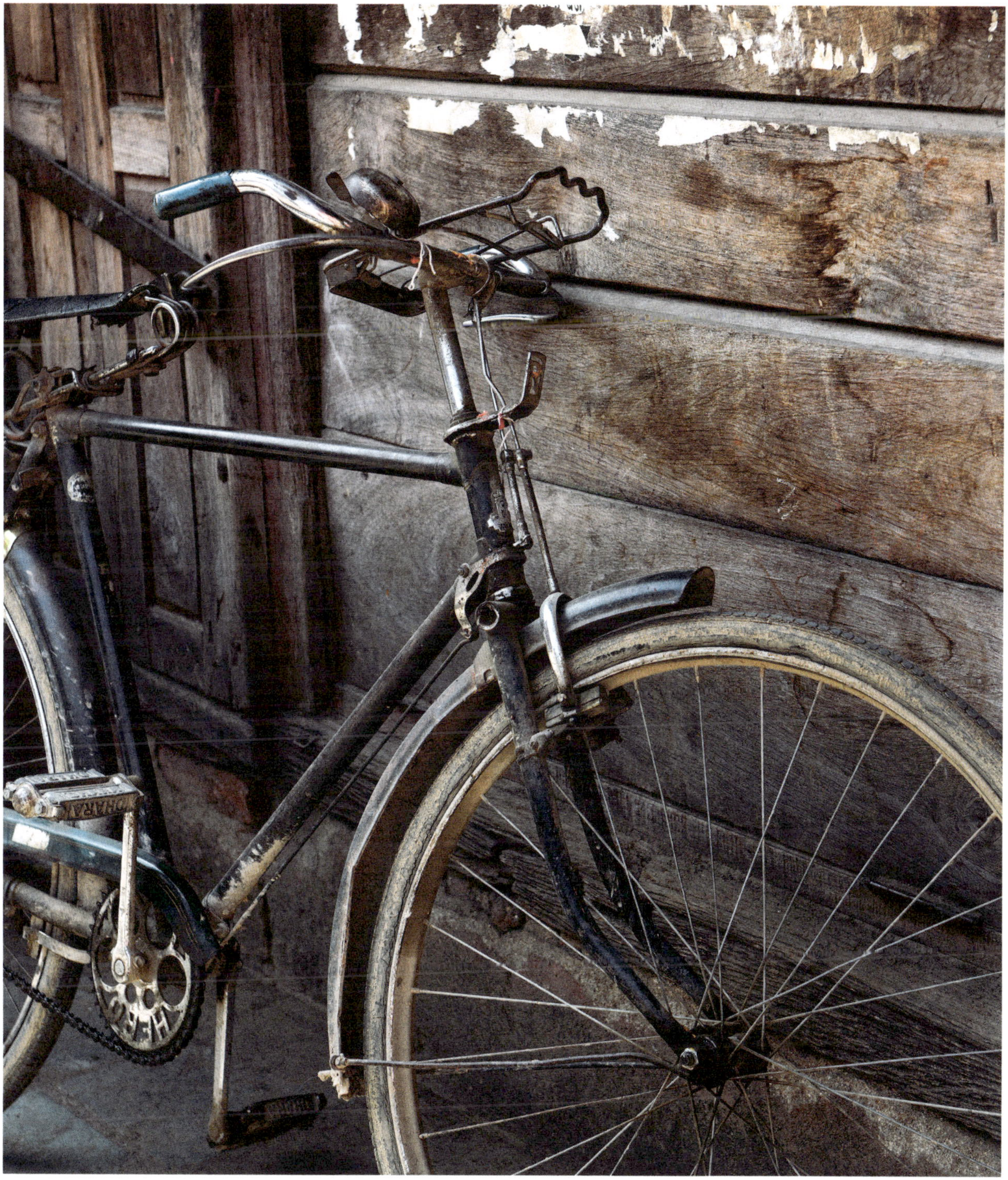

die ein altersgerechtes Training anbieten). Dort können auch soziale Kontakte geknüpft werden, die zusätzlich zu unserem Wohlbefinden beitragen. Auf diese Weise können körperliches und mentales Training verbunden werden.

MUSIK IST SPORT IM HIRN

Als hochwertiges Bewegungstraining von Geist und Koordination möchte ich Ihnen das aktive Musizieren ans Herz legen. Das Erlernen eines Instrumentes oder die Teilnahme an einem Chor fördert die motorische, sensorische und geistige Entwicklung – somit entsteht ein körperlich-geistiges Verknüpfungsmuster von hoher Qualität. Musik vermag in uns eine breite Palette an Gefühlen hervorzurufen. Auch das Tanzen zur Lieblingsmusik kann uns Freude bringen – und gerade darum geht es ja auch. Durch die Bewegung im Tanze können gerade ältere Personen ein neues Körpergefühl erleben. Sie werden unbewusst sicherer gehen und sich insgesamt sicherer bewegen. Die Sturzgefahr wird abnehmen, wodurch sich wiederum die Verletzungsgefahr reduziert.

Wie es nie zu spät ist, sich sportlich zu betätigen, verhält es sich auch mit dem Lernen eines Instrumentes. Wesentlich ist die Übereinstimmung der Art des Sportes mit den physiologischen Möglichkeiten des Alters. Ebenso verhält es sich mit der Handhabung eines Instrumentes.

Da die Kneippmedizin auf Vorsorge abgestimmt ist, können wir jedwede Bewegung als Anti-Aging-Medizin nur empfehlen. Eckart Altenmüller von der Deutschen Gesellschaft für Musikmedizin bemerkt in seinen Forschungen Folgendes: *„Es ist erwiesen, dass Musizieren bei älteren Menschen dazu führt, dass die Gedächtnisleistungen besser werden, das Sprachgedächtnis wird besser. Ebenso die Strategiebildung, die Fähigkeit Probleme schneller und zielführend zu lösen."*

Dass Musik nicht nur ein Vorbeuge- und selbstverständlich auch ein Genussmittel ist, sondern gewissermaßen als Medizin bei Schmerzen und so manchem Erkrankungszustand angewendet wird, ist nicht jedem bekannt. Schmerzen, insbesondere chronische, haben auf unser seelisch-psychisches Befinden einen großen Einfluss und beeinflussen unsere Lebensqualität enorm. Um kein Schmerzgedächtnis aufzubauen, wird empfohlen, so früh als möglich mit Medikamenten, aber auch mit komplementären Methoden dagegen zu steuern. Hier ist dann wieder Eigeninitiative gefragt. Auf den Betroffe-

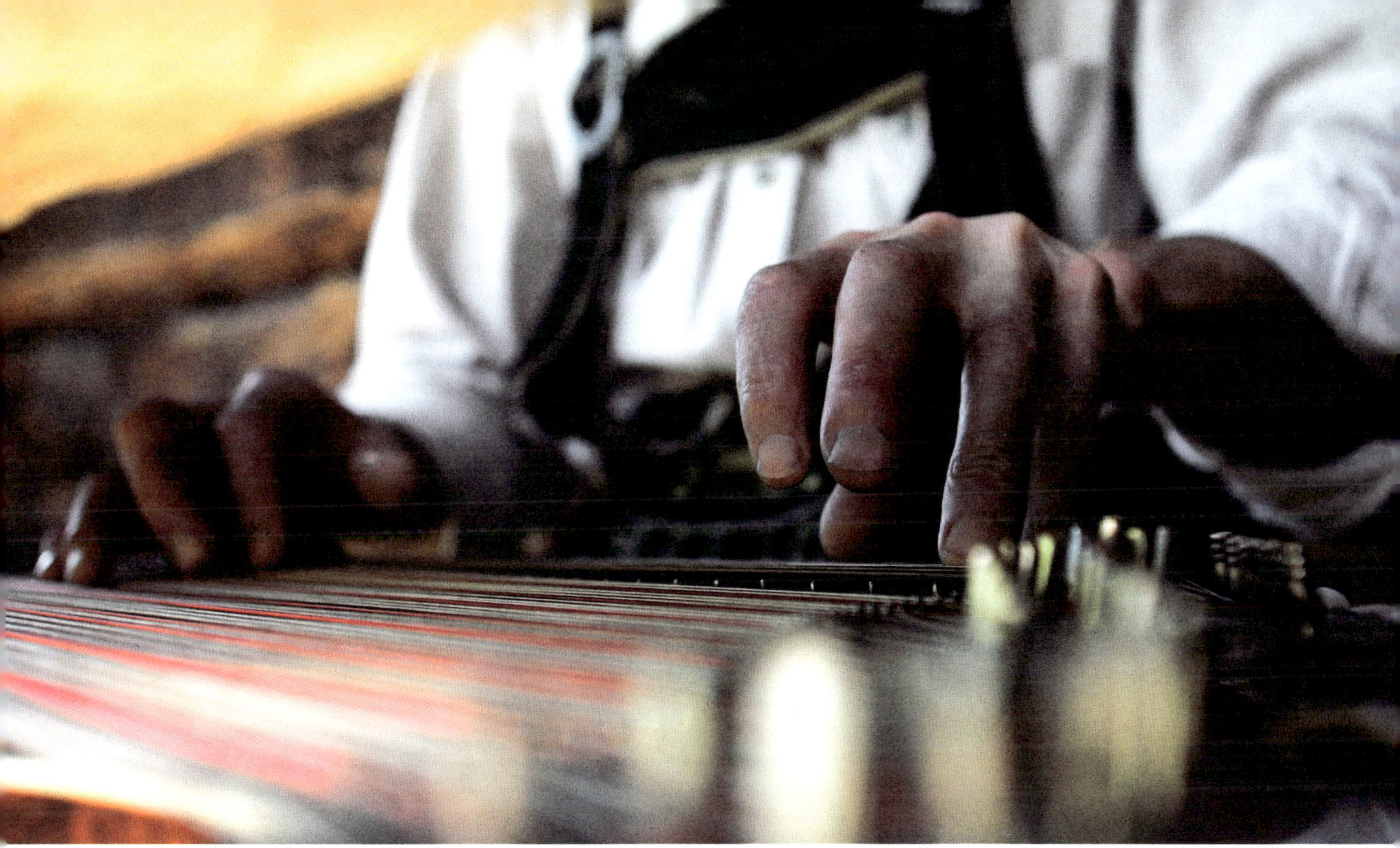

nen abgestimmte Bewegung als Therapie, Musik, aktiv betrieben oder einfach nur konsumiert, kann unsere Gefühlswelt auf den verschiedensten Ebenen beeinflussen. Die entstehenden Gefühle und Emotionen schaffen es, unseren seelischen, geistigen und körperlichen Zustand zu verändern. Ein Tanzabend, ein Konzerterlebnis oder eine meinem Gemüt entsprechende Musik wird mich entweder anspornen oder aber zur Ruhe bringen.

Jedes Instrument ein „Fitnessgerät"

An der Universität Salzburg werden Forschungen zu diesem Thema angestellt. Eine führende Persönlichkeit ist Univ.-Prof. Dr. Günther Bernatzky, der zusammen mit Mag. Franz Wendtner Musik als Musikament® in Form von Tonträgern entwickelt hat. Es ist faszinierend, wie bei Schmerzen und bestimmten Krankheitsbildern effektiv geholfen werden kann. Es wurden im Rahmen wissenschaftlicher Schmerzforschung und unter klinischen Bedingungen Musik-CDs entwickelt, die bei Patienten mit akuten oder chronischen Erkrankungen erfolgreich zur Schmerzlinderung und Schlafverbesserung verwendet werden. Bei Studien im Krankenhaus

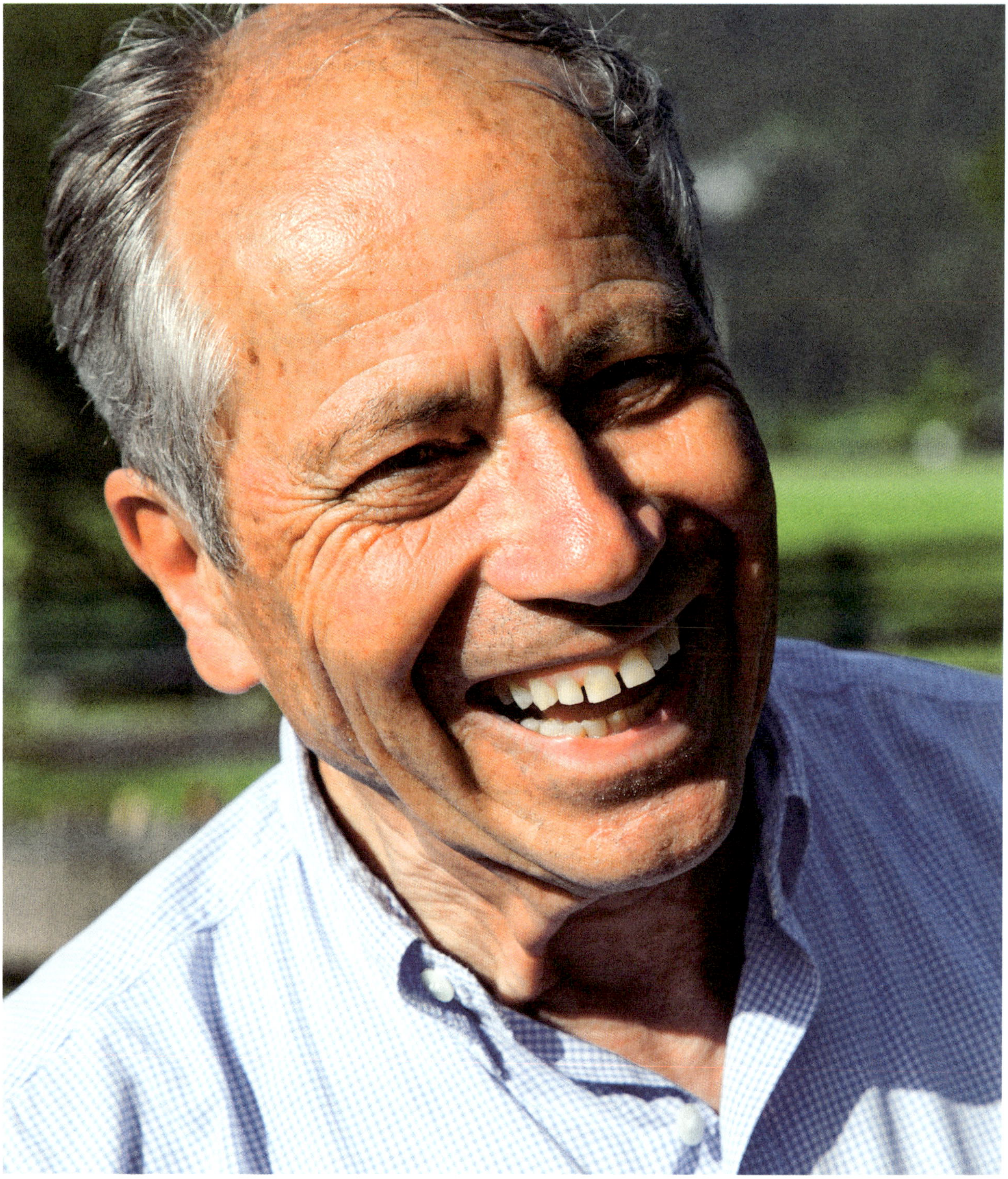

Hallein unter Prim. Dr. Michael Reschen wird gezielt Musik vor, während und nach Operationen eingesetzt. Dadurch konnte eine auffallende Reduktion von Schmerzmitteln erreicht werden. Musik für Parkinsonpatienten wurde inzwischen ebenso generiert wie ein Musikament® zur Entspannung bei Stress.

LACHEN ALS MEDIZIN

Ein chinesisches Sprichwort gefällt mir besonders: *„Jede Minute, die man lacht, verlängert das Leben um eine Stunde."* Und Charlie Chaplin soll einst festgestellt haben: *„Jeder Tag, an dem du nicht lächelst, ist ein verlorener Tag."*

Lachen Sie sich morgens im Spiegel an oder lachen Sie über Ihr Morgengesicht! Die Gesichtsmuskeln werden auf diese Weise tatsächlich auf ein fröhliches Aussehen trainiert. Oder lachen Sie Ihr Gegenüber an: Bei Ihnen beiden kommt es zu einer messbaren Ausschüttung von Botenstoffen, die die Informationen unseres Nervensystems beeinflussen. So ist auch Lachen Medizin. Besonders in Gesellschaft, wo es viel zu lachen gibt, nehmen Schmerzen ab und die Stimmung steigt. Lachen wird auch als Therapie eingesetzt, um negativen Stress abzubauen. Die Umgebung, das soziale Umfeld, kann uns also sehr beeinflussen. Eine mürrische Person vermag viele Emotionen nach unten zu regulieren. Ein fröhlicher Blick der Zuwendung, ein Lächeln dagegen wirkt wie ein emotionaler Schrittmacher. Diese Situation kennen Sie sicher aus persönlicher Erfahrung – machen Sie diese zur Routine. Das Lachen aus möglicher Schadenfreude lassen wir aus.

PRAKTISCHE EMPFEHLUNGEN EINES KNEIPPARZTES

Von Fieber bis Schlaflosigkeit: Im Folgenden möchte ich Ihnen zu einigen Erkrankungsbildern, mit welchen wir häufig konfrontiert sind, Ratschläge vermitteln.

Mein Ziel ist es, Sie auf Ihre eigene Abwehrkraft hinzuweisen. Geben Sie Ihrem Körper die Chance, den inneren Arzt arbeiten zu lassen und dadurch die eigene biologische sowie immunologische Abwehr zu trainieren. Der Körper zeigt uns durch verschiedene Signale einer beginnenden Erkrankung, dass er Abwehr erzeugen will und – wenn wir ihm die Chance dazu geben – diese auch erzeugen wird. Zu jedem Beschwerdebild leichter Erkrankungen wird Ihnen in der Werbung des Gesundheitsmarktes ein Produkt anempfohlen, um bestimmte Symptome zu unterdrücken. Doch Gesundheitsvorsorge ist nicht gleichbedeutend damit, diese Symptome zu korrigieren, sondern die körpereigenen Kräfte zu unterstützen und zu stärken. Alle fünf Säulen der Kneippmedizin sind zu diesem Zwecke hilfreich, und ich hoffe, dass ich Sie durch die Ausführungen in den einzelnen Kapiteln der Kneippmedizin in dieser Anschauung bestärken konnte. Die Kombination der fünf wertvollen Säulen wird Ihnen helfen, Schutzmechanismen für Ihren Körper aufzubauen und Ihre Gesundheit entsprechend zu unterstützen. Die in allen fünf Säulen der Kneippmedizin empfohlenen Vorsorge- und Therapieansätze sind durch

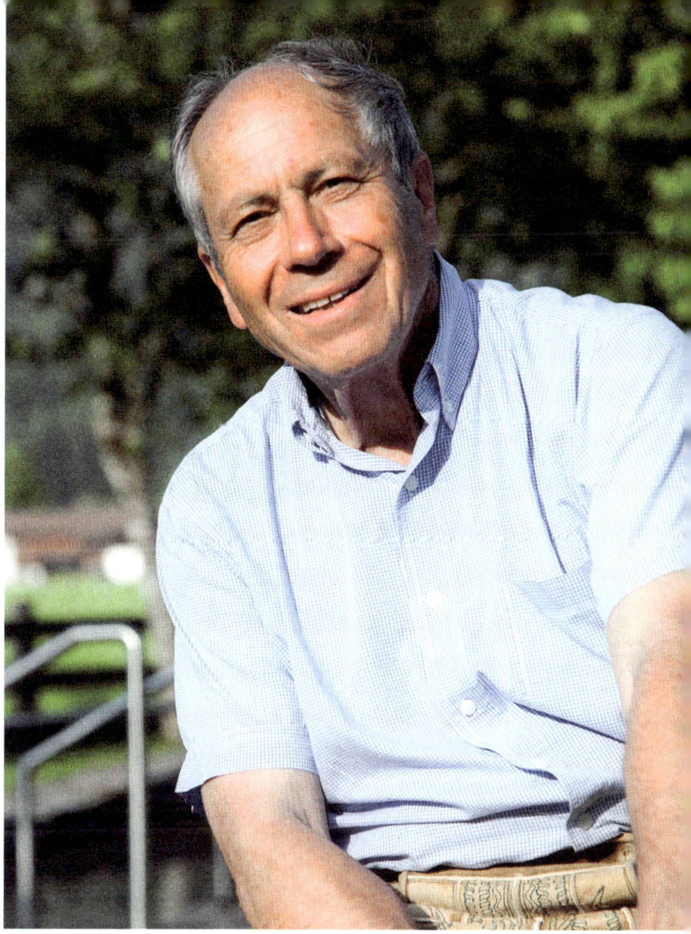

die Forschungen der Physiologie, die die biochemisch-physikalisch-elektrobiologischen Vorgänge der Lebewesen erforscht, bestätigt. Die über Generationen erfahrenen und beobachteten Heilwirkungen dürfen wir mit Freude anwenden und ihre Vorteile für unsere Gesundheit nützen. Das Anliegen der Kneippmedizin, unserer traditionellen europäischen Medizin, ist es, Wissen zu schaffen – bestätigt durch die Erkenntnisse der Wissenschaft.

Dem Trend „Hin zur Natur" können Sie mit Ihrem Wunsch, gesund zu leben, durch Eigenverantwortung und daraus folgender Aktivität weiter folgen. Es ist mein Anliegen, Sie zu überzeugen, dass Ihre Aktivität für den Ausbau der Selbstheilungskräfte ganz wesentlich ist. Geradezu gebetsmühlenartig stelle ich immer wieder fest: *„Gesundheit ist Arbeit; Gesundheit und Genuss sind keine Gegensätze!"*

Mit Kneipp möchte ich noch abschließend sagen: *„Diejenigen meiner verehrten Leser, welche die angeführten Dinge vielleicht noch niemals, auch nur dem Namen nach gehört haben, lade ich ein, vor dem Verdammungsurteile eine kleine, die kleinste Probe anzustellen. Wenn dieselbe zu meinen Gunsten ausfällt, soll es mich freuen, nicht meinetwegen, sondern wegen der Wichtigkeit der Sache. Es brechen im Leben viele Stürme herein über die Gesundheit der Menschen. Wohl Dem, der ihre (der Gesundheit) Wurzeln durch die Abhärtung gut gefestigt, in die Tiefe geleitet und gegründet hat."*

DURCHFALL UND BAUCHKRÄMPFE

Spontan auftretender weicher bis flüssiger Stuhl ist eine unangenehme Überraschung. Ein unbeherrschbarer Stuhldrang kann einer kleinen Katastrophe gleichen, insbesondere dann, wenn man sich nicht im häuslichen Umfeld befindet. Manchmal kann die Ursache in einer Aufregung oder einer Stresssituation liegen, in der unsere körpereigenen Botenstoffe diese entleerende Reaktion auslösen. Vegetativ labile Menschen sind hier besonders betroffen und leiden beträchtlich unter dieser Situation. Manchmal entsteht Durchfall aber auch durch verdorbene Nahrungsmittel und ist ein kurzfristiges, „reinigendes Gewitter", eine Vorsorgeaktion des Körpers. Kurzfristige Diarrhoe stellt für den Körper keine besondere Belastung dar, dennoch ist bei Säuglingen, Kleinkindern und Personen in hohem Alter darauf zu achten, dass es zu keinem Flüssigkeitsmangel kommt. Eine solche Austrocknung (Dehydration) kann vor allem in Zusammenhang mit Erbrechen gefährlich werden. Häufig ist ein Virusinfekt oder eine bakterielle Infektion der Auslöser, aber auch Medikamente oder Nahrungsunverträglichkeiten können die Ursache sein. Unterschieden werden muss, ob es sich um allergische Auslöser oder um entzündliche Prozesse im Darm handelt – dann ist der Durchfall auch meist kein einmaliges Geschehen. Im Hinblick auf eine notwendige Therapie ist zu überlegen, mit welchen Naturheilmitteln wir begleitend zur Schulmedizin helfen können. Ein akuter Durchfall ist mit Hausmitteln erfolgreich behandelbar. Bei Erwachsenen können wir rasch mit gerbstoffhaltigen Stoffen wie schwarzem Tee oder Tee aus Brombeerblättern oder Frauenmantel und Kamille bzw. Melissenblättern behandeln. Zerstoßene Kümmel- und/oder Fenchelsamen lindern krampfartige Beschwerden. Eine warme Auflage mit Kamille und Schafgarbe auf dem Bauch wirkt zusätzlich krampflösend. Getrocknete Heidelbeeren können gekaut oder pulverisiert in einen Grießbrei eingerührt werden und sind ebenfalls sehr effektiv. Heidelbeerpulver, einige Minuten gekocht, wird von Säuglingen und Kleinkindern – mit Kamille – gerne angenommen. Eine weitere Teeempfehlung: Drei Teile zerstoßene Heidelbeeren, je ein Teil Kamillenblüten und Melisse, zwei Teelöffeln kalten Wassers übergießen, aufkochen lassen und zehn Minuten ziehen lassen, etliche Tassen trinken; die Gerbstoffe und das Flüssigkeitsangebot werden ihre positive Wirkung zeigen. Oder einen ungeschälten, geriebenen Apfel braun werden lassen und dann erst essen – dies hat auch eine vorzügliche stuhlfestigende Wirkung. Die nach Dr. Moro bezeichnete Karottensuppe ist in ihrer Heilwirkung ebenso ein empfehlenswerter Tipp: Ein halbes Kilo geschälte Karotten in einem Liter Wasser für eine Stunde köcheln lassen, abgießen, dann pürieren, und diese Menge unter Zugabe von ca. ⅓ Teelöffel Kochsalz auf einen Liter mit Wasser auffüllen. Gelöste Zuckermoleküle binden die schädlichen Bakterien – diese werden großteils ausgeschieden. In meiner Praxis habe ich Apfel und/oder Karottensuppe mit Erfolg empfohlen – aus der Überzeugung, dass nicht sofort Medikamente gegeben werden müssen.

Nach Hippokrates: Eure Nahrungsmittel sollen eure Heilmittel sein

Bei wiederkehrenden Bauchkrämpfen bin ich allerdings kein Anhänger von langen Therapieversuchen ohne sichere Diagnosestellung. Die Ursache kann vielfältig sein und oft sind Nahrungsunverträglichkeiten der Auslöser. In vielen Fällen unklarer, sich wiederholender Bauchschmerzen war eine nicht gut arbeitende Gallenblase oder eine belastete Leber der Auslöser. Zuweilen wurden auch Gallensteine gebildet, welche verbunden mit unpassender Nahrungsaufnahme unangenehme Signale sandten. Hier sehen wir, wie wichtig es ist, auf den Körper zu hören, um nicht später durch Koliken gequält zu werden. Die Gallenblase ist als Reservoir für Gallenachschub zur Verdauung fettreicher Speisen anzusehen. Daher werden durch gezielte Aktionen einer Gallenblasenentleerung und zur Lebererholung wertvolle Hilfen angeboten. Das immer wieder empfohlene Wassertrinken bringt für Leber und Gallenfluss, aber auch für die Festigkeit des Stuhles sinnvolle natürliche Regulierung.

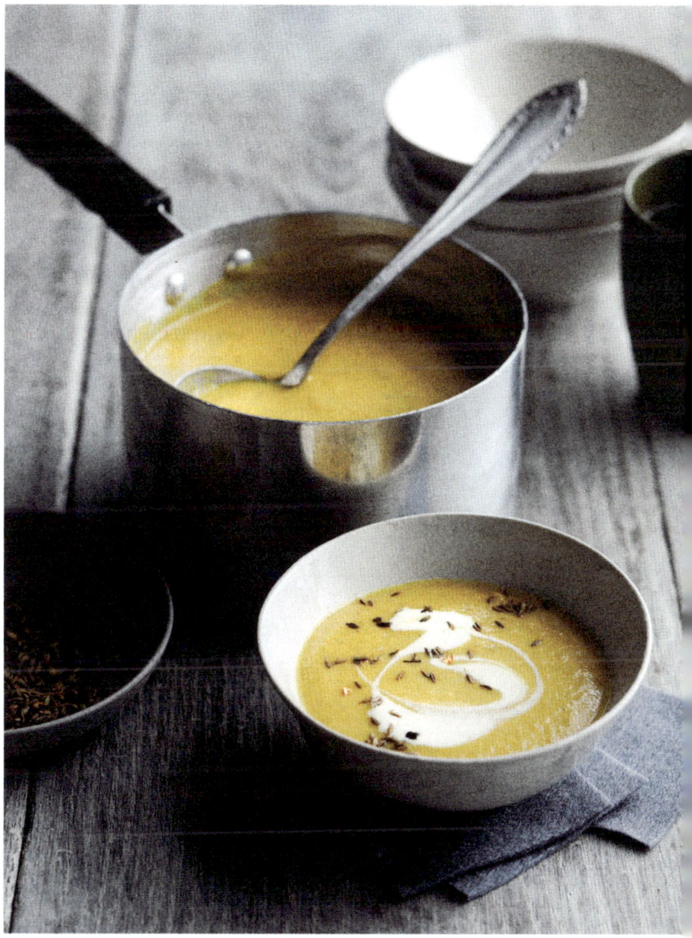

Insgesamt sollte es uns ein Anliegen sein, die gesamte Kettenreaktion des Verdauungsprozesses von Störungen durch Fehlbelastungen aus der Ernährung freizuhalten. Hier ist wieder zu erkennen, wie modern die Empfehlungen

„Dieses soll der Arzt wissen: Die Natur ist auch ein Arzt, eine Apotheke und eine Arznei. Ihr soll der Arzt auch den Vortritt lassen.“

PARACELSUS

aus den fünf Säulen der Kneippmedizin sind und was deren Gesundheitsempfehlungen bewirken. Da es unbestritten wichtig ist, unser Zentrallabor, die Leber, den Verdauungsapparat insgesamt in optimaler Funktion zu erhalten, möchte ich neben den Reduktionstagen noch auf andere Reinigungsmaßnahmen hinweisen. Genießen Sie das Essen so naturbelassen und unverkünstelt wie möglich, freuen Sie sich über jegliche Mahlzeit und nützen Sie unseren Überfluss bewusst. Das bedeutet, aus dem reichen Angebot an Nahrungs- und Genussmitteln das Wertvolle zu nehmen. Nehmen Sie sich Zeit zum Essen und Genießen! Ein gelegentliches Zuviel kann vorkommen, bereuen brauchen wir dies nicht, außer dieses Zuviel wird zur Regelmäßigkeit – dann haben wir ein Problem. Nützen Sie zwischendurch verschiedene Teemischungen, die den Gallefluss vermehren, denken Sie an entsprechende Gemüse oder Kräuter – vom Rettich und Kren bis zum Sellerie oder Liebstöckel.

Wenn die Verdauungssäfte wie gewünscht fließen, wird unsere gesamte Körperchemie stimmen und es werden keine Diäten notwendig. Dem Alter können wir zwar nicht davonlaufen, aber wir haben die Möglichkeit und auch die Macht, unser biologisches Alter zu beeinflussen. Dies waren ja auch die Grundgedanken von Kneipp mit seiner Lehre *„vom gesunden Leben“*.

Die Aussage *„Höre auf deinen Bauch“* hat ihren Grund. Der Darm ist nicht nur ein Schlauch vom Magen bis zum After, sondern ein unheimlich spannendes System. Er selbst denkt zwar nicht, aber die Verbindungen von Nervenzellen und die Wirkung unserer Botenstoffe zum Gehirn sind von elementarer Bedeutsamkeit. Daher sollten wir den Zusammenhang von Darm und körperlich-seelischer Gesundheit besonders beachten. Diese Zusammenhänge konnte ich in meiner langjährigen Praxis lebensnah beobachten – und durch Empfehlungen, nach den Kneipp'schen Säulen zu leben bzw. zu handeln, vielen Personen helfen. Die empfohlene Umstellung von Ernährungsgewohnheiten, Ratschläge zu einer Verbesserung des Bewegungsmusters und insbesondere die Veränderung von Tagesabläufen vermochten fühlbaren Erfolg zu bringen. Die positiven Ergebnisse sind nicht von heute auf morgen zu erwarten, aber das Kneippdomino kommt in Bewegung. Hier finden wir das Erfolgsrezept kurartiger Anwendungen in entsprechenden Institutionen, aber auch bei entsprechender Begleitung im häuslichen Bereich.

ENTZÜNDUNGEN IM RACHEN: HALSWEH UND HEISERKEIT

Bakterien, Viren, aber auch Pilze sind an der Eintrittspforte Mund reichlich vorhanden. Eine gesunde Schleimhaut wird eine entsprechende Immunantwort und Abwehr an dieser Grenzstelle erzeugen. Schmerzen im Mundbereich und im Rachenraum sowie Heiserkeit weisen auf eine augenblicklich ablaufende Abwehrreaktion hin. Hier müssen wir nicht gleich mit heftigen chemischen Waffen anrücken. Im akuten wie bei anhaltendem Abwehrgeschehen – es wird dann von einer Entzündung gesprochen – haben pflanzliche Heilmittel eine deutliche Wirkung und erzeugen meist eine Abheilung. Spülungen und Gurgeln sind eine reinigende und therapeutische Behandlung der Oberflächen im Mund- und Rachenraum. Pflanzen, die reichlich Schleimstoffe, ätherische Öle und Gerbstoffe enthalten, sind hier gute Helfer. Auch die Speicheldrüsen arbeiten kräftig, und der Speichel bringt verschiedenste Hilfsstoffe zur Abwehr, u. a. Immunglobuline, welche von den Schleimhäuten abgegeben werden. Diese vom Körper gebildeten Abwehrsubstanzen helfen, eine wichtige Barriere gegen Krankheitserreger aufzubauen. Daher kann durch bitterstoffhaltige Tees eine vermehrte Speichel- und Schleimproduktion angeregt und die Abwehr forciert werden.

FIEBER

Ein Schnupfen, ein beginnender Fieberzustand wird als Feind betrachtet. Oft wandten sich meine Patienten mit der Bitte an mich, diesen Zustand sofort zu beheben. Mein erster Hinweis war dann oft: Wenn ein gesunder Mensch krank wird, ist dies ein gutes Zeichen. Der Körper zeigt, dass er reagieren möchte. Fieber ist somit zuallererst ein Selbstverteidigungsmittel unseres Körpers, womit er sich gegen Krankheitserreger zur Wehr setzt. Fieber ist also keine Krankheit, sondern eine aus der Evolution entstandene Abwehrreaktion. Wie Pflanzen bestimmte Substanzen entwickelten, um zu überleben, hat unser Organismus die Fieberreaktion als eine Kampfmaßnahme generiert.

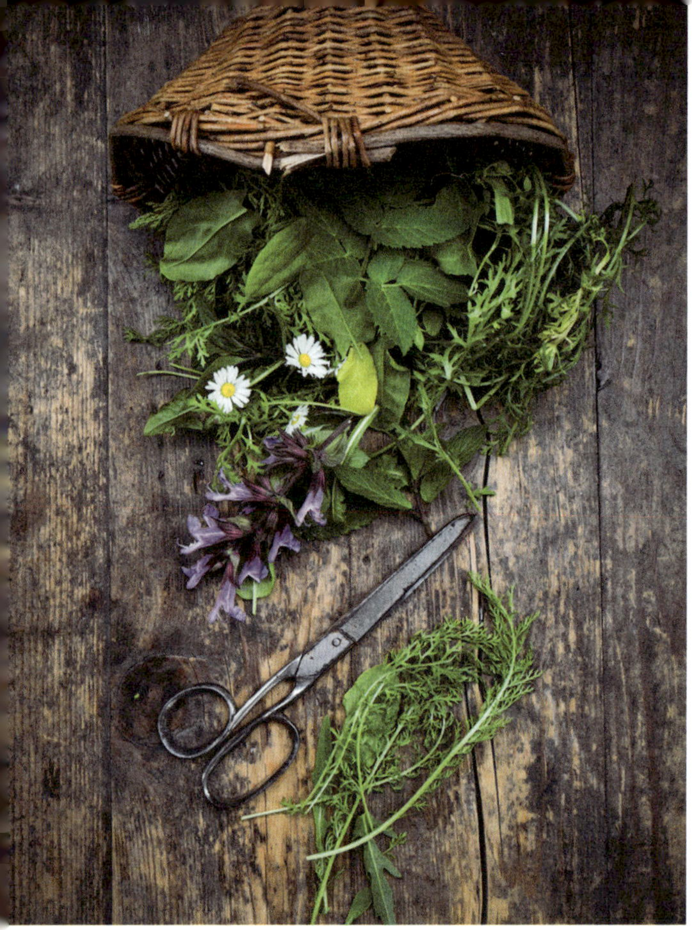

Ein erstmaliger Kontakt mit Viren oder Bakterien bewirkt in unserem Immunsystem eine Information. Unser Körper erzeugt dann, um ein militärisches Bild zu gebrauchen, Abwehrtruppen mit verschiedenen Eliteeinheiten. Dabei handelt es sich um bestimmte weiße Blutkörperchen und Immunglobuline (spezifische Eiweißstoffe), welche beim nächsten Kontakt mit den nun bekannten Viren oder Bakterien abwehrend reagieren. In der Medizin sprechen wir in diesem Zusammenhang von Antikörpern und erworbener Immunität, einer besonderen Schutzkraft des Organismus.

Darf der Körper kein Fieber erzeugen, wird die notwendige und naturgegebene Reaktion bestimmter Elitetruppen weißer Blutkörperchen verhindert und die Abwehrentstehung behindert. Die erhöhte Körpertemperatur, das Fieber, ist offensichtlich auch ein Ansporn für unsere Immunzellen. Leider wird durch sofortige Fiebersenkung dem Organismus keine Hilfe geboten und eine wertvolle Reaktion behindert. Somit wäre eine Grundempfehlung, bei Erkrankungsbeginn mit Fieber dieses auch zuzulassen – bei Kindern, älteren oder chronisch kranken Personen allerdings nur unter strenger Beobachtung. Bei jeder Auffälligkeit im Verhalten (auch bei niedriger Temperatur) oder bei länger als drei Tage anhaltendem Fieber ist es sinnvoll, sich mit dem Arzt in Verbindung zu setzen.

Ein Naturgeschehen wie die Fieberreaktion ist somit ein spürbares und wirksames Zeichen der Aktivierung unserer Selbstheilungskraft – ein Informationssignal unseres inneren Arztes, das akzeptiert werden sollte, um dem Körper Zeit und Ruhe zu geben, die beschriebenen Abwehrsysteme zu aktivieren. Freilich kann und wird es in einigen Fällen notwendig sein, ein schulmedizinisches Medikament anzuwenden. Wir können auch den Segen der Antibiotika nützen. Bei der Verordnung eines Antibiotikums oder einer entzündungshemmenden Substanz fragen Sie Ihren behandelnden Arzt, ob die Notwendigkeit tatsächlich gegeben ist. So erziehen Sie Ihren Körper zu wertvoller Immunantwort und den Arzt und sich selbst zu verantwortungsvoller Verordnung. Oft wird aus Unwissenheit des zu Behandelnden von vornherein ein Antibiotikum gefordert. Gerade hier ist die Wichtigkeit von Naturheilmitteln, von Anwendungen der komplementären Medizin deutlich zu erkennen.

Aus dem Schatz der Kneipp'schen Anwendungen empfehlen sich bei Fieber Abwaschungen mit körperwarmem Wasser. Behandeln Sie anfangs nur Arme oder Beine. Bei fiebernden Kindern über einem Jahr können Sie verschiedene Wickel verwenden. Bei Beinwickeln streiken manche Kinder – wir behelfen uns mit feuchten, ordentlich ausgewrungenen Socken. Auf diese Weise lässt sich die Körpertemperatur senken – und dem Organismus geben Sie so Gelegenheit, eine gute Immunantwort zu erzeugen. Ein erfahrener Arzt erklärte mir im Rahmen eines Ausbildungslehrganges in Kneippmedizin: *„So erreichst du mit einem nassen Handtuch manchmal mehr als mit einer Schachtel an Zäpfchen.“*

Im Rahmen ganzheitlicher Behandlung möchte ich Sie auf die Hilfe durch Homöopathie hinweisen. Bei der Behandlung von Fieber z. B., insbesondere bei Kindern, ist nicht nur die Temperatur zu beachten, sondern auch das Verhalten des Betroffenen. Bei jedem Krankheitsbild wird in der Homöopathie durch genaue Beobachtung der körperlichen und auch seelischen Zustände eine Bestandsaufnahme gefordert, um das „Simile“, das passende Heilmittel, zu erkennen und entsprechend anzuwenden. Das Anliegen ist die Gesundung des Betroffenen und nicht das alleinige Senken der Körpertemperatur oder das Verdrängen eines Symptomes. Aus entsprechender Erfahrung werden auch Mittel angewendet, die nur auf einige Symptome hin für ein Krankheitsbild stimmig sind. Solche Helfer sind bspw. bei unkompliziertem Fieber ein gutes Hilfsmittel. Insbesondere bei beginnenden Infekten, wo Fieber der erste Helfer ist, sind dem Symptom entsprechende Homöopathikagaben eine gute Information und Unterstützung an das Regulationsgeschehen des Körpers. Bei Kindern zeigen solche natürlichen und das Immunsystem fördernden Homöopathika eine deutliche Wirkung. Ein Beispiel: Bei plötzlich auftretendem, hohem Fieber mit hochrotem Kopf, Angstzuständen, starker Unruhe und raschem Puls ohne Schwitzen, aber mit Durstgefühl wird *Aconitum* der Impulsgeber zum Kurieren sein. Sind die gleichen Symptome, jedoch in Kombination mit Schwitzen, aber ohne Durstgefühl vorhanden, dürfte *Belladonna* helfen. Ist der Temperaturanstieg nicht allzu heftig und sind die Symptome nicht klar definierbar, kann *Ferrum phosphoricum* eine Information an das Abwehrgeschehen des Körpers geben. Ausführliche homöopathische Vorschläge zu verschiedenen Behandlungsmöglichkeiten anzugeben, würde den Rahmen des Buches sprengen. Dennoch ist mir als Kneipparzt und klassischer Homöopath diese Information zu ganzheitlicher Behandlung ein wichtiges Anliegen.

Wenn Sie einen Zugang zu natürlichem Heilen schätzen, ist es empfehlenswert, sich im Rahmen von Kursen informieren zu lassen und entsprechende Erfahrungen zu sammeln. Auch ausführliche Fachliteratur steht auf diesem Gebiet zur Verfügung.

Eine Empfehlung und Warnung, die ich Ihnen mitgeben möchte, ist folgende: Bitte versuchen Sie homöopathische Selbsthilfe vorerst nur bei wenigen Symptomen und bauen Sie Ihre Erfahrung nach und nach aus. Überschätzen Sie sich nicht und verwenden Sie nicht mehrere homöopathische Mittel gleichzeitig! Keinesfalls sollte das Motto *„Nützt es nicht, so schadet es auch nicht“* eine Richtschnur Ihrer Behandlungsansätze sein. Verwenden Sie ohne Anweisung eines homöopathisch ausgebildeten Arztes oder Heilpraktikers keine sogenannten Hochpotenzen. Homöopathie anzuwenden kann und soll wertvolle Hilfe sein. Auf den Wert komplementärer Behandlungsmethoden habe ich bereits hingewiesen – es liegt an Ihnen, diese Möglichkeiten zu nützen und verantwortungsvoll einzusetzen.

HUSTEN UND BRONCHITIS

Hier können wir uns fragen, was zuerst da ist, das Ei oder die Henne? Besteht Husten schon vor einer Bronchitis – oder tritt er erst bei einer Bronchitis auf? Husten ist ein natürlicher Reflex zur Reinigung der Atemwege vor störenden Fremdkörpern – seien es Staub, Pollen oder vermehrter Schleim. Somit hilft Husten, bei beginnender und danach vermehrter Schleimbildung in der Luftröhre sowie in den feineren Verzweigungen der Bronchien einen Reinigungsprozess einzuleiten. Die Schleimhaut bildet eine feuchte, schleimige Oberfläche. Was dann an fremden Stoffen vorhanden ist, wird durch die Flimmerhärchen der Oberflächenzellen hinaus transportiert. Der Hustenstoß ist dabei behilflich, indem er den Luftstrom enorm beschleunigt. Zusätzlich befinden sich in der Schleimhaut viele Zellen, die eine Immunabwehr erzeugen. Der meiste Schleim wird durch einen Schluckakt in den Magen befördert und dort unschädlich gemacht. Wenn es durch einen Virusinfekt zu einer Irritation der Schleimhautoberfläche kommt, wird dieser Schleim zur Abwehr vermehrt gebildet. Durch verschiedene Teemischungen vermögen wir hier unterstützend einzugreifen. Mischungen, die schleimbildend und/oder entzündungshemmend bzw. schleimverflüssigend sind, werden hilfreich eingesetzt. Der Schleim bewirkt zusätzlich die Entfernung von Krankheitserregern (Bakterien), die sich auf der durch die Viren vorgeschädigten Schleimhaut niederzulassen versuchen. Anfänglich besteht ein durchwegs trockener Reizhusten. Es beginnt also die Abwehr durch Schleimbildung an den „beleidigten" Zellen, danach kommt es zu einem Schleimhusten. Ersterer kann schmerzhaft sein, der produktive Husten ist es hingegen oft nicht. Dabei müssen Sie aber die Farbe des Auswurfes beachten. Eine bakterielle Infektion zeigt sich durch grün-gelben, oft leicht blutigen Schleim. Hier ist es dann wichtig, auf weitere Signalgeber wie Fieber oder körperliches Unwohlsein zu achten. Gerade bei einem Entzündungsgeschehen im Bronchialbereich, bei dem oft ein Antibiotikum zum Einsatz kommt, ist die sinnvolle Kombination von allopathischer und komplementärer Medizin von Bedeutung. Am Anfang bronchialer Erkrankungen haben wir die breite Palette von Anwendungen aus der Kneippmedizin zur Verfügung: Wickel, Inhalationen, weitere Wasseranwendungen, Pflanzenheilkunde. Auch die Säule Lebensordnung ist gefragt. Dies insofern, als dem Körper Zeit gegeben werden muss, Infekte mit der ihm eigenen Immunkraft zu bekämpfen.

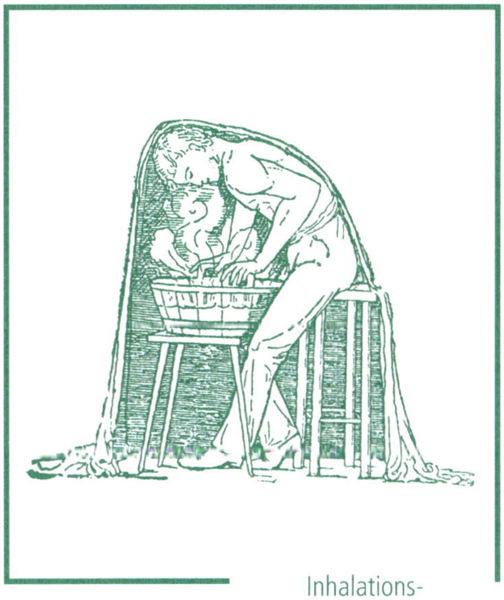

Inhalationsempfehlung zu Zeiten von Kneipp

Bei häufigen Beschwerden im Bronchialbereich – verbunden mit anhaltendem Schnupfen und tränenden Augen – möchte ich Sie auf die Verantwortung, Kleinkindern, aber auch allen anderen Familienmitgliedern gegenüber achtsam zu sein, besonders hinweisen. Ständig aufgequollene Zellen in den Bronchien, die sich zusätzlich entzünden, sind nicht zu unterschätzen. Hier habe ich leider manche Therapien erlebt, die später zu gravierenden Beschwerden führten. Mit den Möglichkeiten der heutigen Diagnosestellung und den daraus folgenden Therapiemöglichkeiten sind uns viele Wege zur Linderung akuter oder chronischer Beschwerden gegeben. Es ist keinesfalls zu verantworten, ein Kind durch das Überschätzen der eigenen Kompetenz in eine Asthmaerkrankung geraten zu lassen. Lassen Sie sich von einem Mediziner beraten, der auch einen Bezug zu natürlichen Heilmethoden hat, um dann mit dem Patienten die ideale Therapiemethode durchzuführen. Hier gilt wieder einmal folgende Ausgangslage: *„Der Patient gehört behandelt – und nicht nur das Symptom."* Von der Honigwabe über Akupunktur, Homöopathie, Eigenbluttherapie, Kortison etc. bestehen viele Möglichkeiten einzugreifen. Ein wichtiges Fundament zum Erfolg einer Therapie ist die Stärkung des körpereigenen Immunsystems. Möglichkeiten hierzu sind im Abschnitt über Wasseranwendungen angeführt. Hilfe durch verschiedenste, den Symptomen entsprechende Teemischungen oder pflanzliche Fertigprodukte sind ein ergänzender Weg. Auch Bewegung ist für Betroffene eminent wichtig und keinesfalls dürfen wir den Darm vergessen. Hier liegt, wie in den vorangegangenen Kapiteln bereits dargelegt, hohe Immunkompetenz; daher müssen wir auf eine optimale Ernährung achten. Eine ungünstige Zusammensetzung der Darmflora (Dysbiose) ist immer ein Nachteil für unsere Gesundheit. Nach einer antibiotischen Behandlung kann hier manch ungünstiger Zustand entstehen. Das Antibiotikum vernichtet auch gute Keime – daher liegt es an uns, wieder für eine optimale Keimbesiedelung im Darm zu sorgen. Dann wird es wieder zu einem optimalen Umbau der zu verarbeitenden Nahrung kommen, die Darmschleimhaut vermag die richtigen Stoffe für unseren Körper aufzunehmen und die Abbauprodukte und Giftstoffe werden auf natürlichem Wege entfernt. Das Immunsystem – unsere Abwehrzellen – vermag die erwünschte Abwehr aufzubauen.

SCHNUPFEN

Solange wir leben, atmen wir und nehmen Luft durch die Nase und den Mund auf. Die Nasenmuscheln, die Nasennebenhöhlen, die Mundhöhlen, der Rachen und die Bronchien sind ein wichtiges und interessantes Grenzgebiet. Grenzen definieren sich unter anderem als Schutzbereich nach außen, als Abwehrbereich. Gerade die Schleimhaut in den angeführten Regionen ist eine für unsere Gesundheit und Immunantwort wichtige Region. Kommt es hier zu bestimmten Angriffen, dann zeigen die Zellen der Schleimhaut bzw. der Haut, welche Verteidigungsstrategien in ihnen vorhanden sind. Schleimhäute und Hautoberfläche wirken wie eine Schutzmauer mit eingebauten Institutionen zur Erzeugung von Abwehrstoffen. Wie der Name schon sagt, wird von bestimmten Zellen und Drüsen Schleim gebildet. Diese Flüssigkeiten vermögen bereits eine reinigende und abwehrende Wirkung zu erzeugen. Der Schleim wird vermehrt gebildet, Flimmerhärchen an manchen Zellen kehren zusätzlich Eindringlinge hinaus. Dabei werden durch die Schleimbildung und den in der Folge ausgelösten Schluckakt auch Bakterien und Pilze aus den Atemwegen in Richtung Speiseröhre transportiert, um im sauren Milieu des Magens unschädlich gemacht zu werden. Viren, Krankheitserreger und körperfremde Substanzen werden hier effektiv abgewehrt. Ebenso sind Schleimhäute von körperunterstützenden Keimen besiedelt, die andere Keime unschädlich machen können. Im Darminhalt eines gesunden Erwachsenen gibt es ungefähr 1,5 kg Bakterien, die in ihrer Zusammenarbeit die ideale Verarbeitung des Speisebreis unterstützen und die körpereigene Abwehr optimieren.

Die feindlichen Stoffe – z. B. Bakterien, Viren oder auch Pollen – werden von den oberflächlichen Schleimhautzellen geprüft und zerlegt. Das Gleiche geschieht auch bei einer Verletzung der Haut. Was dem Körper dabei suspekt und nicht identifizierbar erscheint, wird in den Lymphbahnen weitergeleitet und in den Lymphknoten durch andere spezielle Zellen geprüft und bearbeitet. Sicherlich kennen auch Sie geschwollene Lymphknoten am Hals, wenn ein Racheninfekt an Intensität zunimmt – oder wenn nach einer Verletzung der Haut Lymphbahnen sich röten oder ein Lymphknoten im Einzugsgebiet sich schmerzhaft bemerkbar macht.

Während dieses wunderbaren Verteidigungsgeschehens im Körper finden komplexe Abwehrstrategien statt. Die dabei entstehenden Anpassungsvorgänge nennen wir in der Medizin Immunantwort. Die entstehenden Botenstoffe – Antikörper – oder die Elitetruppen der weißen Blutkörperchen sind die Gesunderhalter, welche eine zielgerichtete Abwehr bewirken.

Ein beginnender Infekt erzeugt im Körper Stress, und diese Alarmreaktion aktiviert das Immunsystem durch entsprechende Botenstoffe aus der Nebenniere. Der vorerst gesunde Stress (Eustress) löst im menschlichen Körper in dieser Alarmphase die Immunantwort aus.

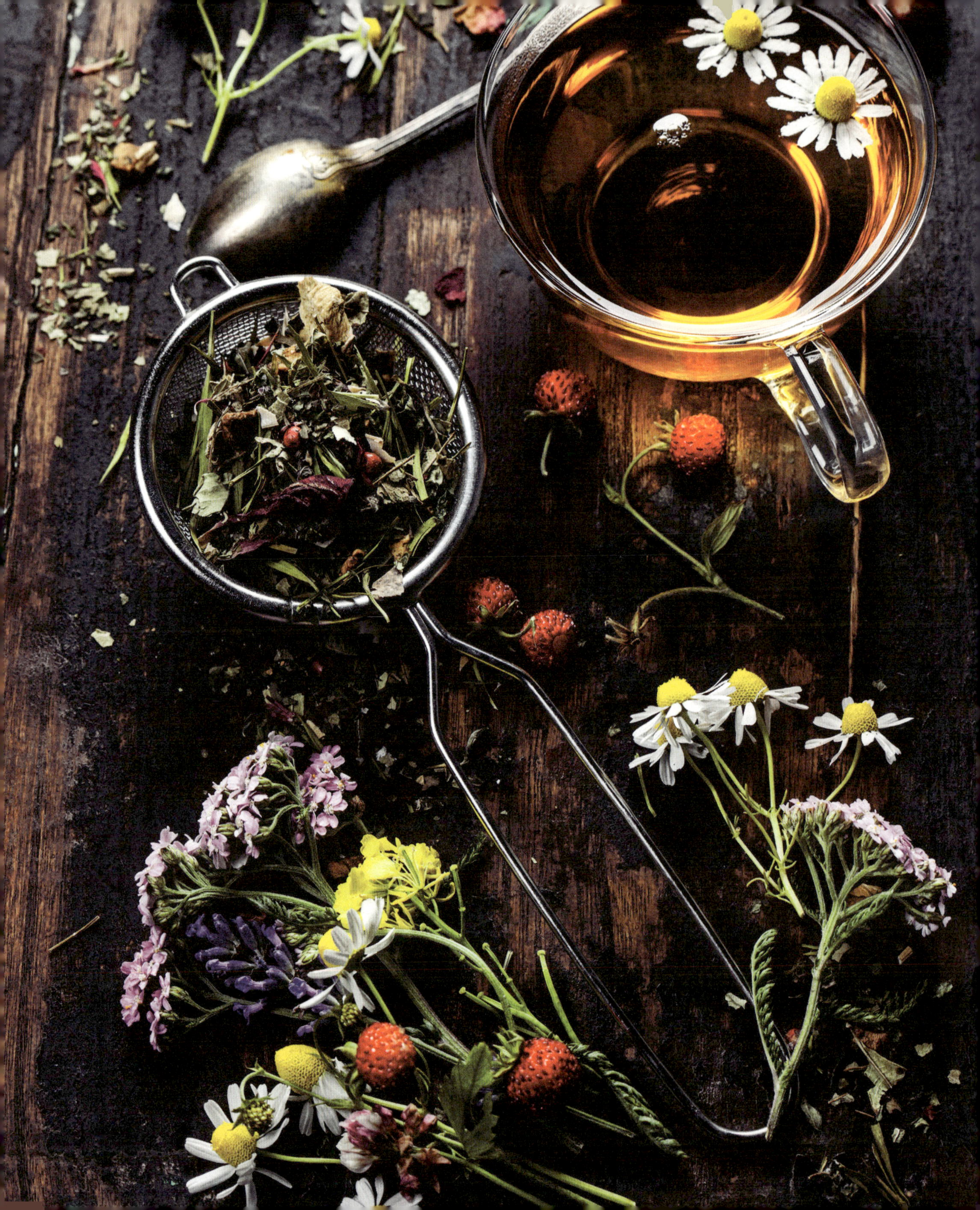

Zu den wichtigen Vorsorgestrategien für einen gesunden Körper gehört also das regelmäßige Setzen von gesundem Stress. Das erreichen wir durch gezieltes und konsequentes Training unseres vegetativen Nervensystems, wie es z. B. Kneipp'schen Wasseranwendungen geschehen kann. Bewegung und der heutzutage erholsame Stress durch Ruhe und Sich-Zeit-Nehmen (Lebensordnung) werden die Garanten für eine positive Immunantwort sein.

SCHLAFSTÖRUNGEN

Dieses Thema werde ich etwas umfassender behandeln, da so viele Faktoren unseres Wohlbefindens und der Gesundheit damit verbunden sind. Als Hilfe zu besserer Schlafqualität sind Lebensordnung, Bewegung, Ernährung und Wasseranwendungen wichtige Akteure – und wir mit unserem vegetativen Nervensystem die Hauptdarsteller. Dieses Steuersystem reguliert viele lebensnotwendige Körperfunktionen. Blutdruck, Verdauung, Atmung und Herzschlag sind nur einige Beispiele dafür.

Ein wichtiges Geschehen im Körper während des Schlafes ist die Eiweißsynthese – auf diese Weise erfolgen Aufbau und Erneuerung des Körpergewebes. Ebenso kommt es im Schlaf zu weiteren biochemischen Abläufen und Änderungen von Botenstoffen und Hormonen, die unser Befinden beeinflussen. Ein unausgeschlafener Mensch ist mürrisch, müde und zeigt Aggressionspotenzial. Ein Ausgeschlafener dagegen vermag die Welt anders zu sehen und ist in seiner Stimmung ein anderer Mensch.

Schlaf ist ein besonderes Heilmittel, ein Regler unseres Immunsystems. Wenn Schlafmangel ein Defizit an Wiederaufbau für den Körper bringt, so erzeugt diese ständige Störung des Schlafmusters Missempfinden und Krankheit. Auslöser dafür ist eine Irritation der Selbstregulation im Körper, wobei es zu Fehlinformationen an einzelne Zellen oder Organe und schließlich zu Schäden am gesamten Lebewesen kommt. Darum ist die Optimierung oder Regulierung der Schlafeigenheiten und -qualitäten ein einzigartiges Gesundheits- und Anti-Aging-Mittel.

Um eine optimale Erstellung der Schlafkategorien zu erreichen, muss eine richtige Evaluierung erfolgen. Auch bei diesem Anliegen ist es wesentlich, die Ursache und nicht das Symptom zu behandeln.

Kneipp meint: *„Die Schlaflosigkeit, diese aufsässige Verfolgerin Vieler, kann in Mancherlei ihren Grund haben: in Störungen des Blutumlaufes ... Sie belästigt mit Vorzug solche Menschen, welche oft den lieben langen Tag mit angestrengter Kopfarbeit zubringen und hierin des Guten zu viel thun ... Ob wohl auch für die Letzteren ein Kräutchen wächst oder ein Wässerchen fließt ...?*

Wir müssen zwischen Schlafdefizit und -qualität unterscheiden. Dann können wir passende Weichenstellungen vornehmen. Sind vielleicht Gelenkschmerzen die Räuber der Nachtruhe, ist es das Herz bzw. die Lunge, die nicht ordentlich arbeiten? Oder sind es Sorgen, die diese Schlaflosigkeit und Unruhe bereiten? Der Weg geht über die Behebung der Grundleiden. Hier muss

Ruhe finden

der passende Schlüssel gefunden werden. Meine Patienten baten mich oft um ein Schlafmedikament. Erstaunen löste dann meine Antwort aus, wir müssten erst den Typ von Schlafräuber identifizieren, um ihn dingfest zu machen und die passende Hilfe zu geben. Über manch therapeutischen Umweg konnte dann eine bessere Schlafqualität erreicht werden. Mittel für eine passende Selbsthilfe können Wasseranwendungen, Tees, ein Gebet, aber auch ein Medikament sein. Für Kinder ist meiner Erfahrung nach Zuwendung einer der effektivsten Helfer. Wie viele Eindrücke oder Sorgen verbunden mit Angst sind da oft zu bewältigen!

Verschiedene Akteure – von der Ernährung und körperlichen Betätigung bis zur psychischen Belastung – können in das Regelwerk eines regenerierenden Schlafes eingreifen. Schlaf soll erholsam sein und uns mit neuer Kraft versorgen. Er hat beträchtlichen Einfluss auf unser immunologisches Befinden. In unserem Wunderwerk Körper wird dabei durch die Botenstoffe vieles in Bewegung gesetzt und geregelt. Einschlaf- oder Durchschlafstörungen entstehen durch Irritationen unserer inneren Uhr. Diesen Signalgeber haben Pflanzen, Tiere und Mensch im Laufe ihrer Entwicklung durch die Rotation des Planeten Erde entwickelt. Der Wechsel von Tag und Nacht ist ein markantes, prägendes Geschehen.

Bewusste oder durch unsere technisierte Welt provozierte Störungen können bzw. werden nachteilige Informationen an unseren Körper geben. Das Endergebnis ist häufig ein Krankheitsbild, das von Müdigkeit bis zu Störungen in einzelnen Organen reichen kann. Kneipp beschrieb zu unterschiedlichen Tageszeiten körperliche Reaktionen auf bestimmte Wasserreize und

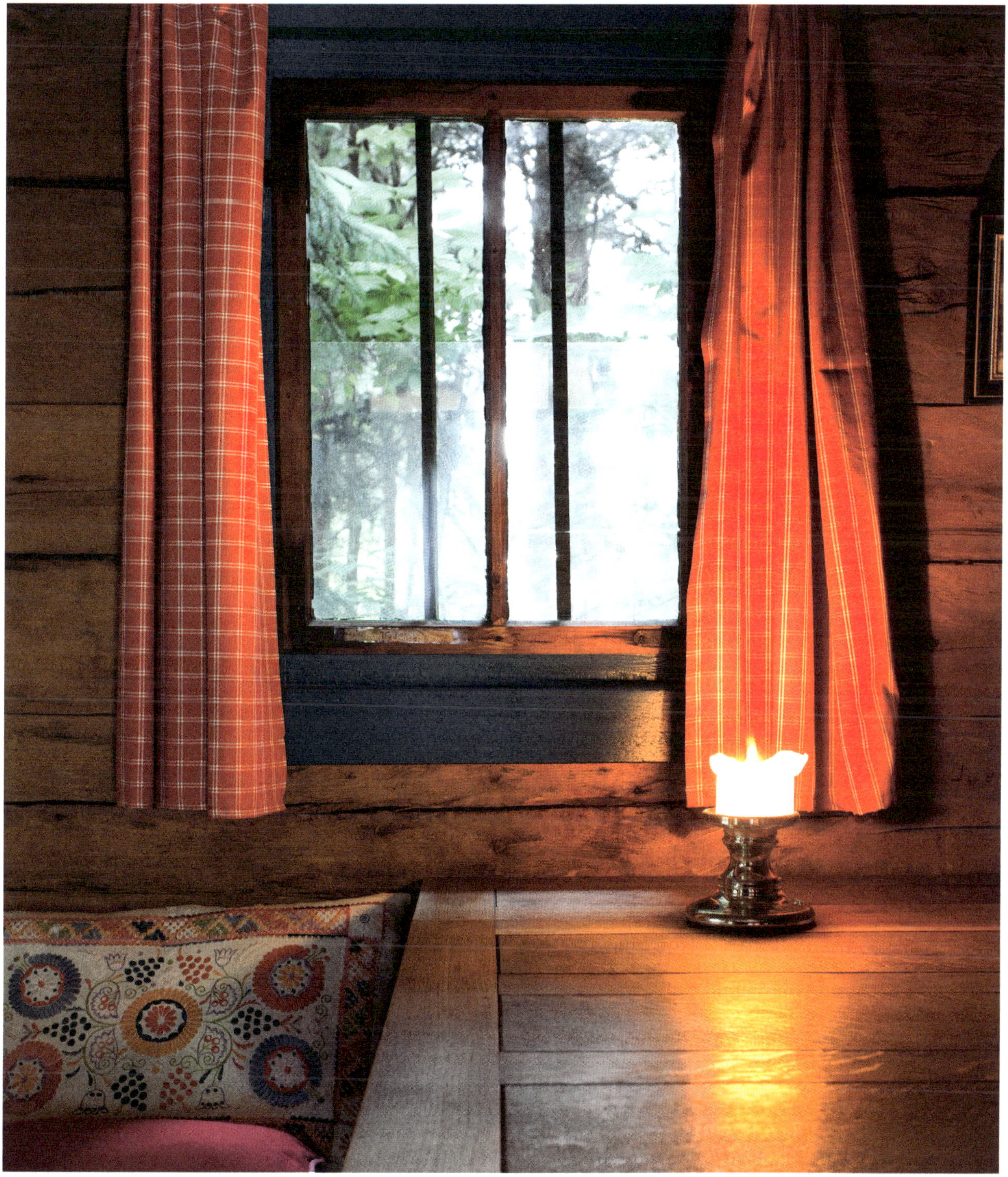

empfahl, für entsprechende Anwendungen passende Zeiten einzuhalten. Er beobachtete, wie unser Leben natürlichen Rhythmen unterworfen und daher gezielt beeinflussbar ist. Diese Beobachtungen sind ein hochinteressantes Forschungsgebiet im Rahmen der Biorhythmik, der Chronobiologie oder der Anwendung von Medikamenten zu bestimmten Tageszeiten.

RADIÄSTHESIE UND GEOMANTIK

Ein spezielles Kapitel der Schlafirritation ist der Schlafplatz an sich, welcher durch Signale aus dem Untergrund beeinflusst wird. Es sind aber auch Störeinflüsse durch technische Geräte oder Felder möglich. Radiästhetisch arbeitende (strahlenfühlige) Personen vermögen Bereiche in der Natur oder im Wohnbereich aufzuzeigen, die unseren Schlaf negativ beeinflussen können. Auch Tiere und Pflanzen zeigen durch ihre Reaktionen die positive oder negative Qualität solcher Plätze an.

Seit über 40 Jahren arbeite ich auf diesem Gebiet. Gerade in diesem Bereich gibt es viele Unternehmungen auf dem Gesundheitsmarkt, die nicht unbedingt nützlich sind, aber den Geldbeutel beträchtlich entleeren! Denken Sie immer daran: Gesundheit ist mit wenig Geld zu haben.

Der Begriff Radiästhesie bedeutet Strahlenfühligkeit, das Wort Geomantik steht für Weissagen aus der Erde. Diese Strahlenfühligkeit, ein Empfangen von Information aus der Erde, ist wohl in jeder Zelle vorhanden. Pflanzen, Tiere und Menschen reagieren unterschiedlich auf diese Signale. Daher sind die Erd- oder Wasserstrahlen eine unbekannte, aber dennoch feststellbare Information. Bei Pflanzen sehen wir Wachstumsphänomene verschiedener Art wie das Ausweichen von Bäumen oder den Drehwuchs, die Zwieselung von Stämmen und vieles mehr. Und auch der Mensch fühlt die Qualität einzelner Bereiche und nützt daher bewusst oder intuitiv bestimmte Regionen. Diese Fühligkeit wurde den meisten Menschen zwar durch die Reizüberflutung unserer heutigen Zeit abtrainiert, ist aber ganz bestimmt vorhanden. Ein Pendel- oder Rutenausschlag kommt dann zustande, wenn die Energie aus der Erde auf den Pendler oder den Rutengeher überschlägt. Die Qualität dieser Information zu definieren und zu bestimmen, ist Übungssache. Nicht die Rute oder der Pendel gibt die Information, sondern der Mutende (die Person mit der Rute oder dem Pendel) kommt in eine Resonanz mit der Energie aus der Erde.

Wäre dies eine rein physikalische Information, könnte sie gemessen werden. Dies ist bis heute nicht gelungen – daher nennt man diese radiästhetische Arbeit „muten".

Der Begriff Strahlen ist in diesem Zusammenhang also eigentlich nicht richtig, wird aber so verwendet. Das Spannende bei der Radiästhesie ist die Beobachtung, was an bestimmten Stellen dieser Strahleninformation geschieht. Wo sich diese Information tatsächlich materialisiert, ist die Wassersuche: Wenn der Rutengeher Stellen aufzeigen kann, an welchen eine Quelle zu fassen ist. Dazu gehört reichlich Übung und die Erfahrung, die Qualitäten des Bodens und des Bewuchses zu beurteilen.

Wir wissen nicht, was diese Strahlen sind, und dennoch werden Matten und Geräte verkauft, die diese Übeltäter vernichten sollen. Hier wird mit der Angst und der Unwissenheit der Käufer ein schlechtes Spiel getrieben, um Geschäfte zu machen. Wieso kommt es dazu? Wie schon erwähnt, reagieren Menschen auf unterschiedliche Art gegenüber solchen Informationen aus der Natur. Schon in jahrtausendealten chinesischen Schriften und Zeichnungen wurden solchen Strahlen auch den Körper belastende Auswirkungen zugeschrieben.

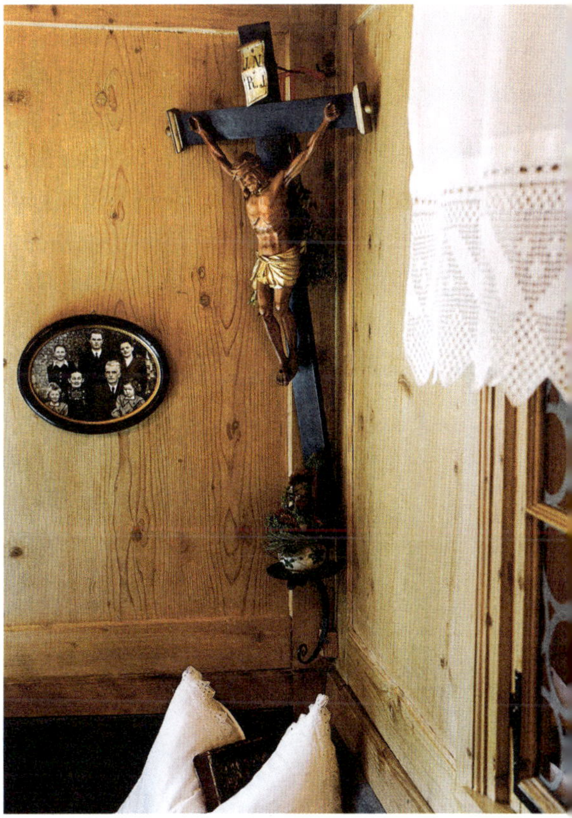

Es ist durch Beobachtungen und gewissenhafte Aufzeichnungen dokumentierbar, dass durch die Strahlen Störungen im Organismus entstehen und krankmachende Kräfte vorhanden sind. Es gibt aber auch positive und somit wertvolle Aspekte von Strahlen. Alte Baumeister und Geomanten beachteten und benützten solche Standorte gezielt für ihre Bauwerke. In unseren alten Kirchen, so wird es durch die Fachleute der Bauhütten überliefert, wurde kraftgebenden Stellen besondere Beachtung geschenkt. Der Bereich des Priesters am Altar war ein solcher Kraftplatz. Für die Kanzel galt das Gleiche – diese Orte wurden als „Punkte der Beredsamkeit" bezeichnet. Gezielt wurden Kirchtürme über solchen Kraftorten erbaut, um positive Energie in die Umgebung auszustrahlen. Das Interesse an diesen Dingen nimmt mittlerweile

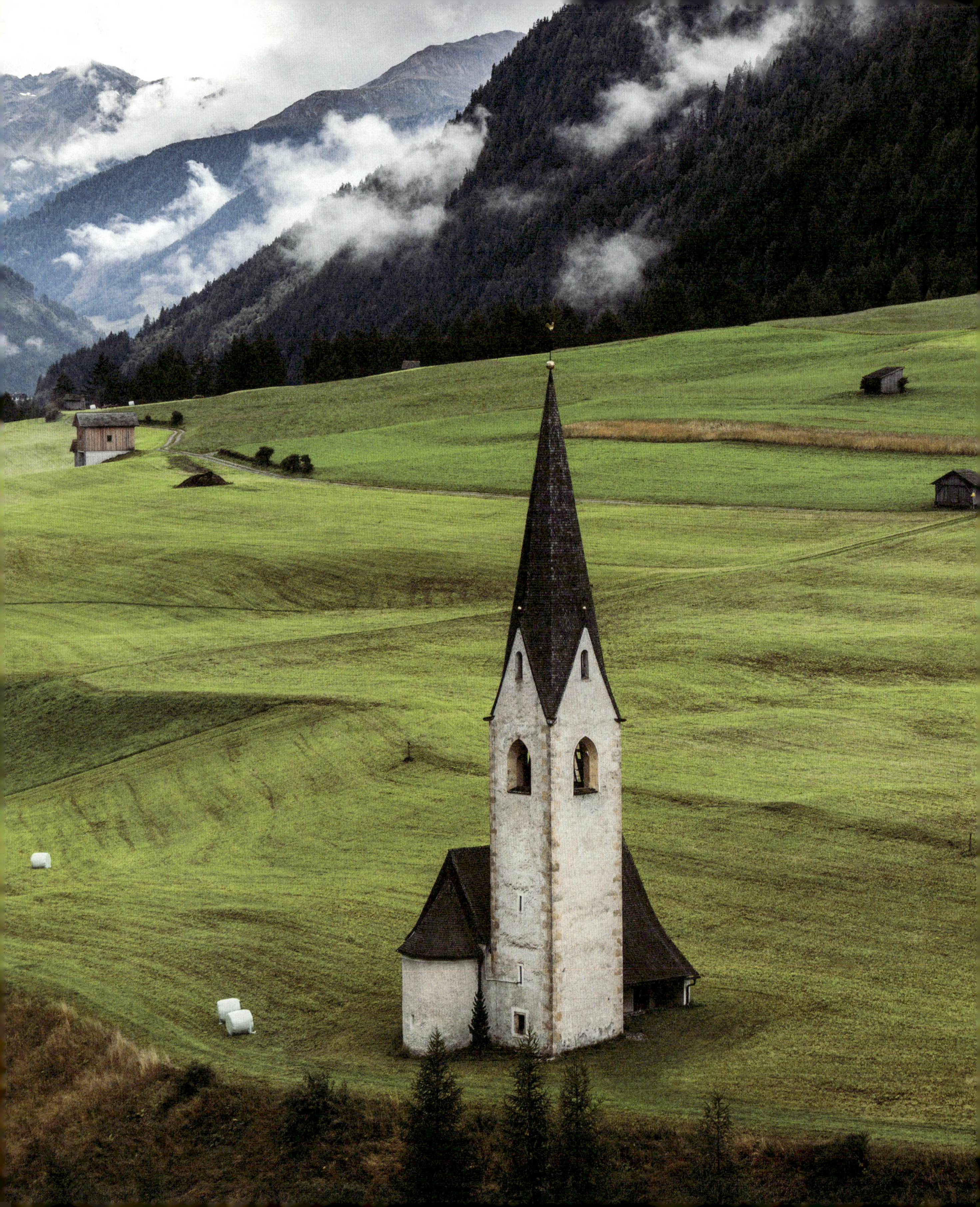

wieder zu – viele zeitgenössische Architekten und Baumeister interessieren sich für diese Naturkräfte.

Bei meinen radiästhetischen Arbeiten konnte ich diesen Erfahrungsschatz in Vorsorge und Therapie vorteilhaft nutzen. Radiästhesie ist eine Erfahrungswissenschaft – die Ergebnisse der Mutungen sind, wie bereits erwähnt, nicht direkt nachweisbar. Auf indirektem Wege haben wir aber die Möglichkeit, bestimmte Irregularitäten aufzuzeigen. Daher ist eine exakte zeichnerische Dokumentation erforderlich, um bestimmte Standorte am Bauplatz oder in der Wohnung zu definieren.

Ein Kraftplatz

Im Rahmen meiner Arbeit als Arzt und Radiästhet konnte ich gute Ratschläge geben und Hilfe anbieten. Allein die Wahl oder Änderung des Standortes für einen Schlafplatz (oder einen Schreibtisch) konnte bei manchen empfindungsmäßigen Ungereimtheiten schon eine Änderung bewirken. Dieser Standortfaktor wird und wurde von mir als komplementäres Heilmittel empfohlen und verwendet. Unklare körperliche und psychische Probleme hatten hier ihre Ursache und konnten behandelt werden. Auffallend waren raschere Fortschritte der Genesung bei rekonvaleszenten Patienten.

Auch bei Angstträumen und Bettnässen, aber auch bei häufigem Auftreten von Fieberkrämpfen konnte auf diese Weise Abhilfe geschaffen werden. Eine besondere Freude war es mir immer, wenn Schüler von Müdigkeit und Unkonzentriertheit, die durch einen unpassenden Schlafplatz verursacht wurden, befreit werden konnten. Da die Radiästhesie eine reine Erfahrungswissenschaft ist und keine direkt messbaren Parameter vorliegen, ist das Empfinden der betroffenen Personen von besonderer Aussagekraft. Am wertvollsten sind Auskünfte nicht in den Tagen unmittelbar nach der Mutung, sondern nach Ablauf von etwa zwei bis drei Monaten. Säuglinge und Kleinkinder sprachen auf Veränderungen eines Schlafplatzes viel rascher an als ältere Personen. Das vegetative Nervensystem reagiert offensichtlich mit zunehmendem Alter langsamer.

GESUNDHEIT IST KEIN GLÜCKSSPIEL, SONDERN ARBEIT

Erreichbare Ziele und erfüllbare Aufgaben geben unserem Leben einen Sinn. Wenn Sie sich bis hierher durch dieses Buch gearbeitet haben, dann könnte es tatsächlich sein, dass ich Ihnen eine brauchbare Fährte zum Erhalt oder zur Wiedererreichung eines Gesundheitszieles geben konnte. Es ging mir darum, Sie darüber zu informieren, wie modern die Kneippmedizin ist. Dazu gehört es auch, dem eigenen Leben gegenüber wieder mehr Achtung entgegenzubringen. Denken Sie immer daran: Sie sind kein Objekt reger Werbung, sondern ein denkender und nicht manipulierbarer Mensch. Dies ist mir deshalb so wichtig, da ich immer wieder betroffen bin, wenn durch bestimmte Gesundheitsverkäufer teure und letztendlich nutzlose Therapien für Körper oder Psyche angepriesen werden. Ebenso finde ich es bedauerlich, wenn gerade diese Personen nicht informieren, sondern nur polarisieren und mit Drohungen und „Angstmacherei“ argumentieren. Gerade beim Thema Impfung werden durch bewusste Fehlinformation Ängste geschürt und unnötige Probleme erzeugt. Seriöse Beratung und Aufklärung ist wichtig, um diesbezüglich nicht in das medizinische Mittelalter zurückzukehren!

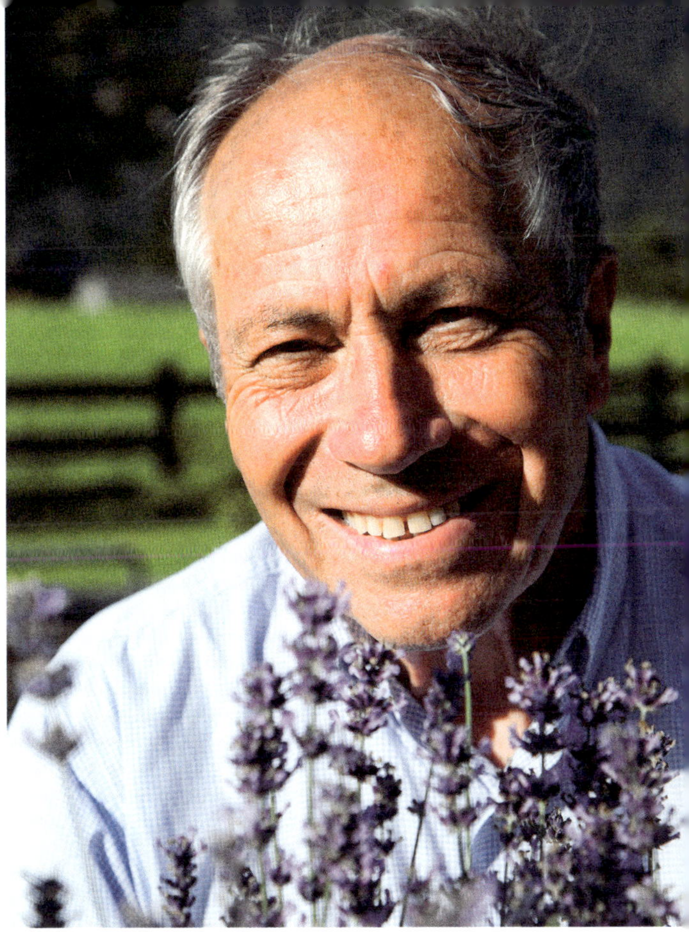

Der Natur können wir folgen – und sinnvollerweise auch in vielen Angelegenheiten gehorchen. Dieses Horchen auf den inneren Arzt und dadurch die körpereigenen Energien zu nützen, sollte unser Ziel für eine bessere Gesundheit, für mehr Lebensqualität und Wohlempfinden sein. Wie Sie aus der Betrachtung der fünf Säulen gesehen haben, ist Gesundheit organisch wie seelisch mit Arbeit verbunden. Arbeit, damit ist Training gemeint, ebenso wie eine Änderung mancher fehlgeleiteter Lebensweise. Dies alles vermag Ihnen die Ideologie der fünf Säulen der Kneippmedizin zu bringen – und zwar ohne dass Sie materiell ausgenommen werden. Freuen wir uns über die Möglichkeiten und Qualitäten hochwertiger Medizin, ohne dabei zu vergessen, dass wir für unsere Gesundheit und unser Wohlbefinden selbst verantwortlich sind.

Die Forderung, besser der Gesundheitstipp für Sie: Besteht ein Wollen, dann setzen Sie es in ein Tun um. Überfordern Sie sich dabei bitte nicht. Nehmen Sie nur wenige Gesundheitsübungen, sei es aus der Wasseranwendung, der Bewegung oder der Ernährung, in Angriff. Das körperliche Wohlbefinden wird Kapital für Ihre Gesundheit an Körper und Gemüt.

Als Abrundung und Bestätigung möchte ich Ihnen zum Thema Lebensqualität und Gesundheit noch folgenden Rat – eine wichtige Bauernregel – weitergeben: *„Zu viel ist ungesund, wenn es auch lauter Medizin wäre!“* Somit sind wir wieder bei den Gedanken von Paracelsus und Kneipp: Die Dosis macht's! In diesem Sinne: Alles Gute!

Ihr Dr. Hans Gasperl

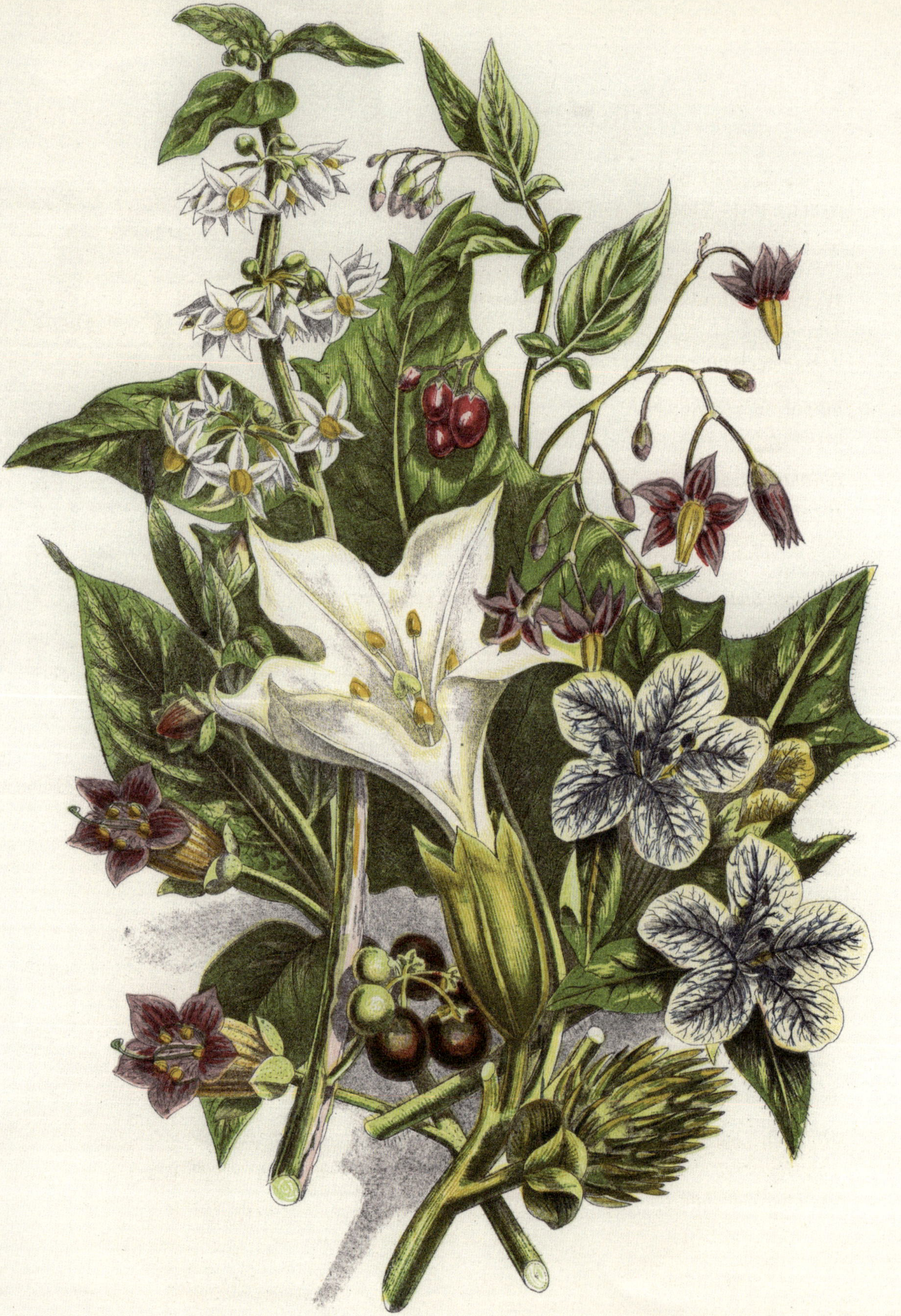

LITERATURVERZEICHNIS

„Meine Wasser-Kur", durch mehr als 30 Jahre erprobt und geschrieben zur Heilung der Krankheiten und Erhaltung der Gesundheit von Sebastian Kneipp. 10. Auflage, 1889.

Weitere Gedanken sind eingeflossen aus der Lektüre von:

Jolande Jakobi: „Paracelsus, Arzt und Gottsucher an der Zeitenwende", 2. Auflage, Walter-Verlag 1991.

Resi Meier: „Praktische Kneipp-Anwendungen", hrsg. v. Schweizer Kneipp-verband, 6. Auflage, Oesch Verlag 2011.

Gerald Hüther: „Bedienungsanleitung für ein menschliches Gehirn", 10. Auflage, Vandenhoeck & Ruprecht 2010.

Siegfried Bäumler: „Heilpflanzenpraxis heute", Urban & Fischer 2007.

Manfred Stelzig: „Krank ohne Befund", Ecowin Verlag 2013.

Kirk I. Erickson: „Physical activity and brain plasticity in late adulthood", in: Dialogues in clinical neuroscience, 2013 15/1, S. 99–108.

Bettina H. Albrecht: „Verbesserung der Immunregulation durch Anwendung einer Serie vierwöchigen Wassertretens nach Kneipp", Dissertation der Med. Fakultät d. Martin-Luther-Universität Halle-Wittenberg 2003.

„[W] wie Wissen", „Der gute, alte Kneipp", in: DasErste, Sendung: 12.9. Sendung 2012.

Holger Gabriel: „Auswirkungen von Sport auf das Immunsystem", in: „Notfall & Hausarztmedizin", in: www.spowi.uni-jena.de: 2006.

Katrin Goedsche: „Prospektive, kontrollierte klinische Studie zum Einfluß serieller Kaltwasserreize (Kneipp'scher Oberguss) auf die Lungenfunktion, die Immunabwehr und die Befindlichkeit von Patienten mit COPD", Dissertation an der Med. Fakultät d. Friedrich-Schiller-Universität Jena, in: www.uni-jena.de 2005.

Hamann Axel: „Der Einfluss milder Ganzkörperhyperthermie auf die Expression von Hitzestreß-Protein HSP-70 in menschlichen Monozyten und Lymphozyten", in: www.d-nb.info/gnd/12986305X 2006.

DR. HANS GASPERL wurde 1944 im Salzburger Pongau geboren. Nach seinem Medizinstudium arbeitete er 35 Jahre lang als Landarzt, Kneipparzt und Homöopath. Der Allgemeinmediziner moderiert die *ServusTV*-Sendung „Einfach gut leben", ist Vizepräsident des Kneippbundes und begeisterter Bergsteiger. Der Vater zweier Töchter lebt in Eben im Pongau.

Gesetzt aus der Georgia und der Lisbon

Medieninhaber, Verleger und Herausgeber:
Red Bull Media House GmbH
Oberst-Lepperdinger-Straße 11–15
5071 Wals bei Salzburg, Österreich

Fotos:
Coverillustration und Illustrationen S. 16/60/76/100/142 Andreas Posselt; Fotos: S. 4/7/15/19/34/38/39/41/42/45/46/49/50/51/55/57/80/83/158/161/181 Stefan Pfeiffer, S. 2/11/24/25/53/169 akg-images/picturedesk, S. 5/58/103/110 (oben)/115/116/117 (rechts)/141 Markus Bassler, S. 8 imagebroker/H.-D. Falkenstein/Mauritius Images, S. 9/63/112/121/124/125 (unten) Alamy/Mauritius Images, S. 12 Frank van den Bergh/Getty Images, S. 20 SZ Photo/SZ-Photo/picturedesk, S. 23 André Reuter, S. 26 Satoshi Honma/EyeEm/Getty Images, S. 29 Martin Siempann/imagebroker/Mauritius Images, S. 31 Sammlung Rauch/Interfoto/picturedesk, S. 32 Hans Huber/Westend61/picturedesk, S. 37 Flora Press, S. 64 Anita Stizzoli/Getty Images, S. 67 Science Photo Library/picturedesk, S. 68 André Reuter, S. 70 mmac71/Getty Images, S. 73/134/137/139 Michael Reidinger, S. 74 Alan Graf/Getty Images, S. 79 Claire Plumaridge/Getty Images, S. 84 Martin Zwick/Visum/picturedesk, S. 86 Tobias Gerber/laif, S. 89 Christine Bauer/StockFood, S. 91 Hannah Kompanik/StockFood, S. 92 Gilles Le Scanff & JoÎlle-Caroline Mayer/Biosphoto/Flora Press, S. 94 Oswald Eckstein/StockFood, S. 95 Ewgenija Schall/StockFood, S. 97/107/110/114/117 (oben), (unten)/119/120/121/129/130/136 shutterstock, S. 98 Sabine Mader/StockFood, S. 106 Flora von Deutschland Österreich und der Schweiz/1885/Thome/biolib.de, S. 108 Tanjichica/Fotolia, S. 111 Bao/Imagebroker/Mauritius Images, S. 113 The Stepford Husband/StockFood, S. 105/117 (unten)/122/172 Fotolia, S. 118 David & Micha Sheldon/Mauritius Images, S. 123 Ulrich Niehoff/Imagebroker/Mauritius Images, S. 125 (oben) Otmar Diez/Stockfood, S. 126 Au Petit Gout Photography/StockFood, S. 127 Joerg Lehmann/StockFood, S. 128/133/145/149/152/166 Westend61/Mauritius Images, S. 131 Alfred Schauhuber/Imagebroker/Mauritius Images, S. 132 Benjamin Redeleit/Mauritius Images, S. 135 Herbert/Lehmann/StockFood, S. 136 Martina Schindler/StockFood, S. 146 ServusTV, S. 155 Rachel Lewis/Getty Images, S. 157 Stefan Becker/Look.foto/Getty Images, S. 163 People Pictures/StockFood, S. 175 Mito Images/Mauritius Images, S. 177 Cathrine Stukhard/Laif, S. 178 Gerhard Wild/Mauritius Images, S. 182 United Archives/Mauritius Images, Vor- und Nachsatz: shutterstock, Buchrücken: Illustration: shutterstock/Fotos: Stefan Pfeiffer, Markus Bassler

Druck: Druckerei Theiss
Gestaltung und Satz: kral & kral design
Umschlagabbildung: Andreas Posselt
Printed in Austria
ISBN 978-3-7104-0023-0

1 2 3 4 5 6 7 8 / 18 17 16 15

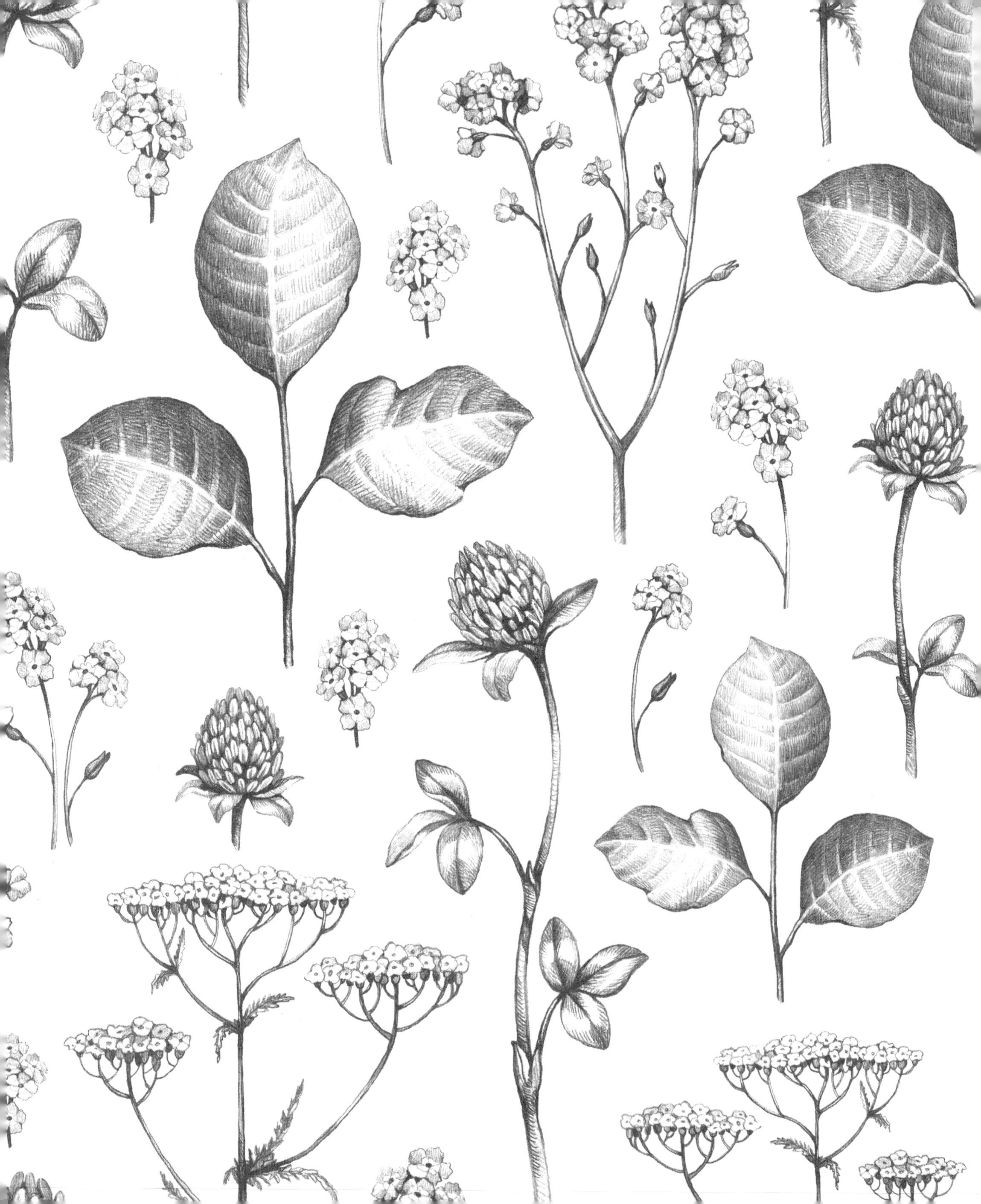